安产 坐月子 新生儿 每日呵护

妇产科知名专家　赵天卫 / 主编

中国农业出版社

图书在版编目（CIP）数据

安产 坐月子 新生儿每日呵护 / 赵天卫主编. --
北京：中国农业出版社，2015.12
ISBN 978-7-109-20852-0

Ⅰ. ①安… Ⅱ. ①赵… Ⅲ. ①妊娠期－护理－基本知
识②产褥期－护理－基本知识③新生儿－护理－基本知识
Ⅳ. ①R473.71②R473.72

中国版本图书馆CIP数据核字(2015)第202637号

中国农业出版社出版
（北京市朝阳区麦子店街18号楼）
（邮政编码100125）
策划编辑　李梅
责任编辑　李梅

北京中科印刷有限公司印刷　新华书店北京发行所发行
2016年1月第1版　2016年1月北京第1次印刷

开本：889mm×1194mm　1/20　印张：18
字数：400千字
定价：39.00元
（凡本版图书出现印刷、装订错误，请向出版社发行部调换）

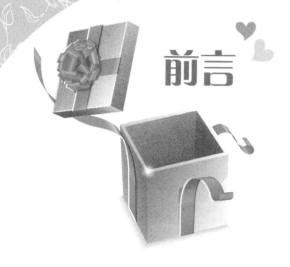

前言

体验了怀胎十月的艰辛，准妈妈进入待产期了。在您即将成为妈妈的时候，您一定要站好最后一班岗，安心待产，积极学习分娩知识，主动地参与分娩训练，使分娩更加顺利，享受分娩过程所给予您心灵的满足和愉快，快乐地迎接新生命的到来。

初生婴儿第一声响亮的啼哭，总是那么令人充满喜悦和希望。分娩后的新妈妈露出平和而宽慰的笑容，长时间焦虑不安守候着的爸爸，甚至爷爷奶奶、外公外婆也放下心来，兴冲冲地为新妈妈准备可口的饮食。这种场景温馨而幸福。

分娩是坐月子的前奏。随着宝宝响亮的啼哭，

十月怀胎的历程圆满落下帷幕，新妈妈就要为接下来的护理新生儿和坐月子做好准备了。从这一刻起，您就是这个弱小的新生命最强有力的保护者了。他为您的人生开启了全新的旅程，您从此也多了一份甜蜜的负担。

月子期是女人调整体质的黄金时期。月子42天是新妈妈休养生息的好时机，同时也是新生宝宝生长和保健的关键时期。新妈妈除了要照顾好自己，还要细心地照顾宝宝。

本书对产前四周至产后六周的各项事宜均予以详尽的解说，并辅以插图，期以正确的观念及活泼的编排方式，使妈妈们能在轻松的心情下阅读并获益。相信在本书的陪伴下，您坐月子的这段期间，一定能应付自如，照顾好自己和新生儿，不致手忙脚乱。

美丽的妈妈们，现在就请翻开本书，进入备产、分娩、坐月子的"实战"状态，愉快地享受成为母亲的喜悦。

阅读说明

① 主标题：以"天"为单元，针对不同时间段，将需要进行指导的主题科学地分配到每一天当中，从而更好地呵护孕产妇和宝宝的安全与健康，让您轻松度过每一天。

② 引言：引领您进入今天需要关注的事项。

新妈妈恢复体力最重要

产后，新妈妈孕期产生的水分会在分娩后慢慢地排出。由于临产时用力伤气，故产后第一天一定要卧床休息，恢复体力。

🌸 产后第一天的妈妈需要 安静地休息 🌸

分娩后，新妈妈最重要的是休息，以恢复体力。现在，新妈妈要安安稳稳地睡 12 个小时，让身体迅速复原，以便照顾宝宝。家人应陪在左右，随时照顾新妈妈。休息充分，心情愉快，精力充沛，才能有一个不错的开始。

生产后你可能感到非常疲倦或者烦乱，产后第一天可能有点头晕，但是你的注意力很快会被宝宝吸引。你和宝宝会一起睡上一觉，安静地看着睡的宝宝，幸福洋溢。

对你来说，迅速恢复健康是非常重要的，你要懂得调用丈夫和其他亲人的力量，为你提供支持和帮助。只要条件允许，他们会想办法扶起你的身体，把宝宝递给你抱，或者帮你和宝宝摆好姿势，进行早期的母乳喂养。为了看到宝宝睁着时那张恬静的脸庞，可以让宝宝挨着你睡，或者放在你旁边的床上。

育 小百科

照顾好新妈妈的饮食起居

分娩耗尽了体力，新妈妈感到精疲力竭。现在最重要的是恢复体力。所以起居饮食，都要围绕这个重点。要让新妈妈安睡的环境休息，给她最适合的饮食经验。

🌸 关注产后子宫的变化 🌸

产褥期内子宫的变化最大，它将从胎盘刚娩出后的状态逐渐恢复至妊娠前子宫大小的水平。产褥第一天，子宫底平脐，以后每日下降 1～2 厘米。产后 1 周，子宫约妊娠 12 周大，在耻骨联合上可触摸到。产后 10 天，子宫下降至内骨盆内，腹部检查摸不到子宫底。产后 6 周，子宫恢复正常大小。其重量也相应由分娩结束时的 1000 克左右降至接近非孕期的 50 克左右。

此外，子宫颈有内口及外口之分，产后 1 周，子宫颈内口闭合恢复至未孕状态，此时可开始外阴的"坐浴"治疗，产后 4 周时子宫颈完全恢复正常形态，但宫颈外口由圆形变为产后的"一"字形，这是由于分娩时宫颈损伤的缘故。若产时宫颈损伤较重，也可有不规则的形状。做了剖宫产手术的妇女，宫颈未受损伤，它将仍恢复圆形。

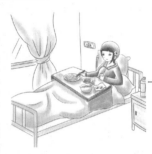

有食欲也得吃一点，为身体"加油"。因子宫收缩而出现产后痛，产后 24 小时内出血不应超过 500 毫升，否则为产后出血。这种情况，更需要好好补养。如果不方便躺坐用餐，可以躺着或斜靠着进食。

新妈妈的传统补益佳肴有红糖小米粥、鸡汤面、鲫鱼汤面条、煮鸡蛋等。一般地，无异常情况的新妈妈，此时无须过多忌口，只要少吃辛辣，以免大便干燥，忌喝过于油腻的汤，以免影响乳汁分泌。

🌸 产后进食，为身体"加油" 🌸

生完宝宝后，新妈妈会有疲惫乏力、浑身疼痛、精神不振等产后虚弱的表现。这段时间生殖系统需要恢复，因此产后要"坐月子"摄入营养，为身体加油。

新妈妈产后容易发冷，打寒战，所以就算没

---

④ 主述文字：告诉您每天需要注意什么，该做些什么，怎样去做。

⑤ 小贴士：每个小贴士都能为您提供有益的孕产育方面的指引。

⑥ 插图：配合内文插入精美图片，让阅读更轻松、理解更深刻。

③ 附属标题：对安产、坐月子，以及新生儿的护理等方面所涉及的事项，给予最专业、最细致地指导。

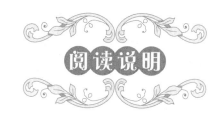

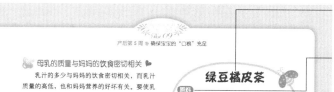

产后第 5 周 ● 确保宝宝的"口粮"充足

母乳的质量与妈妈的饮食密切相关

乳汁的多少与妈妈的饮食密切相关，而乳汁质量的高低，也和妈妈营养的好坏有关。要使乳汁分泌增多，产后应多进汤水、清淡的流质或半流质的饭菜，如面条、鲫鱼汤等。

不要进食不易消化的高蛋白食物。发奶食物应在产后 48 小时后食用，食用过早，容易引发乳汁瘀积而造成急性乳腺炎。要提高乳汁的质量，应合理调配饮食。选用营养价值高又易消化的食物，每天除三顿主食外，另加两顿小餐，多吃些新鲜蔬果，既可预防便秘，又可补充足量的维生素和无机盐。

饮食搭配合理，轻松改善产后消化不良

产后消化不良，大多是饮食过多或不当引起的，食用油腻食物过多、过饱和食用不易消化的食物，超过了胃肠道的消化能力，食物不但不能被完全吸收利用，还增加了胃肠道负担。

治疗消化不良，首先要减少油腻食物和不易消化的食物，并多食用新鲜水果和蔬菜，要少食多餐。另外要适当的运动。在产后生活中，用食疗法治疗消化不良，效果很好。

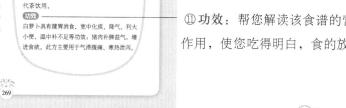

绿豆橘皮茶

原料

绿豆 60 克，鲜橘皮 30 克。

做法

❶ 材料洗净，绿豆加水 2000 毫升，煮至绿豆开花。

❷ 锅中加水 300 毫升，煮 5 分钟即可。

用法用量 代茶饮用。

功效

绿豆清胆养胃，解暑止渴，止泻痢，利小便；橘皮有理气健胃之功。此方主要用于热泻，美便臭秽，肛门灼热等。

猪肉萝卜汤

原料

绿豆 60 克，鲜橘皮 30 克。

做法

白萝卜、猪瘦肉均切片加调料炖煮食用。

用法用量 佐餐食用，不限量。用法用量：代茶饮用。

功效

白萝卜具有健胃消食、宽中化痰、降气、利大小便、温中补不足等功效；猪肉补脾益气，增进食欲。此方主要用于气滞腹痛、寒热泄泻。

269

⑦ **食谱名称：**有针对性地向您推荐营养配餐。

⑧ **原料：**让您准确掌握食谱所需的各种食材及用量。

⑨ **做法：**手把手教给您简便易行的制作方法。

⑩ **用法用量：**告诉您食用方法。

⑪ **功效：**帮您解读该食谱的营养功效及作用，使您吃得明白，食的放心。

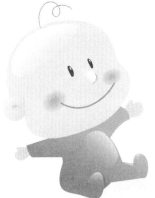

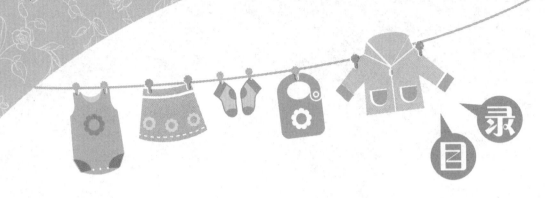

目录

Part 01
产前第4周
掌握分娩常识，做到心中无忧

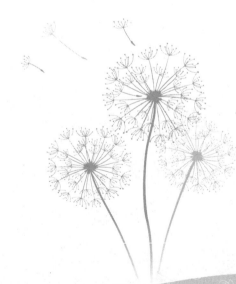

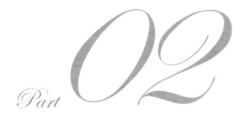

Part **O2**

产前第 3 周
享受与胎宝宝共度的分分秒秒

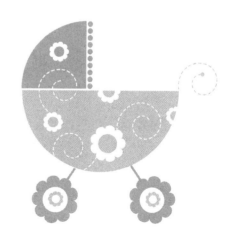

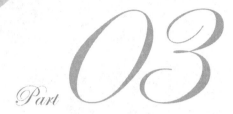

Part 03

产前第 2 周　心情变得激动而忐忑

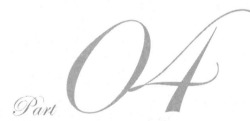

Part 04

产前第 1 周　静候我的天使翩翩而至

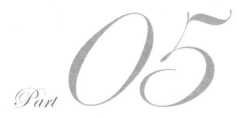

Part 05

产后第 1 周　活血化瘀恢复新妈妈元气

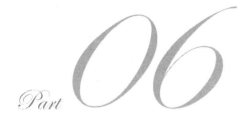

Part 06

产后第 2 周　开始强筋骨补肾气

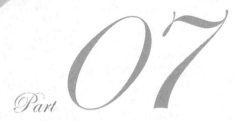

Part 07

产后第 3 周　滋养泌乳，补充元气

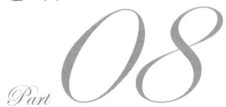

Part 08

产后第 4 周　调节体质，迎接正常生活

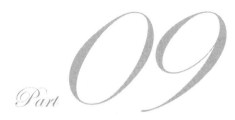

Part 09

产后第 5 周　确保宝宝的"口粮"充足

Part 10

产后第 6 周　恢复以往的健康和美丽

Part 01

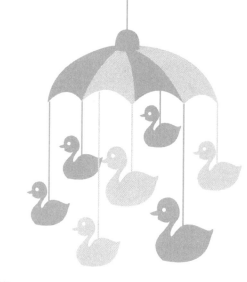

产前第 4 周
掌握分娩常识，做到心中无忧

　　随着预产期的临近，胎宝宝很快就要如约与爸爸妈妈见面了。爸爸妈妈的心情相当复杂，有欣喜与快乐，也有恐惧与紧张。如何安度产前时光，让宝宝顺利降生？该为宝宝准备哪些物品？分娩时疼痛难忍，该不该选择剖宫产？发生什么情况时要赶快去医院……准妈妈们知道可能发生的事情，才能做到心中无忧，临阵不乱。

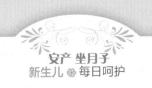
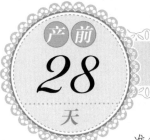
产·前 **28** 天

准妈妈该上分娩课啦

分娩对所有初产准妈妈来讲是一件既紧张又兴奋、神秘的事。为分娩做好准备的最佳途径就是去上分娩教育课。这也是准爸爸的一项爱的任务。

准妈妈该上分娩课啦 ♥

妊娠 37 周后，哪一天都有可能成为分娩日，准妈妈们赶紧准备上分娩课吧，以便做好准备，随时迎接宝宝的诞生！

● 提前向相关医院、医生咨询，报名参加。

● 明确上课的目的。了解分娩的相关常识，学习产后新妈妈和宝宝护理方面的相关知识，让准爸爸和准妈妈在分娩、育儿等环节都提前了解，做好心理准备。

● 根据自身情况选择课程。课程一般包括产前课程及分娩课程、育儿课程等，还有一些有针对性的讲座，如：如何缓解阵痛、正确的分娩呼吸法、产后如何恢复身体和身材等。

准爸准妈一起参加产前学习班 ♥

大多数的医院都开设有产前学习班，准妈妈参加产前学习班有助于克服对分娩恐惧心理。尤其对第一次怀孕的准妈妈，产前学习班的医生们不仅会教你做好产前的生理和心理准备，还会让你了解医院分娩或家庭分娩的有关程序。准妈妈还能学习分娩呼吸方式，缓解疼痛的技巧，学习放松和孕期健身训练操，以及识别分娩发生的前兆等。

此外，产前学习班还会讲授有关新生儿的哺育知识，丈夫最好陪同妻子一同去参加。

爱心提醒

准爸爸应积极学习孕产育儿的知识，并做好相关准备，尤其是坐月子事宜，如坐月子的地点、照顾妻儿的人选等，给妻子细致的关爱，让她安心待产。

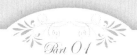
制订完善的分娩计划 ❤

准妈妈与其胡思乱想，不如好好地制订完善的分娩计划。这份分娩计划应包含分娩各个阶段的个人需求和小细节，如是否可以让家人陪伴在身旁鼓励安慰自己，产房里是否可以放点轻音乐或自带音乐光盘等。可考虑从以下问题入手：

● 要不要请一个摄影师为宝宝拍摄第一组美照？

● 是否可以在分娩室里录音、拍照或摄像？

● 准爸爸是否可以陪伴生产？

● 是否保留宝宝的脐带血？

● 是否可以选择分娩时穿着的衣服？

● 是否同意分娩过程中使用外阴侧切手术？

● 是否接受男性医生为自己接生？

● 宝宝出生后的第一套衣服准备好了吗？

● 要不要准备新生儿奶粉？

● 要给宝宝准备几个奶瓶？

● 分娩后要不要更换胸罩？

● 要不要准备一个吸奶器？

做好母乳喂养的产前准备 ❤

● 产前的乳房检查可以发现准妈妈乳房发育不良和乳头凹陷等问题，以便适时矫治，使新生儿顺利获得母乳喂养。

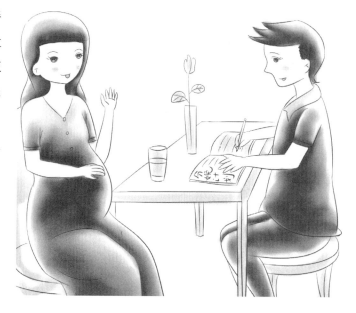

● 乳头过小者，用拇指和食指捏住乳头转动，每天 2 次，每次 5～10 分钟。如出现腹部明显疼痛或不适，应及时停止。

● 乳头凹陷者，要以乳头为中心，反复地自内向外做上下、左右的牵拉动作，使乳头自然突出，再捏住乳头颈部向外来回牵拉，使乳头凸起，每日 2～3 次，每次 10～15 分钟。

● 配戴乳罩，对乳头周围组织恒定、柔和的压力可使内陷乳头外翻，乳头在乳罩中央持续突起，为宝宝出生后的成功哺乳作准备。

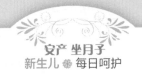

产前 27 天 与准爸爸一起学习分娩常识

准爸爸一定要抽时间陪妻子参加产前课程或未来父母课程。准爸爸了解的
分娩知识越多，准备越充分，越有利于帮助妻子减少对分娩的恐惧感。

胎儿发育到什么阶段可以存活 ♥

医学上将"生宝宝"称为分娩，更确切地说，分娩是指把可以存活的胎儿及其附属物，从母亲的子宫内经产道排出体外。

那么，胎儿发育到什么阶段就可以存活呢？一般孕28周后称为有生机儿，娩出可存活。现在医学技术发达，处理早产的技术、设备先进。一般26～27周也有可以存活的孩子，但太小孕周则不能生存。

孕育小百科

怎样才叫"晚产儿"

分娩时间比预产期晚2周以内是正常的，如果超过预产期2周以上才出生的话，通常叫做"晚产儿"。过晚分娩对孕育不利，因此医生一般会采用相应的催产手段，避免"晚产儿"的出现。

妊娠28周以后的胎儿，存活的机会增加，但是，从妊娠28～37周，胎儿发育仍完全成熟，如此时分娩，称为早产。妊娠38～42周之间分娩的称足月产。妊娠超过42周的称过期产。早产和过期产新生儿的危险性增加，准爸爸妈妈应加以预防。

充分休息以面对生产 ♥

生产对女性而言是一件大事。因为生产是一件非常消耗体力的事，所以临近生产时必须保证充足的休息。

• 看电视看太久也是一种看不见的疲劳，因此应缩短看电视的时间，早一点上床休息。

• 为了胎儿的健康，准妈妈要呼吸大量新鲜的空气。冬天的时候，应常常把窗户打开，换换屋内空气，这一点很重要。

• 饮食方面，最好多吃一些容易消化、热量比较高的东西，才可以补足充沛的体力。

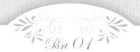

倾听自己内心深处的声音 ♥

在怀孕的最后几周里，准妈妈面对的另一个挑战就是对于即将"为人父母"的理解。大部分准妈妈开始根据她们的经验、信仰以及对别人的观察，考虑自己该做哪种类型的妈妈。她们还会想象宝宝出生后自己跟丈夫的关系会怎样。

当产期临近，夫妻双方也许在探寻他们自己的感受，也许在探寻对方的感受以及他们作为家庭一员的感受。一些准妈妈从得知怀孕起就开始享受小家伙带来的爱与快乐。

但对另一些人来说，母爱在宝宝出生的那一刻才开始变得真实起来。没有固定的准则，现实很有可能与你的想象大相径庭，尽管我们常常琢磨为人母后应怎样扮演好新角色，但现实往往会出乎意料。

实际上，产后新爸妈的普遍遇到的问题就是调整怀孕期间的期望。想象即将来临的一切都是积极有益的。你可以期待将宝宝抱在手，想象哺乳的亲密瞬间，还有与宝宝建立特殊的亲密关系等。将做妈妈的人应该倾听自己内心最深处的声音，而不是担心宝宝以后会像别的孩子一样哭闹不停或体弱多病。用美好的期待和爱心陪伴宝宝，相信一切都会圆满。

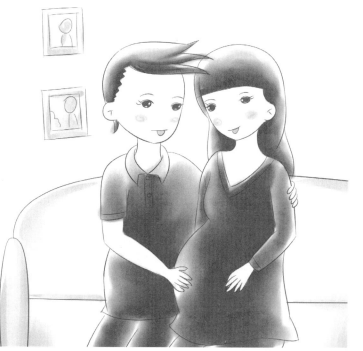

做好一切准备，耐心等待分娩 ♥

预产期马上就要到了，准妈妈可能会觉得日子过得很慢，自己又大又笨，很不舒服。不过再坚持几天，就可以和宝宝见面了，准妈妈现在要做的，只是充分休息，做好一切准备，耐心等待分娩的来临。

虽然有预产期，但这只是大概的生产日期，在预产期前 3 周至后 2 周分娩都是正常的。因此在预产期到来前的 3～4 周，准妈妈就有必要开始入院的准备工作了。

最好能在分娩前给宝宝起好名字，分娩后应尽快办理宝宝的《出生证明》。

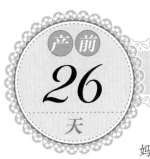

产前
26
天

临近分娩，全面准备工作开始啦

预产期越来越近，您一定常常感到不安，但应相信，宝宝长成后不会为难妈妈。您需要提前为临产做好全方位的准备。

到了该停止工作的时候了 ❤

为了自己的安全和宝宝的健康，产前一两周，准妈妈就要停止工作了。这时，准妈妈会疲惫不堪，而且随时有生产的可能。因此，待在家中，既安全，又能休息好。至于工作上的事，应尽早整理好，清楚细致地做好交接好工作。家里的电话和手机应保持畅通，以便随时电话沟通。

此外，这个时期任何不利于准妈妈及胎宝宝健康的工作都要避免，许多事就由丈夫代劳。上街买为住院生产而准备的毛巾、脸盆等用品也应交给丈夫来做。丈夫一定要好好表现。

准备几本育儿方面的书 ❤

准爸爸与准妈妈最好在宝宝出生前，买几本有关宝宝养育的书认真阅读，在养育宝宝的过程中遇到问题时，可以随时翻书寻求帮助。关于书的准备有以下几条建议：

• 最好购买育儿科普书，而不要买专业书。科普书通俗易懂，适合普通人阅读。

• 最好买近期出版的图书。育儿书上的知识和观点也会随着社会的发展和科学研究的进步而不断地更新。

• 为了获得全面的知识，买书时最好选购几本侧重点不同的书。通过读书，你能了解到有关孕期中的胎教、分娩过程和宝宝出生后的生活护理、喂养、教育和预防疾病等方面的科普知识。当你在养育宝宝的过程中出现困惑时，书是你最好的老师。

爱心提醒

书本上的理论知识与实际情况有一定的差距，不能完全生搬硬套。每个宝宝都有各自的特点，在养育方面没有绝对的正确与错误。因此，不要把书上的内容绝对化，奉为"圣旨"。

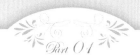
安心面对生产 ♥

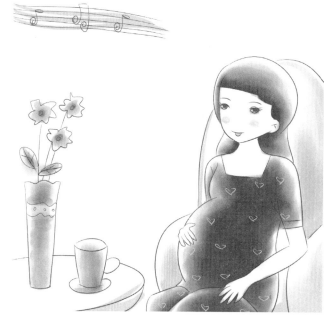

越是临近生产，准妈妈的心情就越复杂，一方面为可以拥有自己的宝宝内心感到高兴，另一方面为将要面对的生产感到不安。虽然，在孕妇学校也曾学到一些分娩的常识，但是仍会担心一些意想不到的事情发生，因而陷入很不安的情绪里。其实，这是很自然的事情。

总之，只要把自己的不安视为正常现象，多想想把胎宝宝平安地孕育到现在，一切都很正常，也一定可以正常地分娩，就大可放心，对自己充满信心了。

生产是人类的本能，是一种自然的生理现象。准妈妈要相信自己的本能。而且，助产士和医生都在旁边守护，你尽可放心地把自己交给医生和助产士，安心面对生产！

准爸爸开始忙碌起来了 ♥

在妻子临产的这个月，丈夫就要开始忙碌了，做好妻子产前的各项准备，迎接小宝宝的诞生。

• 清扫布置房间。妻子产前应将房子清扫布置好，要保证房间的采光和通风情况良好，让妻子愉快地度过产褥期，让母子生活在一个清洁、安全、舒适的环境里。

• 拆洗被褥和衣服。孕晚期的妻子行动不便，丈夫应主动将家中的衣物、被褥、床单、枕巾、枕头拆洗干净，并在阳光下暴晒消毒，备用。

• 购置食品。购置挂面或龙须面、小米、大米、红枣、面粉、红糖等准妈妈必需的食品，并要准备鸡蛋、食用油、黄花菜、木耳、花生米、芝麻、黑米、海带、虾皮、核桃等食物。

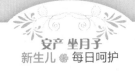

入院前的准备你做好了吗

为了更好地迎接新生命的到来，也为了防止因突然到来的阵痛而惊慌失措，尤其是在已经出现征兆的情况下，更要赶紧做好入院准备。

身体准备，你做好了吗

分娩是一次重大的体力活动和对意志的考验，像做任何一件事情一样，必须要有充分的准备。

分娩时，准妈妈消耗的体力较大，因此建议准妈妈在有条件的情况下产前休息1周。必须保证充足的睡眠、有规律的生活。可以进行适当的运动，但要避免从事重体力劳动，远离噪声环境。

总之，养精蓄锐，避免劳作过度。产前因胎头下降，准妈妈往往胃口大增，抓住这个有利时机，加强营养，饮食要荤素兼顾。同时应注意个人清洁卫生，洗澡更衣，注意室内环境卫生，禁止性生活，预防感染及出血。晚上睡觉应有人陪护，以便临产时及时前往医院。

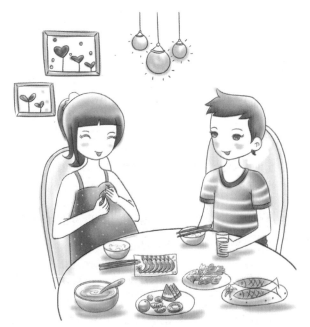

准妈妈什么时候必须住院

住院前，应仔细记录规则疼痛开始的时间和变化，淡红色或茶褐色分泌物最初发现的时间、流量和变化，破水的时间和后续状况（持续流出和颜色变化）、出血增多的时间、流量和后续出血状况等。

如果没有反常现象，规则阵痛开始时即应入院，若出现破水或反常出血则必须立刻入院。

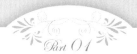
● 阵痛开始，初产准妈妈在腹部每隔 10 分钟规则性疼痛时便应入院。经产准妈妈每隔 10 ～ 20 分钟腹痛时便应入院，若是前次分娩极为轻松，时间极短便结束，这一次在间隔 30 分钟阵痛之际入院较为恰当。

● 破水时，应立刻住院。

● 出血增多时，若是少量出血尚不成问题，一旦出血量增多，混有血块或持续出血便应立即住院。

腹痛剧烈或其他反常现象发生也应入院。

特殊准妈妈什么时间入院待产好 ♥

以前一直认为出现规律宫缩，即临产时才去住院。现在不这样认为，入院时间要因人而异，特别是有特殊情况的准妈妈。

● 一旦发生胎膜早破，不论是否临产，都应立即住院。

● 妊娠并发症和其他并发症者，由医生根据其病情决定入院时间。

● 重度妊高征，突发胎心、胎动异常，产前出血等必须立即入院。

● 选择性剖宫产者在预产期前 1 ～ 2 周入院。

● 超过预产期未分娩者，在第 41 周时一定要入院。

● 前置胎盘者应提早住院。

无并发症的准妈妈不需要提前入院，入院后长时间待产，饮食和睡眠不好，反而造成身心疲惫，对分娩不利。

临产准备要做好 ♥

除了心理准备，还要提前准备好携带的物品，将这些物品装在包里，出现分娩征兆，可以直接拿包前往医院（住院携带物品清单见下表）。

一些相关证件也要提前准备。入院待产需要带的证件有：就诊卡、病历资料、检查化验资料、夫妻双方的身份证、生育保险等。

住院需携带的物品清单

准妈妈所需物品	数量	新生儿所需物品	数量
换洗衣物（开胸衫）	2 套	小包被（或浴巾）	2 条
拖鞋	1 双	衣服	2 套
脸盆	2 个	纸尿裤	1 包
毛巾	2 条	湿纸巾	1 包
卫生巾	1 包	沐浴露	1 瓶
卫生卷纸	1 包	奶瓶	1 ～ 2 个
水杯	1 个	奶粉	1 盒
洗漱用具	1 套	小勺	1 个
大卫生纸	2 包	中号脸盆	1 个
护床垫巾	1 包	小号脸盆	1 个
看护垫	1 包	小毛巾	2 条

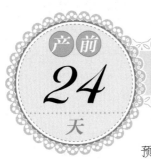

产前 **24** 天

预产期经常会发生偏差

由于女性的卵泡发育期有长有短，所谓预产期，只是一个大概的日期，比预产期提前3周或推后2周生产都算是足月生产。

哪一天都可能成为分娩日 ♥

怀孕后，年轻夫妇总想准确算出宝宝哪日出生，以便提早做些物质准备。孕期的长短，个体间稍有差别，所以临产的日子也不会那么准确。一般的规律是：从末次月经第1天算起，月份减3或加9，日数加7。

若记不清末次月经日期，可依据早孕反应的时间、胎动时间、子宫底高度或超声波等来估计预产期。预产期只是大概的生产日期，宝宝不一定在那天出生。你的宝宝可能会在预产期前3周或者后2周出生。

一般来说，凡在预产期前3周后2周出生者均为足月生产。经期是女性在生理上的循环周期，这个周期会因人而异，预产期的推算也会受此影响。孕前月经周期不足1个月的准妈妈，临产日期多半在预产期之前；孕前月经周期在1个月以上的准妈妈，那么临产日子期多半在预产期之后。有的准妈妈过了预产期不生就要求剖宫产，这是没有必要的。医生会根据准妈妈的具体情况制定合理的分娩方案。

预防早产的发生 ♥

早产是指妊娠28足周后至37足周前的分娩。

引起早产的原因很多，就母亲方面有急性传染病，严重贫血及心、肝、肾等内科疾患，孕期并发妊高征、产前出血、胎膜早破、子宫畸形、外伤等。胎儿方面有双胎、多胎、羊水过多、胎儿畸形等。

要预防早产，准妈妈首先应定期作产前检查，如果发现上述疾病就积极治疗。同时要避免过度劳累、精神紧张，注意孕期卫生，预防传染病。另外，房事亦要有所节制。

爱心提醒

临产前有无痛性阴道流血且出血量较多者，产前检查发现胎位不正，如臀位、横位者；妊娠合并有内科疾病者，如心脏病、肝病、肾病等，这几种情况应提早入院待产。

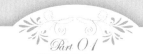

早产的 5 大征兆

●周期性腹部发硬和腹痛。妊娠 8 个月以后持续小肚子一会儿硬一会儿软的状态，有反复而规则的疼痛，可以看成早产的症状。

●出血。不管量多或少，不管在什么时候发生，出血对准妈妈来说都是危险的信号。因为可能会感染，所以带上护垫后尽快前往医院。

●流羊水。不知不觉间内裤被温热的液体弄湿，或有液体顺着大腿流下。大部分准妈妈是羊水破裂后开始阵痛，应立即去医院。乘车时，用躺着的姿势抬高腰部，尽量不要活动腹部。

●痛经似的疼痛。早产除了时间提早于预产期，其余的与正常分娩一样，感觉到子宫口正在打开或腹部有膨胀感。

●胎动减少或感觉不到。突然胎动减少或长时间感觉不到胎动就有危险。腹部严重疼痛、胎动减少时，或激烈动作后突然胎动停止，或 12 小时内没有任何胎动，都要立即去医院。

如果发生急产，这些技巧必须用起来

如果发生家中急产，准妈妈当务之急就是"冷静、冷静、再冷静"，要有足够的勇气接受并应对这一艰难的挑战。

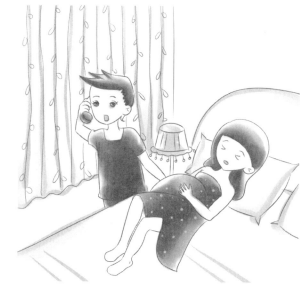

●准妈妈的应对策略：准妈妈急产时，家人应赶紧用消过毒的毛巾轻轻地压住准妈妈的会阴部，再用另一只手护着宝宝，引导宝宝微微上移，使宝宝缓缓地滑出产道。分娩后，阴道会大量出血，且持续的时间较长，准妈妈应轻轻按摩自己的腹部，帮助子宫收缩。

●腹部阵痛发生以后，准妈妈最好不要上厕所，以免宝宝快速滑出产道。宝宝滑出产道后，家人可以将脐带对折，再用橡皮筋或细绳紧紧地绑上，然后带宝宝立即去医院，请医生处理。

●宝宝滑出产道后，应立即做简单的清理，随后将宝宝倒提起来，轻轻地拍拍宝宝的脚底、轻轻地按摩宝宝的背部。用大毛巾包裹住宝宝并擦干宝宝身体，以防宝宝受凉。

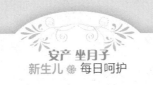

高龄妊娠，请放下这颗不安的心

高龄准妈妈要特别注意分娩前的心理保健，不要过于紧张或忧虑不安。担心分娩时候会出问题，这种不良心理对母婴极为不利。妈妈心情好，宝宝才好。

高龄妊娠和分娩的风险

高龄准妈妈遭遇流产、唐氏综合征、难产的可能性较大。

● 新生儿先天性畸形儿的概率高。女性过了35岁，随着母体的老化，卵子的染色体发生病变的概率变大，这是导致胎宝宝畸形和唐氏综合征的重要原因。

● 易患妊高征、妊娠中毒症，早期破水、低体重儿等的概率变大。导致这些情况发生的原因很多，最常见的是准妈妈的健康问题。孕前已经患有子宫肌瘤等妇科病、高血压、糖尿病、肥胖、心脏病等疾病的准妈妈，容易出现妊娠疾病。

● 难产、剖宫产的概率高：产道是分娩时胎宝宝的必经之道，硬产道由骨盆的骨性组织构成，软产道由子宫颈、阴道、会阴组成。妊娠时由于激素分泌，软产道变得柔软，但高龄产妇由于精力、体力不佳，往往产道环境不佳，使产程延长，易发生难产。这是高龄准妈妈剖宫产增加的原因之一。

高龄准妈妈也可以安全健康地分娩

并不是所有高龄准妈妈的分娩都很危险的，如果在妊娠期间做好产前管理，积极保养与锻炼，也可以安全健康分娩。

● 彻底做好产前检查，如羊水检查、绒毛膜检查、超声波检查等。

● 平日的保养尤为重要，每天要保证足够的睡眠时间，不做大幅度的动作或运动。要身心放松，避免过度紧张、恐惧。准爸爸要多抽出时间陪伴准妈妈，多多宽慰妻子，增加她安全娩出健康宝宝的信心。

● 要注意控制体重，保证饮食营养，减少盐的摄取。摄取盐量过多，高龄准妈妈很容易患高血压、糖尿病等疾病。

● 为了顺产，要每天坚持锻炼，提高身体素质，增强体力。身体健康状态良好，自然分娩的可能性会增加。

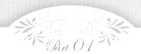
高龄准妈妈临产注意事项 ♥

35 岁以上才第一次分娩为高龄初产。80%～90%的高龄初产妇所生的新生儿都是健康的。一般情况下分娩没什么异常，不用过于担心，应保持平静和舒畅的心情，可适当注意以下几点：

● 充分休息，保证足够的睡眠。

● 注意营养平衡和食物多样化，尽量吃软些、吃淡些，防止妊娠高血压综合征。

● 重视定期产前体检，按医生建议去做。

高龄准妈妈不需要过早入院待产 ♥

有的高龄准妈妈认为提前住院是万无一失之策，在医院可以安心等待分娩的到来，一旦有任何突发情况，就能在第一时间都能找到医护人员。

但事实上，太早入院待产会让准妈妈和家人产生不必要的心理压力。在医院你会经常看到别人生产、难产、产后不适等各种情况，自己会增添很多不必要的担忧和假想。而且在医院毕竟不同于在家里，衣食住行各方面都不方便，反而会影响准妈妈的心情。也有因入院太早而造成产程过长的，或准妈妈因焦急等心理要求剖宫产。

如果你的产检医生没有特别强调你需要提前入院待产，建议高龄准妈妈从容面对，待有临产征兆再去医院。

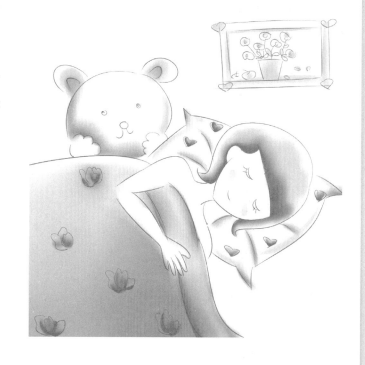

孕育小百科

阵痛发生后应尽量放松

原则上，在阵痛发生前最好能待在家里。因为初次生产，所以特别紧张，定不下心，这都很正常，但是再怎么焦虑也于事无补，不妨在家中好好休息，听听音乐做些简单的家务，尽量放松。

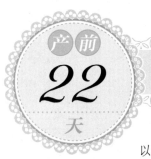

有利于母婴的产前检查

临产前检查主要包括了解胎位正与不正、血压高不高、有无浮肿、尿蛋白，以及了解骨盆的大小等。一般越临近生产，检查的次数越多。

入院待产后需要做的检查 ♥

当准妈妈入院待产后，还需要做一系列的检查。你要把你的年龄、病史、月经情况、婚育情况等再跟医生汇报一番，还有产兆情况，如宫缩、阴道流血、流水等。医生会为你跟胎儿做一系列的检查。

- 测量腹围、宫高，估计胎儿大小。

- 测量骨盆大小，观察骨盆形态，判断是否可以顺产。

- 查看宫颈口开大的程度及胎头下降的情况。

- 通过半小时的胎心监测来观察宫缩持续时间、强度，以及胎动和胎心的情况。

- 产前B超检查可了解羊水、胎盘成熟度，估算胎儿体重等，对确定分娩方式很有帮助。

- 可能还会进行血尿常规的复查。

高危准妈妈须进行胎儿超声心动检查 ♥

有下列高危因素的准妈妈有必要在产前进行胎儿超声心动检查：

- 有先天性心脏病史者。

- 患糖尿病或结缔组织疾病。

- 妊娠期接触过特殊药物或受到感染。

- 酒精中毒者。

- 高龄孕妇既往有不正常孕产史者。

- 胎儿心律失常、胎儿水肿、染色体异常。

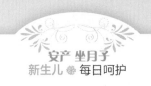

孕育小百科

胎儿超声心动检查的意义

孕期要进行B超等相关检查，以了解胎儿是否存在畸形，但对于胎儿心血管系统的畸形或异常，则是采用胎儿超声心动检查。

做好胎宝宝的产前监护

产检时，医生总要听一听胎心音，以判断宫内胎宝宝的安危。胎心率的变化对判断胎宝宝的状况十分重要。

孕 8 个月以上的准妈妈都可以接受电子监护仪监护。仪器可随时连续记录子宫收缩的曲线和胎心率变化的曲线。电子监护仪监护的结果能准确地判断胎宝宝状态。

如果临产，胎头先露，宫口开大 3 厘米以上，羊膜已破，在 12 小时内，还可以做子宫内监护，通过产道把一个特制的螺旋式电极轻轻贴挂在胎宝宝头皮上，即可记录到清晰可靠的信号。

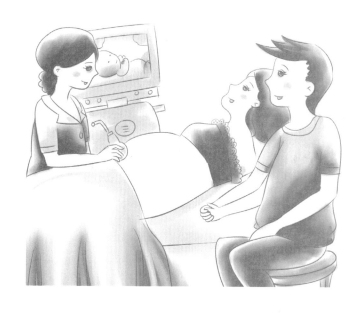

另一种常用的判断胎宝宝状况的方法是看羊水的颜色。未破膜时，要通过羊膜镜看，比较麻烦；破膜后，根据流出羊水的清亮度、颜色能大致判断出胎宝宝是否缺氧。羊水呈淡绿色或淡黄色、稀薄，表明胎儿有慢性缺氧，处于代偿期。羊水呈深绿色、混浊质厚有粪块，表明胎儿处于急性缺氧期。羊水呈深褐色、黏稠呈糊状，胎儿为缺氧的亚急性期，缺氧至少 6 小时以上。因此，产程中医生会密切注意羊水性状的变化，必要会立即进行剖宫产术。

分娩前的基本检查

为了选择合适的分娩方式、安排分娩时的各项事宜，准妈妈还必须做分娩前的各项检查，包括身高、体重、血压、体温、尿蛋白、腹围测量等和胎心、阵痛、超声波检查。

自然分娩、引产或剖宫产等分娩方式的选择，都需要进一步的内生殖器官检查。检查后再确定，主要包括宫颈的状况、胎位的正常与否、胎儿下降情况、骨盆的大小等。

准妈妈所做的分娩前的检查很琐碎，也很麻烦，但都是准妈妈和胎宝宝生命安全的需要，准妈妈应该理解，并主动配合各项检查。

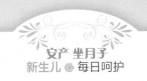

专家答疑 有关分娩的常见问题解答

Q 由于年龄和体力的原因，我对自然分娩没有自信，体力不支的时候，可以临时改为剖宫产吗？

A. 准妈妈在分娩时会感到痛苦，但绝对不会出现休克的问题。虽然每个准妈妈分娩所需的时间不同，对疼痛的感觉也有差异，但是，准妈妈一般不用担心体力问题。

由于分娩过程痛苦而在分娩时临时改为剖宫产的情况较少。准妈妈从一开始就要对自己有信心，为了生出一个健康的宝宝而努力克服痛苦。从怀孕到分娩，要有意识地锻炼身体，增强体力。特别是微弱阵痛长时间持续的情况下，光有疼痛感，子宫颈口却一直不开。这样会造成准妈妈睡眠不足，无谓地消耗准妈妈的体力。所以，准妈妈平时就应养精蓄锐，应对分娩。

Q 疼到什么程度时叫医生比较合适呢？

A. 准妈妈在无人陪产、独自待在病房或产房时，肯定会感觉心里没底。因此，准妈妈在住院后，要尽量让丈夫或亲属陪同，这样会安心得多。另外，助产士或护士会定时检查准妈妈的情况，准妈妈如有担忧或感到疼痛，可直接告诉她们。如准妈妈出现前所未有的疼痛或大出血时，要立即按床头边的铃，请医生护士来检查。因为胎盘早剥等状况会直接威胁母婴的生命。

Q 外出时阵痛来临怎么办？

A. 产期将近，准妈妈如需外出，要记得带孕期检查档案、医保卡、就诊卡等。另外，一定

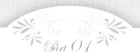

要带上手机，方便与家人和医院联络。要事先将住院的行李收拾好，即使从外面直接去医院，也能让家人拿上行李就走。

临近预产期时，准妈妈千万不要出远门，活动距离应限定在距离分娩医院1小时以内的路程。

Q 我参加了一个孕妇瑜伽课程，是否还应该再参加一个产前辅导呢？

A. 长期练习瑜伽的准妈妈通常都具备非常好的身体感觉和自我意识。她们已经掌握了如何调整呼吸并且学习和练习放松自己的方法。这些都是有利于分娩的。孕妇瑜伽通常开始于妊娠初期，授课教练的专业知识和经验非常重要。

尽管如此，仍然建议准妈妈接受产前辅导。在那里准妈妈可以获得关于妊娠、分娩、产褥期以及哺乳的一系列有针对性的信息，而且还有机会提出自己特有的问题。

Q 什么情况下准妈妈需要提前住院待产？

A. 离医院较远的准妈妈应提前入院。

● 有内科疾病，如心脏病、肺结核、高血压、重度贫血等疾病的，应提前住院，以便及时掌握病情，周密监护，及时处理突发状况。

● 经医生检查确定骨盆及阴道有明显异常者，不能经阴道分娩者，应提前入院。

● 患有中、重度妊娠高血压综合征，或突然出现头痛、眼花、恶心呕吐、胸闷或抽搐者，应立即住院，以控制病情。

● 胎位不正，如臀位、横位以及多胎妊娠，需随时做好剖宫产准备。

● 经产妇有急产史者应提前入院，以防出现急产伤。

● 有前置胎盘、过期妊娠者应提前入院待产，加强监护。

总之，有并发症的准妈妈，医生会根据病情决定入院时间，准妈妈及亲属应予以理解与配合，不可自作主张，以防发生意外。

Part 02

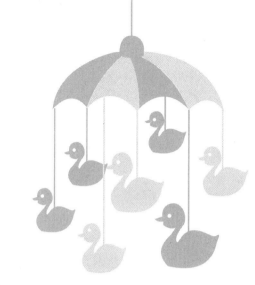

产前第 3 周
享受与胎宝宝共度的分分秒秒

　　十月孕程，一晃就过去了 37 周，调皮的宝宝没准哪天就在妈妈肚子里待不住了，就想出来看看外面的世界。回想起来，准妈妈与胎宝宝一同经历了 260 多个难忘的日日夜夜，这最后的 20 天，更应加倍珍惜母子相连的日子。准妈妈也更加期待与宝宝相见。这是多么幸福的相守与期待，把祝福送给他们吧！

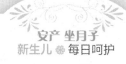

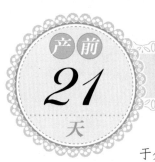

产前 **21** 天

临产妈妈的饮食安排讲究多

临产时准妈妈吃什么好呢？这是每位准妈妈及其亲人非常关心的问题。由于分娩时会消耗很大的体力，因此准妈妈临产前一定要吃饱、吃好。

🍼 临产睡不好、**吃不香**，饮食上巧安排 ♥

临产时，准妈妈可能因为焦虑、紧张、食欲不佳和腹部压迫而吃不香、睡不好，这时饮食可以随心一点，想吃就吃一些，不想吃也别勉强，入睡前的加餐一定要清淡、易消化，以帮助准妈妈更快入睡。

• 别吃胀气食物：有些食物在消化过程中会产生较多的气体，从而产生腹胀感，影响食欲及正常睡眠，如豆类、土豆、红薯、芋头、玉米、香蕉、面包及柑橘类水果等。

• 别吃辣咸食物：辣椒、大蒜及生洋葱等辛辣的食物会造成胃部灼热及消化不良，干扰正常饮食及睡眠。另外，高盐食物会使血压上升，导致情绪紧张，造成失眠。

• 别吃过于油腻的食物：这类食物会加重肠、胃、肝、胆和胰腺的工作负担，刺激神经中枢，让它一直处于工作状态，也会导致睡不好、吃不香。

• 少吃纤维过粗的蔬菜：像韭菜、蒜苗、芥菜等这些纤维过粗的蔬菜都不容易消化。

临产前的食物最好少而精，防止胃肠道充盈过度或胀气，方便顺利分娩。多让准妈妈食用含水分较多的半流质软食，如面条、大米粥等，为分娩时消耗大量的水分做好准备。

爱心提醒

如果准妈妈吃得太少，可能就没有力气承受频繁的宫缩，但吃得太多，又会造成胃肠道的负担，引起消化不良等。因此建议准妈妈少吃多餐。

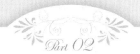

分娩时宜吃高能量的食物 🍃

奶油、坚果、巧克力和糖果等食物热量较高，分娩前可以吃一些，为分娩储备足够的体力。准妈妈需要的水分可由果汁、糖水及白开水补充，可以喝一些具有抗疲劳和补充能量作用的功能饮料。很多产科医生也很鼓励准妈妈吃高热量的流食或半流食。

分娩时，一般选择碳水化合物来提供能量，糖水、果汁、巧克力这些平时基本不建议食用的食物，迅速地为妈妈提供能量。

准妈妈还可多吃高蛋白的食物。可准备牛肉、鱼类、牡蛎等高蛋白食物和新鲜的蔬菜、水果，尤其是体虚的准妈妈在饮食上更要注意。

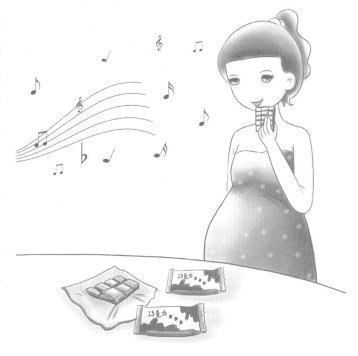

临产宜吃补气养血和利窍滑胎的食物 🍃

正常分娩主要取决于产力、产道和胎儿三方面的因素，在产道及胎儿基本正常的情况下，临产饮食应以补气养血和利窍滑胎为原则。

● 补气养血。产力的强弱是顺利分娩的重要因素。采用补气养血的饮食方法，对增强准妈妈体质，增强产力尤为重要。常用食物有西洋参、山药、红枣、茯苓、海参、枸杞、龙眼肉、黑芝麻、墨鱼等。

● 利窍滑胎。产道是否滑润通畅对胎儿娩出有重要意义。根据"滑以养窍"的理论，准妈妈进入临产阶段，应多吃利窍滑胎的食物，以促进分娩、缩短产程、减少产痛。常用利窍滑胎的食物有苋菜、马齿苋、慈姑、空心菜等。

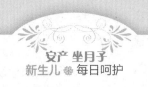
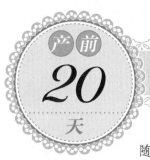

中医调养，妊娠问题都是浮云

妊娠期间，身体有特殊变化，出现一些正常妊娠期不应有的症状，又不能随便吃药，这时可考虑中医调养。

分娩前的中医调养原则

在漫长的 280 天里，准妈妈的脏腑气血会发生很大的变化。大多数准妈妈会有阴血不足的现象，容易滋生内热，故而不宜温补。许多人认为，女性怀孕后要大补特补，其实这并不正确。中医主张辨证论治，不虚不补，强调的是保持体内的阴阳平衡。

多数准妈妈在怀孕后期会出现脾气虚的现象，主要表现为水肿。同时还可能因阴虚血热而引起胎热不安，甚至出现早产。此时准妈妈一定不要吃燥热的食品，注意补气健脾、滋补肝肾，以有利于顺利生产。

爱心提醒

在中医越来越受到认可的今天，准妈妈选择中医的方式来安胎养胎无可厚非。需要提醒准妈妈的是应到正规的中医诊疗机构就诊，且应在专业人员的指导下调养身体。

妊娠心烦的中医调养

准妈妈在妊娠期间出现烦闷不安、郁郁不乐、烦躁易怒等现象，称为"妊娠心烦"，即所谓"无热不成烦"，热邪扰心，则神明不宁。

妊娠心烦患者应注重精神调节，要避免情志刺激，保持心情舒畅。治疗宜清热以除烦。阴虚者宜养阴清热，痰热者宜涤痰清热，肝郁者宜疏肝清热。凡助火生火、伤阴耗液的食物和药物均应忌用。妊娠心烦不宜苦寒，应酌情选用清热除烦、宁心安神的食物。

可用生地、酸枣仁各 30 克、粳米 100 克。将枣仁研细，水煎取汁 100 毫升；生地水煎取汁 100 毫升。粳米洗净，煮成粥加入枣仁汁与生地汁，再煮沸即可。早晚温服。

可用茯苓 15 克、竹沥 30 毫升。将茯苓水煎水取汁，冲兑竹沥，一日内分 3 次服完。有清热安神作用。

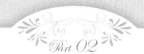

妊娠贫血的中医调养

妊娠期，准妈妈由于受到一些生理因素的影响（如血容量增加、妊娠早期呕吐、食欲缺乏等），很容易出现妊娠贫血。

气血两虚，当益气养血；心脾两虚，当补益心脾；肝肾不足，宜补肝肾、益精血。血虚胎失所养，故治疗中均宜佐以安胎之品。

准妈妈若素来体气血虚、脾胃虚弱、少饮食，则亏虚日增。如此则有可能流产，或生育不健康的新生儿。必须健脾胃，补气血以益母养胎。

气血两亏型准妈妈贫血的可选用归脾养心丸，每次 9 克，每日 2 次。或用驴胶补血冲剂，每次 30 克，每日 2 次，可以滋阴补血，健脾益气，适用于体虚，血亏气虚的准妈妈。

助产汤应足月后再喝

身体虚弱，正气不足，或产时用力过度，耗气伤力，或临产时胎膜早破，都可能造成准妈妈分娩困难。另外，临产时过于紧张，或产前过度安逸，以致气血不畅通，或感受寒邪，寒凝血滞，气机不利，也可能影响分娩。倘若产前在医生的指导下适量补充助产汤，可以补益气血，增强体力，防止由于气血过度消耗而造成分娩困难。以下是两款经典助产汤粥，准妈妈可以根据需要选食：

白莲须煲鸡蛋

原料

白莲须 10 克，鸡蛋 1 枚。

做法

① 将白莲须和带壳的鸡蛋一起煲 15 分钟。

② 取出鸡蛋去壳后，放回锅中再煲 15 分钟，不用放糖，煲至一碗水即可。

用法用量 妊娠 37 周后饮用，一周饮用不可超过两次。

功效

具有清心通肾、固精气、补血止血之效，对助产有一定帮助。

糯米阿胶粥

原料

阿胶 30 克，糯米 60 克，红糖适量。

做法

① 将阿胶捣碎，糯米煮成稀粥。

② 粥将熟时，放入捣碎的阿胶，再加入适量红糖，一边煮一边搅匀，再稍煮 2 ～ 3 分钟即可。

用法用量 每日 2 次，早晚服用。

功效

此粥能滋阴补虚、养血益气，对睡眠过少、心悸的准妈妈尤为适合。

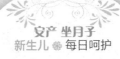
产前 19 天

自然分娩是分娩的根本

一般来说，身体健康、年龄适宜、正常足月妊娠的准妈妈，自然分娩是瓜熟蒂落、水到渠成的事。

自然分娩对母婴都好

自然分娩是最自然和健康的分娩方式，只要胎宝宝和准妈妈都没有异常，都能让宝宝通过产道自然降生。

● 胎儿在子宫内依赖母体生存，出生后独立生存，这是一个变化，这种变化需要一个适应的过程。胎儿自然分娩，子宫有节律收缩使胎儿胸部受到相应的压缩和扩张，使胎儿出生后肺泡富有弹性。在经过产道时，胎儿胸廓受压，娩出后，宝宝胸腔突然扩大，产生负压，有利于气体吸入。

● 胎头受到挤压可拉长变形，这种变形是一种适应过程，生后 1～2 天即可恢复，不会损伤宝宝大脑，不会影响智力。

● 准妈妈阴道分娩后感染、大出血等并发症少，体力恢复快。

自然分娩，让宝宝更聪明

宝宝再过不久就要与爸爸妈妈见面了。临产前，胎儿会降到准妈妈的子宫下方，这会使准妈妈胃部的压迫感和胸闷症状减轻。但是，准妈妈的腰部会变得酸痛，尿频加重，阴道壁变柔软，分泌物增加，这是为了让胎儿容易通过产道。

准妈妈的身体已经做好了胎儿降生的准备，而顺产对于宝宝更有着特殊的意义。自然分娩的胎儿在产道内受到痛觉、味觉和触觉的锻炼，可有效促进胎儿大脑的发育。顺产的阵痛，耗费长

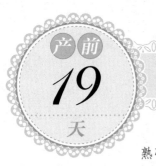

孕育小百科

相关检查是自然分娩的保障

以自然方式分娩的准妈妈，对胎宝宝也应进行相应的检查，如胎盘功能、胎宝宝成熟度、胎宝宝先天畸形的宫内诊断以及胎宝宝遗传性疾病的宫内诊断，可以确切地掌握胎宝宝的发育情况，以确定能否自然分娩。

时间的生产过程，可以让宝宝按照自然规律适应从母腹内到腹部外的这个过程，这个过程本身对宝宝智力开发的意义就是非凡的。

此外，剖宫产过程中使用的麻醉剂，对宝宝的智力发育多少会有影响。因此，只要准妈妈和胎儿的各项指标都正常，医生会鼓励准妈妈自然分娩，准妈妈也要坚定自然分娩的信心，让宝宝出生后更加的聪明、健康。

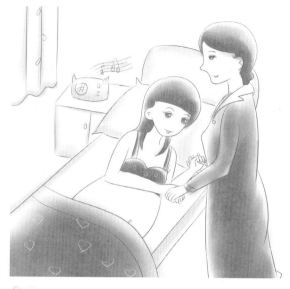

 ## 有助于自然分娩的技巧 ❤

● 从头到脚彻底放松。

自然分娩阵痛开始后，因为疼痛，全身肌肉僵硬和酸痛，容易感至疲劳。身体放松会减轻疼痛。需要强调的是，准妈妈平时应当练习松开关节的力量，以便于在分娩时及时松力。练习时，首先开始练习松开手腕及脚腕关节的力量，然后进一步练习松开胳膊肘、肩关节、膝关节、股关节及颈关节的力量。练习松力并不简单，需要坚持练习。

● 想愉快的事。

联想愉快的事情，从而增加内啡肽的分泌，也能起到镇痛的作用。想象幽静的休养地、美好的恋爱时光或者与宝宝度过幸福时光等，就会在不知不觉中变得心情愉快。一旦阵痛开始，要进行愉快的联想并不是件简单的事情。因此，需要平时加强联想练习。

自然分娩时的心理调节 ❤

在分娩过程中，产妇的心理状态与分娩时的阵痛密切相关，疼痛的程度往往会随着心理状态的改变而变化。适当的心理调节，对减轻其疼痛，促进顺利分娩，保证母婴健康有着重要的意义。

第一产程，产妇要在助产人员的指导下用心做深呼吸，把注意力放在深呼吸上，以减轻宫缩所致的疼痛。宫缩间歇下地活动，少量多次进食有营养易消化的食物，保证充沛的精力和体力。第二、三产程产妇要鼓励自己，坚持就是胜利，更好地配合宫缩，运用腹压，保证胎儿顺利娩出。第四产程，产妇要稳定情绪人、放松心情，积极配合医护人员。

正确的心理调节可缩短产程，减少异常产程的发生，降低剖宫产率，促进自然分娩。

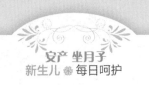

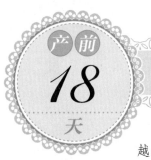

产前 **18** 天

剖宫产也有其独特的作用

对于某些不能自然分娩的准妈妈来说，剖宫产可谓解了燃眉之急。现在，越来越多的准妈妈选择剖宫产。

剖宫产能使高危准妈妈顺利分娩

由于胎宝宝头部大于妈妈的骨盆、准妈妈的健康发生异常等原因无法自然分娩的情况下，必须实施剖宫产手术。

必须剖宫产的情况

骨盆异常	剖宫产最常见的原因是骨盆狭窄或骨盆畸形等。多数情况下，在妊娠期间通过超声波检查和内生殖器官检查测查骨盆大小
前置胎盘	前置胎盘是指胎盘位于子宫下部，并将子宫口堵塞，胎儿不能从阴道娩出，剖宫产较为安全
臀位	胎头在上、胎背在下，且胎儿较大，以剖宫产为宜
双胞胎	多胎的情况下，胎盘会过度压迫子宫口，容易造成早产，双胞胎位不正，应剖宫产
巨大儿	指胎宝宝体重超过4000克，分娩时会出现胎头与骨盆不相称，同时易发生肩难产，应施行剖宫产
妊娠期间患病	妊娠患病或有严重妊娠并发症的情况下，实施剖宫产较为安全

正确选择适合自己的分娩方式 ♥

有的准妈妈认为剖宫产简单、无痛苦又安全，比自然分娩好得多。这种观点是错误的。剖宫产对母、婴并不是完全有利。

●剖宫产手术需切开和缝合腹壁、子宫肌层，产后出血、感染的概率比阴道分娩多；阴道分娩出血量小，而剖宫产出血量相对要多。

●剖宫产术后头两天，准妈妈的胃肠功能会受到影响，有的术后胀气，进食少，身体恢复和子宫复旧比阴道分娩的要慢，住院时间也长。

●剖宫产术后疼痛时间要比阴道分娩长些，疼痛度也要大一些。

尊重胎宝宝自己选择的出生时间 ♥

当胎儿成熟到脱离母体也无妨的时候就会出来了。仿佛胎儿会敲着子宫的门扉说"妈妈！我要出来啦！"，此时，胎儿的副肾会分泌出激素，让母亲的产道变得柔软。

当接收到胎儿的信号时，子宫即开始收缩（产生阵痛），子宫口打开，接着，胎儿便从子宫中慢慢地被推出来，胎宝宝从子宫里出来，通过产道，来到人间。产后母亲的生殖器官和全身其他器官相继恢复到原来的状态，这是一种自然规律。

不宜进行剖宫产的情况 ♥

适合自己的生产方式才是最好的，因此，准妈妈产前应该到医院做一个详细的检查，来判断选择什么样的生产方式比较适合。准妈妈有以下情况，则不适合进行剖宫产。

●准妈妈腰间受过伤，并且凝血功能也不是很好，就不建议做剖腹产了。

●准妈妈有严重的脑外伤，而胎儿无窘迫时禁用剖宫产；宫腔已有严重感染，且已具备阴道分娩条准妈妈，应尽量阴道分娩。

●准妈妈身体情况极差，或并发严重内、外科疾患，如心力衰竭、肺水肿、糖尿病昏迷、重症肝炎、肺炎、严重脱水、酸中毒、电解质紊乱等，必须积极改善症状后，存在绝对剖宫产指征时，方才考虑剖宫产手术。

爱心提醒

在分娩过程中，如自然分娩困难，为了挽救母婴，需要剖宫产。但若准妈妈和胎儿均无异常，产程还没开始就要求剖宫产，这很不明智。

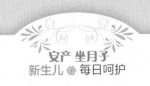

产前 17 天 让胎宝宝以正确的姿势来报到

正常的胎位应该是胎儿在准妈妈子宫内头朝下、臀朝上。凡不是这种胎位的均属于不正常胎位。

产前忌忽视胎位不正

胎位不正是引起滞产和难产的重要原因之一，也是导致剖宫产以及可能危及准妈妈和胎宝宝生命的重要原因。因此，每一位准妈妈必须关心自己的胎位是否正常。

所谓胎位是指胎儿在子宫里的姿势和位置。胎儿在子宫中正常的姿势是头部向下，臀部在上，称为头位。这种姿势是使胎儿最大的头部先出来，其他的部位容易出来。如果胎儿出生时，臀部朝下，称为臀位。

臀位是最常见的异常胎位，臀位不正容易造成难产，胎儿死亡率要比头位高，在妊娠 7～8 个月时臀位比较多见，不必急于纠正。因为一般妊娠 8 个月以后，多会自行转为头位。假如妊娠 8 个月以后仍为臀位，则应查清原因，予以纠正。

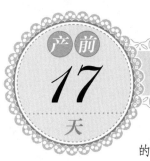

孕育小百科

情绪不佳影响胎位转变

胎位不正是常有的事，而且完全能校正，不必为此焦虑、愁闷，因为情绪不好不利于胎位转变。

准妈妈胎位自我矫正法

一旦发现胎位不正，准妈妈应保持冷静并及早进行自我矫正。在妊娠 30 周后，可以做胸膝卧位操纠正。

胸膝卧位操的姿势：把胸部贴在床上，双膝及小腿也贴在床面上，两腿分开，小腿与大腿呈 90°，以胸部和膝部力量支撑全身；初次练习 5 分钟，逐步加长至 10～15 分钟，做完之后，静静地侧躺着在床上休息。每天早晚各做 1 次，连续做 1 周，胎位就可以转正。

如果准妈妈做过外回转术，胎儿却又转回到异常胎位，或无法矫正胎位时，不妨顺其自然，按胎位不正选择分娩方式反而较为安全。

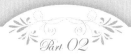

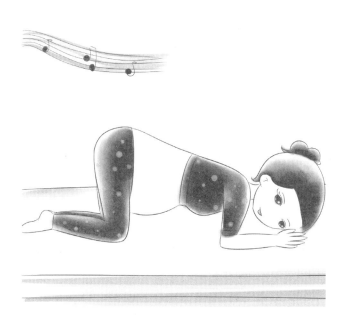

临产时胎位发生变化如何应对 ❤

有些准妈妈在产前检查时一直被告知胎位是正的，而生产过程中却被告知"胎位不正"，感到不可理解，难以接受。其实这是对妊娠、分娩的生理变化缺乏认识。

正常胎头位置应该为枕部朝向母亲左前方或右前方，胎头俯屈，枕部位置最低。如胎头枕部朝向母亲一侧、朝向正前正后方、朝向后侧方，均属异常的胎位，因胎头（枕部）的朝向和俯屈不同，仍有胎位不正的可能性存在，这种胎位不正只有在临产后才能被检查出来。然而，这些胎位不正在诊断后又不能立即进行处理，部分是临时的初始胎位，在临产一段时间后，由于分娩产力的作用，胎头发生旋转和俯屈，回到正常的位置。少部分经处理后不能回到正常位置，或产程无进展，则需要根据胎儿大小、母亲骨盆大小及胎头高低等情况行产钳助产或剖宫产。

遇到这种情况时，你要有信心，相信经过自己和医生的共同努力能使分娩顺利完成。准妈妈要保持积极的心态，相信医生，配合医生。

胎位不正，中医有方法 ❤

除通过胸膝卧位纠正胎位外，还可用艾条炙双足至阴穴，每日1次，每次15～20分钟，连续做1周。注意艾条离皮肤不要太近，以免烧伤皮肤。这两种方法可合并使用，如无人帮助，可一先一后运用。

准妈妈也可用车前子烘干研成粉9克，温水吞服。1周后复查，未转胎，再服1次。最多服3次。或用苏叶、黄芩各6克。水煎服，每日1剂，1周后复查。

经上述方法胎位仍然不能纠正，则需要在预产期前1～2周住院待产。

胎位不正时不一定都要行剖宫产，医生会根据妈妈骨盆大小、胎儿大小、胎位不正的类型、产力及产次等情况决定分娩方式。

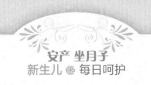

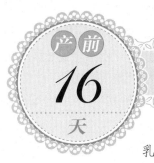

做好母乳喂养的准备

母乳对小宝宝来说有着任何食物都不可替代的优点，如果你打算用自己的乳汁喂养宝宝，产前就应该做好各方面的准备。

泌乳多少与乳房大小无关

有些妈妈担心自己的乳房比较小，产后奶水会比较少，影响母乳喂养。其实不必担心，乳房主要由脂肪和乳腺体组成，乳房的大小只表示其所含脂肪及结缔组织的多少，与产后泌乳量多少关系不大，产后有无乳汁分泌和产奶量的多少，关键是与乳腺是否充分发育和婴儿吸吮刺激的频度有关。

每个乳房不论大小都有数十个乳小叶和数百万个乳腺腺泡。所有准妈妈都有泌乳的能力。产后让婴儿尽早地、不定时和频繁地吸吮乳头是刺激乳汁分泌的动力，乳汁是越吸越多的。在日常生活中常常可以发现这样的例子，有些乳房较小的妈妈乳汁非常充足，而有些乳房较大的妈妈反而奶水不足。

总之，乳房大小并不影响乳汁分泌。乳房较小的母亲一定要树立母乳喂养的信心，心理因素对能否成功进行母乳喂养非常重要。

注意营养

母亲营养不良会造成胎儿宫内发育不良，还会影响乳汁的分泌，因此，在整个孕晚期和哺乳期都需要足够的营养，多吃含丰富蛋白质、维生素和物质类的食物，如牛奶、鸡蛋、鱼肉、动物内脏、豆制品和蔬菜、水果等，为产后泌乳做好营养准备。

乳房大部分由脂肪组织构成，乳房的大小也取决于乳房内脂肪组织填充的多少，所以食物中要有适量的脂肪，建议提高脂肪中植物脂肪，即植物油的摄入量。

除了脂肪，适当的动物蛋白，例如瘦肉、豆类、谷类，以及一些含动物胶原的食物，如猪蹄、牛蹄筋、肉皮等都是有益的。

另外，准妈妈要补充一些富含维生素 E 和微量元素锌、铬的食物，因为它们可以促进葡萄糖转化为脂肪并在乳房等处沉积，使准妈妈的乳房更丰满。

注意乳头、乳房的保养

● 由外向内轻轻按摩乳房，以便疏通乳腺管；在孕期要每天用湿热的毛巾擦洗乳头，先轻轻擦洗，以后逐渐用力擦洗，使乳头皮肤增厚并增加韧性，以适应宝宝吸吮的需要。

● 扁平乳头、凹陷乳头的准妈妈，应当在医生指导下，使用乳头纠正工具进行矫治。乳头扁平的妈妈在哺乳前用手指轻轻牵拉乳头，使乳头外凸，同时妈妈上身略微前倾，便于宝宝含接吸吮。乳头凹陷的妈妈喂奶时先用两个大拇指按压乳晕，使乳头外露，随后用手牵拉乳头使其突出，并前倾上身让宝宝含接吸吮。

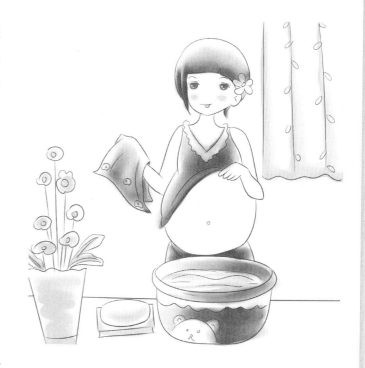

● 使用宽带子、棉制乳罩支撑乳房能防止乳房下垂。避免穿戴化纤或紧身内衣。

● 分娩后要尽早让宝宝吸吮、按需哺乳，防止乳房肿胀。

发现问题及时纠正

准妈妈进行产前检查，发现问题应及时纠正，以保证妊娠期身体健康及分娩顺利，产后能够分泌充足的乳汁。

怀孕期间，由于雌激素增多，乳腺导管增生，血量供应增加，乳房内基质增多，脂肪沉积，乳房的体积和重量都会增大。

准妈妈应充满希望，以愉快、兴奋的心情迎接生产。在临产及分娩过程中，准妈妈要保持良好的精神状态，为产后的母乳喂养创造良好的条件。

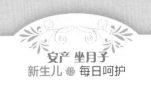

临盆前住院禁忌多

产前 15 天

现代女性多数只生一胎，属于初产妇，临产时往往全家慌乱，不知所措。孕38周后随时可能会分娩，高危孕妇还提前住院。

入院时机由母子共同决定

临产前住院不宜过早、过晚，但有些准妈妈应早些住院待产，比如在怀孕前或怀孕期间患有慢性病，或在产前检查中发现妊娠异常，如胎位不正、双胞胎等，都应提前住院待产。

准妈妈方面的问题：如准妈妈患有高血压、心脏病、肾炎、糖尿病、妊娠高血压综合征及骨盆狭窄、前置胎盘、胎盘早剥；初产年龄小于16岁或大于35岁者也要提早入院待产；准妈妈体重小于45千克或大于85千克者，准妈妈有过死胎、死产、新生儿死亡史的，都要提早入院待产。

胎宝宝方面的问题：胎儿发育迟缓、巨大胎儿、胎位不正、超过预产期2周以上的，孕妇都要早一些入院待产，以争取时间处理。

准妈妈或胎儿有上述异常情况，即属于高危妊娠，不能有丝毫大意。

准妈妈住院分娩的注意事项

• 不应该像在自己家里那样随便，更不要同医护人员及病友闹意见，搞得分娩前情绪不佳，影响分娩和产后康复。产妇和家人都要注意自觉遵守医院的规则。

• 不可任性，准妈妈应听从医护人员的指导，与医护人员协助配合。切不可任性不听医护人员的话。

• 遵守医院的生活制度，比如不要随便往病房里带东西，注意室内卫生，不要干扰其他病人的休息和生活。

• 要尽量减少探访的人数和次数，并缩短探视时间，这有利于个人和病友的休息。

• 不要探望婴儿。为了婴儿的健康，婴儿出生后最初的几天要由医护人员帮助护理，不要随意去看婴儿，以免把病菌带给婴儿，造成感染。

临产必须住院的征兆

预产期不是精确的分娩日期，或提前几天，或推后几天，都是常有的事情，所以准妈妈要在预产期的前后留意分娩前的征兆，如果出现以下征兆就说明准妈妈即将生产，需要住院等待分娩了。

分娩的征兆 1：子宫底下降

到了临产前两周左右，子宫底会下降，这时准妈妈会觉得上腹部轻松起来，呼吸会变得比前一阵子舒畅，胃部受压的不适感觉减轻了许多，饭量也会随之增加一些。

分娩的征兆 2：见红

妊娠最后几周，阴道分泌物增加，准妈妈会感觉到白带增多。正常子宫颈的分泌物为黏稠的液体，平时在宫颈形成黏液栓，能防止细菌侵入子宫腔内，妊娠期这种分泌物更多，而且更黏稠。随着子宫规律地收缩，这种黏液栓随着分娩开始的宫缩排出。

由于子宫内口胎膜与宫壁的分离，会有少量出血。这种出血与子宫黏液栓混合，自阴道排出，称为见红。见红是分娩即将开始的比较可靠的征兆。如果出血量大，就应当考虑是否有异常情况，可能是胎盘早剥，需要立即到医院检查。

分娩的征兆 3：下腹部有压迫感

由于下降胎儿，分娩时即将先露出的部分已经降到骨盆入口处，因此，准妈妈出现下腹部坠胀，并且出现压迫膀胱的现象。这时准妈妈会感到腰酸腿痛，走路不方便，出现尿频。

分娩的征兆 4：腹部有规律的阵痛

一般疼痛持续 30 秒，间隔 10 分钟，之后疼痛时间逐渐延长，间隔时间缩短，称为规律阵痛。

分娩的征兆 5：破水

阴道流出羊水，俗称"破水"。因为子宫强而有力的收缩，子宫腔内的压力逐渐增加，子宫口开大，胎儿头部下降，引起胎膜破裂，准妈妈阴道流出羊水，这时离宝宝降生已经不远了。

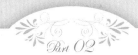

育儿小百科

做好随时入院的准备

这个时期，准妈妈随时可能生产，因此应随时准备入院。家人应将入院用品分类准备好，放到包里，以免措手不及。此外，还应计划好入院的交通方式，如打 120、使用私家车或打出租车等。

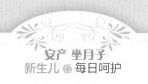

专家答疑 有关分娩的常见问题解答

Q 阵痛有哪些前兆?

A. 阵痛的前兆有很多种。一些准妈妈会出现血先露，有的会出现破水，有的则毫无征兆，阵痛逐渐规律，继而分娩。

大多数准妈妈在分娩前1周到10天左右时，出现多次不规律的类似痛经的疼痛感，这种疼痛称为前驱疼痛。

临近预产期时，胎宝宝下移，子宫变得敏感，稍受刺激子宫就会收缩并产生疼痛感。子宫敏感性收缩的出现说明产期将至。准妈妈要做好住院准备。

Q 破水跟漏尿有什么区别?

A. 子宫中的羊水通常在分娩开始后才会流出。保卫胎宝宝的胎膜破裂后，羊水才流出。

然而，在子宫颈口张开之前，胎膜破裂流出的情况也有。这种现象叫做破水。不会有疼痛的感觉。

如果胎膜破口大，会有大量温热的羊水流出来，与漏尿区别明显。但如果胎膜破口小，那么羊水会慢慢流出，难以与漏尿区别开来。这时候，准妈妈要立即前往医院检查，用pH试纸能马上检查出是破水还是漏尿。有时还需要进一步的检查。

Q 在家中破水了，要采取哪些措施?

A. 首先要注意，破水后千万不能洗澡，因为破水后淋浴会引起子宫内感染。破水后，先用干净的护垫垫上，然后立即就医。外出时，如果出现破水的情况，要立即拨打120，立即住院检查。通常，破水后24小时内会分娩。

Q 我在产前辅导中学习了不同的分娩体位，我应该在家里练习吗？

A. 不需要，准妈妈不需要练习这些分娩姿势，但是准妈妈可以尝试并感觉一下，看哪一种姿势自己觉得最舒服。但在剧烈阵痛时，你的分娩姿势与在课堂上练习的分娩姿势完全不同。

分娩时，准妈妈要经常根据自己身体的需要调整体位，您的助产人员也会帮助您在宫缩时频繁地改变姿势。

Q 早产对新生儿有影响吗？

A. 妊娠26周之前早产，宝宝活着的可能性几乎是0；妊娠26～28周出生的部分胎儿能生存；32～34周出生的宝宝虽然是早产，但发育已经差不多完成了。肺部发育欠缺的早产宝宝会发生肺透明膜综合征，因此一般有早产迹象时，医生都会尽早促胎肺成熟，以便减少新生儿呼吸窘迫综合征发生。如果胎宝宝的体重是1900克以上，则早产的副作用最小。早产儿抵抗力弱，容易得疾病，但1年后会恢复正常。

Q 我怀的是双胞胎，到这个时候，挺着大肚子特别疲劳，怎样才能减轻腹部负担？

A. 由于子宫增大，腹部向前凸出，准妈妈需用力弓背保持平衡，腹带能完全包住腹部，支撑腹壁，托起子宫，减轻准妈妈的不适感。使用腹带时不要系得过紧或过松，仰卧时系上容易适合体形。

Q 我能忍受分娩时的疼痛吗？

A. 分娩的阵痛不是突然降临，而是慢慢增强的，因此准妈妈可以逐渐适应。每次阵痛之间都有间歇，此时准妈妈感觉不到任何疼痛（除了分娩的最后阶段），可利用间歇好好休息一下。此外，阵痛是有时间限制的，每一次阵痛都意味着宝宝离出生近了一步，宝宝出生后，阵痛就结束了。

此外，分娩是自然的生理现象，分娩痛是生理性疼痛，一般人都可以忍受。但生产时必须经过一段时间的剧痛，要有充分的思想准备。

Part 03

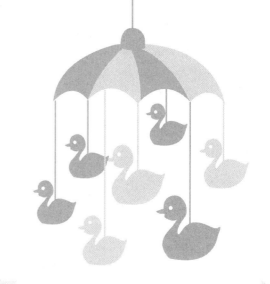

产前第 2 周
心情变得激动而忐忑

　　就像怀揣着贵重之极的宝贝那样，竭尽全力培育腹中的宝宝。就因为宝宝用脚咚咚蹬踏，在腹中手舞足蹈，令人感到幸福……十个月就要过去了，就要与宝宝相见，恐惧和不安使得心怦怦直跳……没准胎宝宝也正在想念妈妈哩！

把握分娩的三个阶段

分娩由子宫收缩开始，到子宫口开全至胎儿、胎盘娩出，按照产程进展，一般分为三个阶段。任何一个阶段的不顺利都会导致生产时间过长。

🍼 第一产程 ❤

第一产程内，子宫的颈部，也就是宫颈部位，会从闭合状态逐渐扩张到 10 厘米。第一产程包括潜伏期、活跃期和减速期三个阶段。

第一产程的潜伏期，从开始规律宫缩到宫颈开大 3 厘米，一般需 7～8 小时。每次宫缩持续 25～45 秒钟，间隔 5～15 分钟，越来越强烈，间隔时间越来越短，部分新妈妈可能出现下腰痛，下坠。羊膜有可能会破，可看到粉红的黏稠分泌物。

第一产程的活跃期，从宫颈开大 3～9 厘米开始，一般需 2～4 小时。宫缩越来越强烈，每次 40～60 秒钟，间隔 3～4 分钟，阴部开始承受更多压力。新妈妈出汗，情绪紧张，出现强力呼吸，有的可能出现恶心和呕吐。

第一阶段的减缓期，从宫颈开大 9～10 厘米，约需 0.5～1.5 小时。宫缩越来越强烈，越来越长，每次宫缩 60～90 秒钟，间隔 1～2 分钟，可能感到直肠压力，希望能够用力生出宝宝。阴道的血性分泌物增多，出现严重的下腰痛。

🍼 第二产程 ❤

第二产程为胎儿娩出期。宫口开全、胎膜破裂后，宫缩更强更频，每次宫缩持续达 1 分钟以上，间歇 1～2 分钟，当胎头下降压迫盆底时，准妈妈有排便感，不由自主地向下屏气，当宝宝先露部到达阴道口时，会阴膨隆变薄，肛门松弛，宫缩时胎头露出阴道口，露出部分不断增大，宫缩间歇期，胎头又缩回阴道，称为胎头拨露。

当胎头双顶径越过骨盆出口，宫缩间歇时胎头也不再缩回，称胎头着冠，此时会阴极度扩张，产程继续进展，继之胎头娩出，胎体、四肢也随之娩出，羊水亦随之涌出。

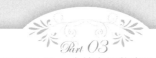
第三产程

生产的第三产程是指从胎宝宝娩出到胎盘娩出的时期。从胎儿娩出到胎盘娩出，需 5 ～ 15 分钟，不超过 30 分钟。

胎儿娩出后，子宫腔容积突然缩小，子宫底降至脐平，胎盘不能相应缩小而与子宫壁发生错位剥离，剥离面出血，形成胎盘后血肿。子宫继续收缩，增加剥离面积，使胎盘完全剥离而排出。

第四产程

分娩后的两小时属第四产程，医生重点观察产妇阴道出血、子宫收缩，督促排尿。母亲应让新生儿尽早吸吮乳头。两个小时观察完毕后，整个产程结束，母亲和孩子离开产房，回到休养室休息。

如何区别不同的疼痛

准妈妈常分不清假痛、阵痛或胎盘早剥的疼痛，而让自己白忙一场。

同样是足月时发生腹痛，为何会有这么大的差别呢？准妈妈应该如何区分它们，才不会使自己白忙一场或使自己及胎儿受到伤害呢？

如果你在怀孕末期腹痛，可参考下表中的描述来区分自己的腹痛是属于哪一种情形。

	假痛	临产阵痛	胎盘早期剥离（危险的妊娠并发症）
疼痛间隔	不改变	逐渐缩短	持续疼痛，没有间隔
疼痛强度	不改变	逐渐增强	剧烈腹痛．触摸也会疼痛
疼痛时间	逐渐稀发	逐渐增长	不间断
疼痛部位	通常在腹部	由背部开始辐射至腹部	在腹部
疼痛是否规则	不规律	规律	持续疼痛，没有规则地疼痛
阴道出血	通常没有	伴有	可能有轻度出血，可能大量出血，也可能不出血
对胎儿的影响	通常没有	通常没有	胎儿可能缺氧，甚至死亡

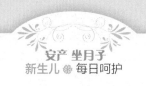
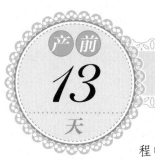

产前 **13** 天

各产程怎样与医生配合

自然分娩，产妇在胎儿出生前要经历一场刻骨铭心的痛楚。为减轻分娩过程中的不适，尽快结束分娩，产妇应积极配合医生的工作。

第一产程准妈妈如何配合医生

第一阶段的潜伏期，准妈妈可以适量饮食、休息保存体力，暂时不需要使用任何呼吸技巧。及时将自己的感受告诉给助产医生，以便得到有效的帮助。

第一产程的活跃期，使用自己学习过的有助于呼吸和放松的技巧，或者做一些腹部按摩，体位自由。一次宫缩结束后，闭上眼睛休息，保证身体放松。

第一产程的减缓期，依赖医生的帮助，配合使用呼吸和放松的技巧。当子宫开始收缩时，新妈妈可采取蹲位、侧卧位，伴随宫缩缓缓向下用力，宫缩消失放松肌肉，解除全身紧张。

为了缓解疼痛带来的不适，准妈妈可保持侧卧位，也可取半卧的姿势，或取坐位或蹲位，均匀地做腹式深呼吸：慢慢地用鼻子深深吸气，使腹部膨胀到最大，然后再慢慢地用嘴呼出气体。吐气时，不要在呼吸到一半时停止呼吸。

第二产程准妈妈如何配合医生

第二产程时间最短。宫口开全后，准妈妈要注意随着宫缩用力。宫缩间隙要休息，放松，喝点水，准备下次用力。

当胎头即将娩出时，准妈妈要在医生的指导下用力，利用平时的训练做深呼吸、用劲，不要夹紧肛门，尽量放松。随着胎膜破裂破水，羊水流出，可在宫缩间隙看见胎宝宝的头发，这个时期叫做"拨露"。

"拨露"过后，即使没有宫缩，阴道口也被充分撑开，又能从外面看见胎宝宝的头顶。准妈妈会感到有大体积东西堵在那里，即"着冠"，胎头将要娩出。

此刻，准妈妈要停止用劲，开始短促呼吸，同时放松腹壁，听从医生指导，密切配合医生，不要再用力屏气，只在宫缩发作时用劲，发作过去就放松。宫缩一来就做深呼吸，吸一口大气憋住然后使劲，同时做有效的短促呼吸。

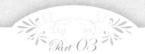

第三产程准妈妈如何配合医生 ♥

胎宝宝娩出后，准妈妈的子宫还会发生轻微的收缩，子宫收缩到葡萄柚大小。医生轻轻牵引脐带，胎盘、胎膜、脐带一起全部娩出，约需10～20分钟。胎盘娩出时，只需接生者稍加压力即可。如超过30分钟胎盘不下，则应听从医生的安排，由医生帮助娩出胎盘。

剖宫产的准妈妈也需要与医生密切配合 ♥

现代科学技术的发展，为准妈妈平安分娩提供了可靠的保证，在医生、准妈妈的共同努力配合下，准妈妈会平安地度过分娩这一关，迎来她们期盼已久的"小太阳"。如果胎儿确实难以从阴道娩出（如因骨盆狭窄、胎儿过大或胎位异常、宫缩乏力及患妊娠合并心脏病等），准妈妈最好采用剖宫产分娩，这对准妈妈的健康、胎宝宝的平安都十分有利。

不只自然分娩需要准妈妈的配合，剖宫产也同样需要准妈妈的配合，便于医生准确地掌握情况，顺利施行手术。

手术前注意身体健康，避免患上呼吸道感染等引起发热的疾病。实施剖宫产前一天晚饭后就不要再吃东西了，手术前6～8小时也不要再喝水，以免麻醉后呕吐，引起误吸。

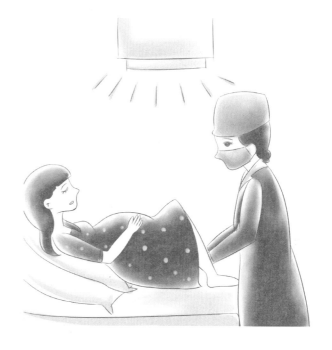

手术前，医生要向准妈妈及其家属阐明与手术有关的问题，如手术的理由、手术的全过程、手术中的风险，以使准妈妈有充分的思想准备，手术过程中能够密切配合。

整个手术过程中，准妈妈不要大喊大叫。大喊大叫会使准妈妈吞咽大量气体，手术后腹部气胀；大喊大叫还会使腹压增加，以至于肠管翻出于切口之外，影响手术操作。所以，准妈妈在手术过程中一定要镇定，适当控制情绪。

准妈妈配合的一个重要方面就是如实报告自己的感觉，为医生提供准确的信息，以便医生能够有针对性地进行处理。

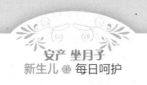
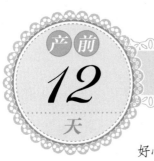

产前 12 天

产前准备足，产房少尴尬

准妈妈在临产和生产过程中可能会在产房里遭遇到如下的尴尬，应提前做好心理准备，以平常心来看待这些事，以便更好地配合医生，顺利分娩。

面对接生的男医生

在医院不可避免地会"遭遇"男医生，女性通常只愿意让自己的老公看见最"真实"的自己，但是准妈妈进了产房之后可能发现这里有男医生，这个陌生男性会看到自己最隐私、最尴尬的状况，这真难为情。

要调节这种尴尬心理，建议准妈妈：

● 多考虑男医生的优势，打消害羞的心理。男医生力气大，而且心理素质好，能临危不乱，接生的时候能让准妈妈更加安心。

● 放下一些不必要的心理束缚，抱着尊重科学的态度，忽略性别意识，正视医患关系。

● 要知道，不管是选择男医生还是女医生，如果心中缺乏基本的信任，同样会尴尬和矛盾。

等要生了赶到医院却没床位

"要生了，要生了！"你因胎宝宝急于来到这个世界上而手忙脚乱，特别是在半夜里，突如其来的情况会让梦中醒来的亲人们慌乱。匆忙中一路飞车赶到平时产检的医院，令夫妇俩没想到的是，医院的床位已满，只能在走廊里生产，甚至有的医院由于不是上班时间，还不能临时加床位，准爸妈们也许只能再到另一家医院生产，多遭了不少罪。

建议准妈妈如果夜间突然肚子痛，前往医院之前最好先打个电话，问清楚是否有床位，以及是否必须入院等情况。

爱心提醒

加床在产科病房是常有的事，如果准妈妈腹痛无规律，不得不在走廊等场所新加床位，多少会给准妈妈带来不便。因此，准爸妈产前应做好充分准备，必要时提前入院。

🍼 再怎么喊叫也不丢人 💗

在分娩过程中，尤其是准妈妈没有用过任何减轻阵痛的药物时，你也许会尖叫、大哭，或者诅咒丈夫或医生，甚至是撕扯自己的衣服，行为几近抓狂。你会感觉自己的行为看起来像个疯子，有点过激，但这都很正常。

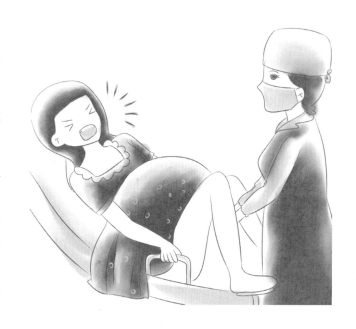

准妈妈在生产时疼得大喊大叫不是什么难为情的事儿，每个人对疼痛的应激表现都不一样。这些都是本能的反应，准妈妈不用为这些事情感到尴尬或难为情。医生和护士对这种情形早已经司空见惯了。

如果你不想生产时太失控，可以提前练习呼吸和正确的用力方式，让自己尽量平静一些。

🍼 隐私部位暴露在外，感觉难为情 💗

● 被脱光：分娩时，准妈妈需要脱掉外裤和内裤躺在产床上。私处长时间暴露在外，准妈妈可能会觉得难为情。但是，分娩时如果不脱衣服，医生的操作无从下手，宝宝的娩出难以控制。准妈妈首先应考虑自己和宝宝的安全，生产时要摆正心态，不用觉得羞愧，医生是帮助胎宝宝降临人间的天使。

● 阴道检查、肛检：分娩前进行阴道检是为了了解宫口打开的情况，以确定进产房的准确时间，一般要开到十几厘米。护士们之所以反复肛检，是为了更准确地了解胎宝宝的位置。很多准妈妈宫口才开到两三指就要求进产房，这其实是没有好处的。因为在待产室里有家人陪伴，比在产房里方便很多。

● 剃阴毛：分娩过程中剃除阴毛的程序叫做会阴备皮。除去阴毛后，医生才方便对新妈妈进行会阴伤口的消毒、缝合。而且，阴毛里容易滋生细菌，宝宝经过会阴时可能会被感染，从而引发疾病。所以，备皮对妈妈和宝宝都是有益的。

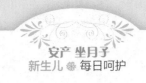

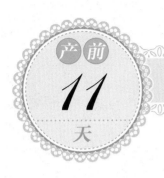

产前 11 天

顺利分娩必备的四个要素

分娩能否顺利完成取决于四个方面的因素：产道、产力、胎儿、心理。

产力 ♥

产力是指将宝宝从子宫经产道娩出的力量。它来自三方面：子宫收缩力、腹肌收缩力和肛提肌收缩力。其中，最主要的是子宫肌肉的收缩力。正常的宫缩有一定的节律性，并且在临近分娩时逐渐增强。宫缩不管是过弱还是过强，都有可能造成难产。

产力以子宫收缩力为主，以腹肌和肛提肌收缩力为辅。子宫会在激素的作用下有规律地收缩，此时，准妈妈开始感到阵痛，原来闭合的子宫口开始张开，胎儿下滑到子宫口附近，子宫口完全张开后，准妈妈会自然而然地用力，在阵痛收缩和人为用力的作用下产生两种力量，使胎宝宝顺利娩出体外。

此外，腹肌也是很重要的产力。

产道 ♥

产道是胎儿娩出必经的道路，可分为硬产道和软产道两部分。

硬产道就是骨盆。它的前壁浅，后壁深，上口呈横的椭圆形，下口呈一个直的椭圆形。胎儿在骨盆内通过时不能沿直线下降，必须依照骨盆的自然曲折转来转去，同时也需依据骨盆的变化把头俯屈仰伸，才能娩出来。如果骨盆某处的形状或大小异常，或胎儿转动不能适应骨盆的曲度，分娩就会发生困难。

软产道包括子宫下段、子宫口和阴道三部分。这些部分发生障碍，或分娩时处理不当，胎儿或软产道都可能受到损伤。

孕育小百科

分娩方式不是绝对的

分娩方式往往取决于准妈妈的身体状况，如果一切正常，医生会建议采取自然分娩的方式；如果有问题，则会建议剖宫产。

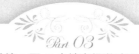
胎儿 ♥

胎儿的大小、有无畸形及胎位是否正常，直接与分娩顺利与否相关。

● 胎位：产道为一纵形通道，头位（头先露）比臀位（臀先露）容易产出，横位胎宝宝不能从产道分娩，易发生难产。

● 胎宝宝的大小：胎儿过大或过于成熟，其胎头可塑性小，不易变形（略变长），也容易发生难产。

● 胎儿畸形：如果胎儿某一部分发育畸形，如脑积水、畸胎、连体等，也不容易通过产道。

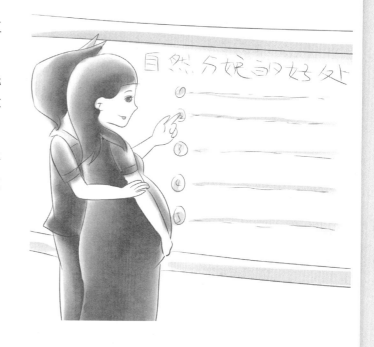

准妈妈的心理 ♥

分娩虽然是生理现象，但分娩对准妈妈来讲，的确是一种持久而强烈的刺激，而且大多数准妈妈会从亲友处听到有关分娩的负面诉说，因而害怕分娩时的疼痛、出血等，使得准妈妈分娩时过于紧张。这种精神状态十分不利于分娩。准妈妈应认识到这一点，从思想上解除恐惧和担忧，尽量轻松愉快地对待分娩。

如果你决定了自然分娩，就要正视宫缩带给你的不适和疼痛，把它视为你一生中最难得，也许是唯一的一次体验，相信自己能把宝宝顺利生出来，以母亲特有的坚强迎接宝宝的到来。

告诉自己：我选择了自然分娩，疼痛是不可避免的，是对我作为母亲的第一个考验，我一定会战胜疼痛。抱有这样的心态，你就成功了一大半，宫缩来临时，你就数着宫缩时间，因为宝宝在向终点冲刺，正在用他的头拱开妈妈的骨盆和宫颈口。你应该一直为宝宝和自己加油助威，会减轻疼痛的感觉。

分娩时准妈妈要尽量保持平静的心情，对分娩时的疼痛、出血等不必过于担忧，可根据情况选择无痛分娩等减轻疼痛。

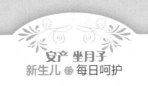

增加产力，对滞产说"不"

产力是母体将胎儿从子宫内逼出来的力量。滞产，是产程停滞，导致难产的叫法。在导致难产的因素中产道异常、胎儿异常较为常见。

🍼 增加产力很重要 ♥

临产相当于一次重体力劳动，准妈妈必须有足够的能量，这样才有体力把宝宝分娩出来。那么，临产时准妈妈吃什么好呢？

- 给准妈妈想要吃的食物，帮助她放松，忘记宫缩阵痛的影响。
- 因为阵痛，准妈妈的胃口必然会受到影响，这就需要准妈妈自己调节时间，学会在宫缩间歇进食，少吃多餐。
- 要多食用有助于保持体力的食物，如蛋糕、面汤、稀饭、肉粥、藕粉、点心、牛奶、苹果、西瓜、橘子、香蕉等。
- 多饮用果汁、糖水及白开水，以保证生产时所需要的水分。
- 熟睡能改善全身状态，恢复体力，使子宫收缩力转强。在临产和产程中吃些巧克力，也是一种简便易行的增强产力的方法。

🍼 学会在分娩过程中积蓄体能 ♥

在宫口全开前，准妈妈尽量不要浪费力气，一定要听从医生的指导，配合宫缩来用力，在宫缩停止时，要抓紧时间休息，保存体力。

🔔 爱心提醒

如果在分娩时出现乏力，准妈妈不妨先休息一下，不管是身体还是心理都先放松一下，体力得到恢复后再接着用力可能更有利。

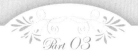
🍼 预防滞产 💕

正常情况下，分娩全程的时间大致需 16 小时。如果因为某种原因使产程延长，超过 24 小时，称为滞产。

滞产的发生多因子宫收缩乏力导致。预防子宫收缩乏力是预防滞产发生的措施之一。为保持产力的充足，准妈妈在整个妊娠期间，生活要有规律，注意饮食和休息，防止便秘，定期产前检查，听从医生指导。

准妈妈在孕期还要做力所能及的工作，到孕晚期，每天也要适当活动和锻炼，以增强体质。如果准妈妈在孕晚期或整个孕期过于强调休息，身体乏力，加之子宫收缩无力，很容易发生滞产。

为了防止滞产，准妈妈孕期除了要做好精神和物质上的准备，还要有规律地生活，每天适当活动。从事一般轻体力劳动和脑力劳动的人，不必过早休息，以防分娩时的身体和子宫无力引起滞产。

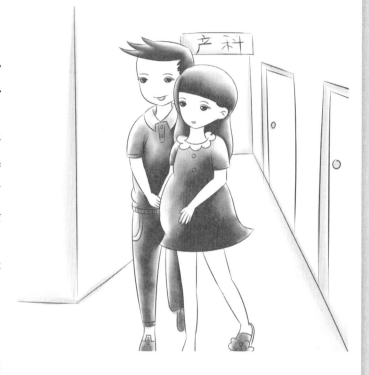

🍼 避免 3 种错误的用力方法 💕

准妈妈不但要调整好分娩前的心情，还要学会用力，避免错误的用力方法。

错误 1：大声呻吟或大喊大叫

这样做不仅不能减轻疼痛，反而会引起过度换气，致使母体缺氧，胎儿脑、脐带、子宫、胎盘循环血量减少，继发碱血症等；还会过多消耗体力，以致真正要用力时无力可使。

错误 2：在第一产程就屏气用力

这会过早地消耗体力，而且过长时间屏气易导致呼吸性酸中毒。

错误 3：胎头即将娩出时，仍向下屏气用力

这样可能会使胎儿娩出过快，造成会阴部裂伤。

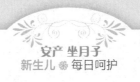

产前 09 天 高危妊娠的准妈妈也可以安产

虽然高危妊娠具有一定的危险性，但准妈妈也不必过分紧张，做好充分准备，也可以安产。

🍼 什么是高危妊娠 💕

高危妊娠指对孕产妇及胎儿有较高危险性，可能导致难产或危及母婴健康的状况。一般可能发生高危妊娠的情况有以下几种：

● 准妈妈年龄过小（＜18岁）或过大（＞35岁），身材矮小（<145厘米），体重轻（<40千克）。

● 准妈妈孕前即患有某些较为严重的内科疾病，如糖尿病、肾炎、心脏病、原发性高血压等。

● 有不良的孕产史，如习惯性流产、早产、死胎、胎儿畸形、新生儿死亡、婴儿产伤，或留有后遗症等。

孕育小百科

有疾病的准妈妈更需密切监护

如果准妈妈现在患有哮喘、糖尿病，或者有严重的妊娠并发症，需要密切监护。通过严格仔细的照顾，准妈妈一般会顺利渡过妊娠期。

🍼 高危妊娠可以择日分娩吗 💕

如今，很多准妈妈开始择日分娩，个别准妈妈为了躲避不好的时辰，或是赶在9月1日前出生，方便宝宝日后入学而选择剖宫产，提前让宝宝出世。

尽管准爸爸、准妈妈希望宝宝健康聪明、有个好前途的愿望是好的，但"十月怀胎，一朝分娩"应顺应自然的生理过程，尽量不要择时分娩。

● 母子生命受威胁：准妈妈若不到预产期就强行分娩，很可能会因为体内激素达不到水平、子宫颈发育不成熟而导致难产，对准妈妈的生命构成极大的威胁。

● 新生儿易发育不全：胎宝宝若不足37周强行分娩，很可能造成新生儿因大脑发育不完全而引起智力低下，或因其他器官发育不成熟而体弱多病。

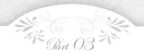
高龄妈妈，有几句话想对你说 ♥

● 仔细阅读医院提供的分娩资料。不是尽早住进医院才安心，太早入院待产只会在无形中增添你和家人不必要的心理压力。选择适合你的医院，多一分准备才是"重中之重"！

● 适时入院待产。太晚入院会使医护人员手忙脚乱，匆忙中很可能出现闪失，增加准妈妈及胎儿的风险。

● 学习预防早产的知识是高龄准妈妈的"必修课"。相比适龄准妈妈，高龄准妈妈更容易发生早产。早产是指在怀孕足 28 周至 37 足周前的分娩，早产宝宝通常会发生如下情况：低出生体重；无法自主吸吮母乳，靠静脉输液维持生命或依靠胃饲管"吃下"贮存的母乳；肺部尚未成熟，需要使用呼吸协助维持系统；必须住在保温箱内。

● 别把剖宫产看得太完美，剖宫产发生危险的概率比自然分娩高，且产后易引发各种并发症。高龄准妈妈和胎儿如果没有异常情况，还是应该采取自然分娩。

高龄准妈妈应坦然面对分娩 ♥

35 岁以后生第一胎称为高龄初产。35 岁过后怀孕、生产，大人、小孩出现问题的可能性高

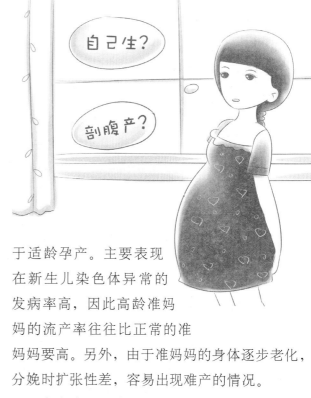

于适龄孕产。主要表现在新生儿染色体异常的发病率高，因此高龄准妈妈的流产率往往比正常的准妈妈要高。另外，由于准妈妈的身体逐步老化，分娩时扩张性差，容易出现难产的情况。

事实表明，许多过了 35 岁的准妈妈都能顺利分娩，有的准妈妈还能自然分娩。先进的医疗手段会给准妈妈安全生产保驾护航。所以，高龄准妈妈应对自己的能力和宝宝的健康有信心。

准妈妈应该认识到，高龄初产也有优势。高龄准妈妈的人生经历丰富，思想成熟，通常有充裕的时间、精力、物力和财力来应对分娩和育儿。另外，高龄准妈妈也会更珍惜怀孕和育儿的过程，对宝宝健康成长也更加投入。因此一定要对自己和宝宝充满信心。

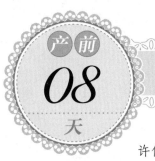

产 前
08
天

这样呼吸就对了

也许几个月前你已经参加的培训，课程中已经学习了分娩时如何呼吸，也许你还没有学习，趁宝宝出生这一两周，赶快练习一下有助于分娩的呼吸法吧。

拉梅兹呼吸法 ♥

拉梅兹呼吸法是以胸式呼吸为基础来促进分娩的方法之一，可分为 4 种呼吸法。

• 潜伏期呼吸法。当子宫开始有规律地收缩时，准妈妈做一次深呼吸，以胸式呼吸为基础，吸气和呼气的时间保持相同，每分钟吸气和呼气各 12 次左右。

• 活跃期呼吸法。当子宫口张开 6～8 厘米时，准妈妈应立即采取呼胸式呼吸。准妈妈取仰卧位，双手平放于身体两侧，吸气与呼气量保持相同，进行短促的胸式呼吸，但要比正常呼吸次数快，约每隔 2 秒钟呼吸 1 次，先用鼻子吸气，后用嘴呼气。

爱心提醒

拉梅兹呼吸法主要用在分娩中，所以练习时的关键在于如何将呼吸方法和产程中的身体变化结合起来。

• 用力期呼吸法。宫口不断张开至完全张开状态时，即可用力呼吸。准妈妈两腿张开，双手放在同侧膝窝下，深深吸气，后憋住呼吸，模仿排便动作向下用力，当憋不住呼吸时呼气。

• 松力期呼吸法。当胎宝宝开始从阴道口露出头部后，立即停止腹部用力，开始张大口向外呼气，并快速喘息，同时身体放松。

缓解呼吸困难术 ♥

• 瑜伽呼吸法。瑜伽讲究心平气和，练习瑜伽的呼吸方法可以有效地帮助准妈妈缓解呼吸困难。准妈妈先选择合适的体位，然后慢慢静心、放松，清空思绪，让自己沉浸在呼吸里，倾听呼吸，感受呼吸。

• 腹式呼吸法。准妈妈取半卧位，双膝收拢，左手置于腹部，紧闭双眼。吸气时腹部慢慢上升，呼气时横膈膜慢慢下降，直到排出所有体内的浊气，再开始慢慢吸气。

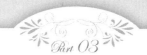
采取对分娩最有利的呼吸方式 ❤

● 准妈妈必须在宫缩间歇采用平时的自然呼吸方式呼吸。宫缩开始时，用鼻子深深吸一口气，然后采用正确的方法用力，之后再用嘴慢慢吐气。吐气时要放松全身肌肉。

● 宫缩最强烈时，不要让呼吸也跟着急促起来，要时刻提醒自己深呼吸，吸入充足的氧气，以缓解身体的不适感。准爸爸如果发现准妈妈呼吸急促，要及时加以引导，让她有节奏地恢复正确的呼吸。

● 不要快速地吸气、吐气，这样不但会使准妈妈容易疲倦，还会减少氧气的吸入量，强烈的宫缩会使呼吸急促，造成头晕，手脚麻木。

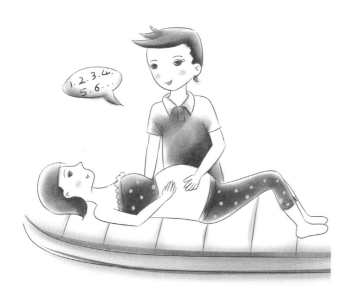

● 不要长时间憋气，憋气有利于用力，但是长时间憋气会使准妈妈感到疲倦，还会减少氧气吸入量。

短促呼吸帮准妈妈节省气力 ❤

分娩的第二阶段，胎头若隐若现后不久就会撑开会阴组织。这时准妈妈不要再用力，宫缩产生的力量就足够娩出胎头了。准妈妈如继续使劲，可能在会阴组织没有准备好时，将胎头挤出阴道，使会阴撕裂。为了避免出现这种情况，准妈妈应在医务人员的指导下短促呼吸，不要用力。

短促呼吸的方法：准妈妈仰卧，弯曲膝盖，使双腿尽量靠近胸部，并充分张开，双手在胸前交叉握拳。按照平常的呼吸方式深吸一口气，快速吐出，再吸气、吐气……如此反复地又短又快地呼吸。短促呼吸时，能听到很重很急的呼吸声。

做短促呼吸时，一定要深深吸气，至少保证吸气量和吐气量相等。短促呼吸法最好进入孕10月就开始练习，每晚都要坚持练习一次，等熟练掌握呼吸技巧后，试着练习如何在用力时将呼吸转变为短促呼吸，直到呼吸和用力可以很好地配合时为止。

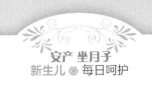

专家答疑 有关分娩的常见问题解答

Q 最近老是便秘，我担心生产时憋气使劲时排便出来很难堪，怎么办？

A. 分娩过程中，憋气使劲引起排便也没有太大关系，只是我们都希望为宝宝的出生营造一个干净清洁的环境。但如果分娩时准妈妈因为介意排便而不憋气使劲就比较麻烦了。在分娩当天，如果准妈妈没有排便，可以使用药物将大便软化引导出来。

Q 女性30岁以后分娩，是否比20多岁分娩消耗时间更长？怎样能使分娩更顺利？

A. 如今，30几岁才分娩已经是司空见惯的事了。大多数的准妈妈都能非常顺利的娩出健康的新生儿。与20几岁的准妈妈相比，30几岁的准妈妈体力可能下降。但如果准妈妈能在妊娠过程中，多学习一些分娩的知识，积极锻炼，做孕妇体操或孕妇瑜伽等，有意识地增强自己的体力，使产道更加柔软，这样分娩时会顺利得多。产后恢复时间、分娩时间都是因人而异的，与年龄没有必然的联系。准妈妈不必介意年龄的大小，以积极的心态为安全顺利的分娩而努力才好。

Q 催产对胎儿有影响吗？

A. 催产使用的催产素，在分娩时如能恰当地使用，可以起到良好的加强子宫收缩的作用，在临床上应用极为广泛，对宝宝无明显不良影响。但应用催产素，必须严格掌握它的用药方法，包括用药途径、用药速度和浓度，有无用药禁忌证等。

Q 会阴切开与会阴裂伤，哪种情况愈合较快？

A. 会阴切的刀口只有一处，所以缝合时也只需缝合一处，而会阴裂伤会产生多处伤口，需要缝合的地方不止一处。因此，比起多处伤口，还是一处伤口的愈合速度比较快，疼痛轻。如果准妈妈的会阴充分舒展，只产生轻微裂伤，则不需缝合，很快就能痊愈。

Q 新妈妈剖宫产后排气很重要，这是为什么？

A. 剖宫产手术中，肠受到激惹、肠蠕动减弱。通常需要经过24～48小时后，肠道功能才会逐渐恢复。肛门排气是肠蠕动的标志，表明新妈妈肠道功能基本恢复。只有在肠蠕动恢复后才可以进食半流食及正常食物，否则肠胃不能承受。一般剖宫产后24小时后会出现排气，若在48小时之后还未排气，则为异常情况，须告知医生，进行必要的检查。

Q 我听说精神因素对分娩影响很大，是这样吗？

A. 准妈妈分娩时的精神状态对分娩的影响正逐渐受到重视。一般来说，准妈妈对分娩都会有恐惧感，尤其是初次育产的准妈妈。如果过于紧张、焦虑会引起一系列内分泌的改变，从而造成子宫收缩乏力、胎儿缺氧等，影响产程的进展或增加剖宫产概率。

Q 剖宫产后可以母乳喂养吗？

A. 剖宫产手术后就开始分泌初乳。因为抗生素的影响，有可能初乳时间较晚，所以即使没有初乳，也要尽早让宝宝吸吮乳头，或者按摩乳房。为了减少手术疼痛感，镇痛剂会通过母乳传到宝宝身上，不过没有太大的损伤。母乳喂养，妈妈的意愿更重要。

Part *04*

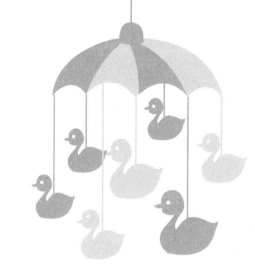

产前第 1 周
静候我的天使翩翩而至

　　咬着牙，忍着痛，熬过一段炼狱般的时间，使出最后一把力气，终于听到了宝宝"呜哇——"的啼哭声，妈妈笑了。你的小天使终于来到了这个美丽的世界，来到了你的身边。准备亲吻你刚出世的宝宝吧……

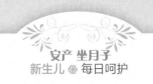

产 前
07
天

很多旧的生产观念影响准妈妈的思维，有些错误的观念会影响分娩。建立科学的生产观念非常重要。

错误生产观念大集锦 ♥

• 剖宫产或自然分娩比较好。错。二者孰轻孰重，其实并没有最终定论，但是不 少准妈妈却错误地认为剖宫产较好或自然分娩较好。事实上，适合准妈妈的分娩方式就是相对比较好的方式，究竟应选择哪种分娩方式，需要依据准妈妈的身体素质和胎宝宝的具体情况而定。

• 第一胎剖宫产，第二胎也要剖宫产。错。如果第一胎剖宫的原因是胎位不正、羊水太浓稠、胎儿心跳不佳等，那么第二胎如一切正常，自然产成功率仍在80%以上；如第一胎选择剖宫产是因为骨盆太小、第二胎仍然要剖宫产。二胎分娩方式需视准妈妈和胎宝宝的具体状况而定。

• 大小孩会难生，小小孩一定好生。错。胎儿的大小跟生不生得出来没有绝对的关系，临床也常遇到大的胎儿可以自然娩出，小的胎儿却生不出的情况。是否"好生"与准妈妈以及胎儿相关的许多因素有关。

别轻信民间传说 ♥

• 高龄准妈妈必须"剖宫"。未必。高龄准妈妈是否选择剖宫产应根据准妈妈自身情况来定！

如果高龄准妈妈无妊高征等并发症，胎位正常且分娩发生后宫缩情况良好时，选择以自然分娩为佳。

• 屁股大的女人"好生养"。这可以说是无稽之谈。事实上，骨盆内的宽度和斜度以及骨盆出口的宽窄才是决定能否顺产的必要因素之一！这些从准妈妈的身体外观上都看不出来，屁股比较大并不意味着骨盆大。

孕育小百科

影响顺产的因素

影响分娩的原因很多，其中包括骨盆大小、子宫收缩力量、胎儿大小、对痛的忍耐度、用力的方法等。

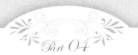
什么时候进行催生 ❤

"催生"，也就是医学上所指的"引产"。一般所谈的引产，大多指孕晚期的催生而言。

过期妊娠的子宫环境不好、羊水不足且胎盘功能也不佳，不适合胎宝宝继续生长，对胎宝宝健康有危害，此时催生是一种必要的措施。

此外，一些危险的妊娠，如妊娠高血压、早期破水、子宫发炎或羊水、羊膜发炎、过期妊娠、胎儿在于宫内生长迟滞及母体有严重的内科疾病，或继续怀孕会危害到母体的健康时，也需要进行催生。

分娩必痛吗 ❤

有人曾说产痛与快乐是分娩的双生子，母亲在享受小宝宝诞生的幸福的同时，又必须承受难以忍受的产痛。少数人的痛苦被看成是每个分娩所必有的现象，这样就形成了分娩必痛的观念。

怕痛的准妈妈可以选择无痛分娩法。确切地说，无痛分娩也不是绝对"无痛"，因为不管用什么方法，都很难做到绝对不痛，只能设法减轻疼痛，让疼痛在可以忍受的范围内。

目前，医院主要用以下两种方式镇痛：

• 药物镇痛：临床中常用地西泮、哌替啶等

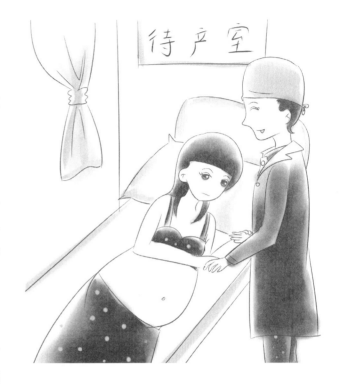

药物让准妈妈镇静、安眠，从而减轻疼痛感。但这些药物不可以大量使用，尤其是胎儿娩出前3～4小时内。

• 非药物性分娩镇痛法：这要求准妈妈在产前接受心理疏导，以消除对分娩的恐惧，临产时由自己或家属按摩下腹部，或双手握拳压迫腰背部，配合深呼吸。

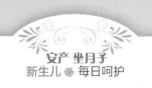

产前 06 天

临产前万事俱备静待安产

此时，胎宝宝已完全发育成熟，现在唯一要做的事情，就是等待宝宝的降生。准妈妈应做好生产准备，安心等待宝宝的降生。

临产前的救护常识知多少

经常单独在家的准妈妈，在妊娠9个多月时，很可能会突然出现分娩的迹象，如阵痛、阴道出血、羊水流出等，或准妈妈发生碰撞、摔倒等意外而突然要分娩时，应该立即拨打120，以寻求救护。

• 拨打120应该说什么？一旦电话接通，应清楚地描述家庭住址，具体到楼层，还应该指出家庭住址附近某些标志性建筑。电话里还应该主动说明情况，如即将生产或发生意外致使阴道出血。

• 救护车没来前应该做什么？在救护车到来之前，务必保持电话的畅通，以备不时之需。让自己保持冷静，防止用力呼吸，再让自己取舒适的体位休息，不要走动。

临产前准爸爸要做的事

越接近生产，准妈妈越容易因为不知何时会发生的阵痛而感到焦虑。这时，你温柔的一句话和体贴的举动，往往能给予妈妈力量。准爸爸要为妈妈和宝宝做好下列几点：

• 早一点回家。让待产的妈妈最不安的就是夜晚独自在家，所以请准爸爸尽可能早点回家。

• 随时保持联络。晚回家时，一定要告知妻子自己身在何处。不管是加班，还是有其他紧急的事情要处理，随时让妻子知道你在哪里。要回家时最好先打个电话告知"我要回家了"。

• 减少假日的应酬。预产期接近，尽可能多地陪在妻子身旁。妻子为了准备生产，应该有许多事需办理。

爱心提醒

预产期近了，爸爸也该做好准备。先将工作安排好，以便有突发事件时，可借助同事之力使工作顺利进行。

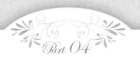
临产前难事巧应对

● 临产前随时破水：准妈妈可以在包里备上卫生巾，一旦发生破水，直接拿出来贴附使用即可。

● 洗澡时破水：在洗头发或沐浴时发生破水，应简单地冲洗干净后再去医院；而如果准妈妈在泡澡时发生破水，则最好立即停止洗澡。

● 阵痛开始想上厕所：阵痛发生后，准妈妈若突然想上厕所，一定要与医生沟通再做决定，千万不要误将分娩想成如厕。同时上厕所时，最好有人陪同，以免子宫口在上厕所的同时张开，胎宝宝的头部直接露出来，或者直接分娩出来。

● 破水后想大小便：破水后，准妈妈很可能随时分娩，在这个时候小便一般不会有什么大碍，但是如想要大便，就必须克制，因为大便可能是分娩的预兆。

万一出现突发情况沉着应对

● 临近分娩身边没有亲人怎么办：如果临近分娩的时候身边没有家人，一定不要紧张。可以事先模拟自己一个人在家分娩的情景，将分娩顺序记录下来。

● 在外出时突然要分娩怎么办：进入了临产期，真正分娩的时间是很难把握的，所以一旦外出，必须带着自己的医疗保健卡、手纸、毛巾、医院的地址记录本、家人的联系电话等。

● 胎动异常时要马上去医院：初产妇通常会每隔10分钟阵痛，经产妇则每隔15分钟阵痛。一旦阵痛的间隔在10～15分钟时就要马上去医院，因为张力的间隔缩短了，分娩就接近了，准妈妈需要及时检查。如果阵痛发生仅有5～7分钟的间隔，要立刻把准妈妈送往医院，因为准妈妈马上要分娩了。

● 羊水大量流出时要马上去医院：胎盘中包裹胎儿的羊膜破裂，羊水会"哗"地一下子大量流出，这时应立刻与产院联系。

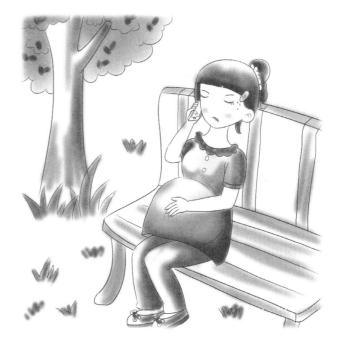

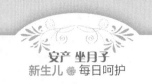

万一发生了"万一"怎么办

马上就要临产了，万一难产可怎么办？万一在车上临产或是身边没有人怎么办？……尽管做好了一切准备，意想不到的情况还是会发生，怎么办？

万一生了一半，医生告知难产

准妈妈分娩到一半，因难产而不得不改变分娩方式，这种情况在临床上并不少见。因为分娩是一个动态变化的过程，任何不利因素均可能引起难产，包括产力、产道、胎宝宝的大小以及精神状态。

如果遇到这种情况，首先，尽量放松，仍要保持对顺产的充分信心，因为信心不足会导致产力不足，使不利因素强化，加重难产的状况。

其次，要与医生沟通，了解有哪些不利因素，能否纠正及纠正的方法，如子宫收缩乏力可以用催产素纠正。

万一实在忍受不了分娩的痛

每一个准妈妈在生产时都要忍受剧烈的疼痛。女性感受到的痛感强弱是不同的，能够在多大程度上忍受疼痛也是不同的。即使是相同程度的疼痛，有的人就说"还不要紧"，有的人就"不行了，要死了"。

虽然分娩会痛，但实际上并没有太大感觉的也大有人在。准妈妈自身的身体素质、对分娩的心理准备、分娩的进展速度以及胎宝宝的状况等，都会对准妈妈感受到疼痛的程度有影响。

医生会了解阵痛的间隔，用触诊判断宫颈的扩张情况。当准妈妈阵痛过强时，一般在旁边会有助产医生帮助按摩，帮准妈妈调整身体，寻找容易度过阵痛的姿势。准妈妈在过于疼痛的时候，还可借助设备来减轻痛苦。

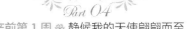

万一分娩进程很慢怎么办 🖤

产程进展太快对准妈妈和宝宝来说未必是好事情。实际上，产程过快，对身心消耗较大。不过，有时候产程特别慢，也会让准妈妈和宝宝都精疲力竭。

分娩的时间长短虽然跟个人体质和胎儿状况有关，但也在很大程度上受到孕期生活方式的影响。

有些产程进展慢，是因为准妈妈太紧张，害怕会影响生产激素发挥作用。其他因素还有宝宝的胎位、宫缩不是很有力、或者妈妈的骨盆形状不是特别适合等。

准妈妈到医院后很快就会分娩，大致的分娩时间规律是从有规律的宫缩到胎盘娩出，初产妈妈要10～12小时，经产妈妈要6～10小时。

预料之外的会阴侧切 🖤

会阴侧切作为一种助产手段，有其必要性，但并非所有的自然分娩都必须做会阴侧切。如果准妈妈的会阴肌肉韧性很好，可以让胎宝宝顺利通过，且胎宝宝情况良好，完全不必要做侧切。

但当有以下情况时，必须进行会阴侧切，以免发生危险。

● 会阴弹性差、阴道口狭小或会阴有炎症、水肿等，胎宝宝娩出时很可能发生会阴严重撕裂。

● 胎宝宝较大，胎头位置不正，产力不强，胎头被阻于会阴时。

● 35岁以上的高龄准妈妈，或者合并有心脏病、妊娠高血压综合征等高危妊娠时，为了减少体力消耗，缩短产程，减少分娩对母婴的威胁，当胎头下降到会阴时，要做侧切。

● 子宫口已开全，胎头较低，但胎宝宝有明显的缺氧现象，胎心率发生异常变化，或节律不齐，并且羊水浑浊或混有胎便。

● 还有一些情况，医生会临时做出侧切决定，准妈妈最好配合，不要拖延时间。

孕育小百科

会阴侧切不会觉得很疼

会阴侧切时，一般医生会在会阴处使用局部麻醉，所以侧切和缝合时都不会觉得很疼。如伤口护理得当，2～4周就可以恢复了。

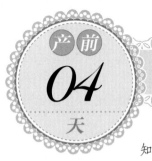

产 前
04
天

安然度过分娩阵痛关

分娩的阵痛是女性一生中最难忘的经历，准妈妈知道阵痛一定会痛，只是不知道痛起来是什么感觉。如何安然度过分娩阵痛关？

对影响分娩疼痛的因素胸中有数

• 对分娩阵痛有思想准备的准妈妈，疼痛感要弱于对分娩阵痛无思想准备的准妈妈。后者由于无心理准备，会因阵痛引起其心情紧张不安。

• 年轻的准妈妈的疼痛感比年龄较大的准妈妈弱。

• 肥胖的准妈妈通常不堪忍受分娩阵痛。有痛经史的准妈妈在分娩时更易感到痛苦疲劳。

• 平时娇生惯养的准妈妈在分娩时的疼痛感要强得多。社会地位低下、从事体力劳动、经济条件较差的准妈妈分娩时的痛苦感要少得多。

• 晚上生产的准妈妈疼痛感、紧张感小于日间分娩者。

• 分娩初期保持坐姿或立姿的准妈妈所感受到的痛苦往往轻于完全卧姿分娩的准妈妈。

• 胎膜早破的准妈妈的痛苦往往大于产前胎膜完好无损者。

生一个宝宝需要多少次阵痛

这是许多准妈妈经常提出的一个急需知道的问题，也是一个严肃的科学问题。这个问题看起来似乎是一个滑稽的问题，但却真实地被广大准妈妈和家属高度重视。

根据国内外非常有经验的产科医生的观察和研究，初产妇分娩平均需要 140 次左右宫缩，经产妇分娩平均需要 70 次左右宫缩。

爱心提醒

准妈妈们要对自己的产程有所了解，对分娩中出现的正常疼痛有充分的思想准备。一个新生命在阵痛中降生，这是对准妈妈疼痛的最大慰藉。

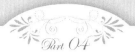
把自然分娩当成美好的过程可帮你减轻疼痛 ♥

人们一提到自然分娩就会想到那痛苦的时刻，常把"自然生产"与"疼痛"联系在一起，其实自然分娩也是幸福的时刻，我们应把它变成美好的过程去体验和接受，这样能减轻自然分娩的疼痛、增加自然分娩的安全。

准妈妈们应正确认识自然分娩，思想上、心理上做好自然分娩的准备，减少对自然分娩的恐惧感和紧张感。

借助客观条件来减轻产痛，如正确练习和运用呼吸运动、自己或老公按摩。

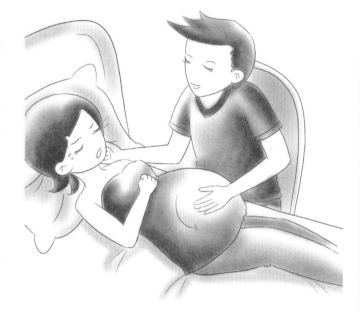

掌握减轻分娩疼痛的技巧 ♥

掌握一些分娩减痛技巧，可以有效改善分娩阵痛。

● 深呼吸：子宫收缩开始，也就是当准妈妈感觉阵痛来临时，缓慢有节奏地经鼻深吸一口气，之后由嘴缓缓呼出。宫缩结束再次深呼吸，把全身累积的紧张都释放出来。

● 体位：分娩的疼痛在一定程度上是可缓解的，如您感觉背部剧烈疼痛，这就表示您该改变姿势，直到疼痛有所缓解为止。宫缩时随机变换体位姿势，找到比较不痛的体位。

● 按摩止痛：双手按摩腰骶部两侧或轻轻揉摸腹部，可以做水平式按摩，或在腹壁上以画圈方式抚摸减轻疼痛；也可以让陪产者按摩能使您放松、舒适的部位。

● 腰骶部压迫止痛：双手握拳压迫腰骶两侧部。

● 精神放松：精神放松，进而肌肉放松，这将有助于准妈妈缓解不舒服的感觉。精神放松有赖于准妈妈对分娩镇痛的了解，平心静气地面对分娩，有助于保持良好的情绪，对疼痛的感觉不那么敏感。

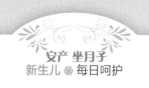

产前
03
天

分娩动作技巧必修课

分娩的痛苦常常让人谈之色变，其实只要掌握用力的技巧，分娩的痛苦便会减轻不少。下面就来学学这些技巧，让它们帮助你摆脱对分娩的恐惧。

分娩时学会用力 ♥

● 尽量打开双腿：分娩时，准妈妈应尽量打开双腿，双膝尽量朝外曲张，以便腹部用力，使产道打开而变得宽一点。

● 拉扶手：当准妈妈腹部用力时，胳膊肘会自然地弯曲，而双腿就会拼命地向前做蹬踏动作。此时，准妈妈最好紧紧地抓住分娩台上的扶手，尽量往自己的身边使劲拉扯，以更好地用力。

● 后背和腰紧贴分娩台：正确的分娩姿势应该是后背和腰部紧贴在分娩台上，而不是与分娩台分离，高高地翘起。

● 向肛门方向发力：准妈妈必须将所有的力气用于肛门方向，即用力的时候将双腿打开，将所有的力量推向肛门位置。

身体放松，有助顺产 ♥

阵痛开始后，因为疼痛，准妈妈容易感到疲劳。如果肌肉僵硬，会妨碍宫口张开，延长阵痛时间。如果缺乏安全感，不懂得用力技巧，不能放松身体，会使产程延长。准妈妈懂得尽量放松，生产过程往往会更顺利。

准妈妈除了自己练习从头到脚全身放松的技巧以外，也可以问一问身边有经验的人是怎么度

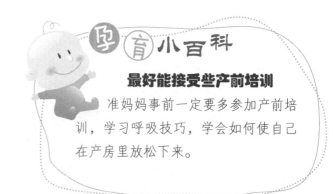

孕 育 小百科

最好能接受些产前培训

准妈妈事前一定要多参加产前培训，学习呼吸技巧，学会如何使自己在产房里放松下来。

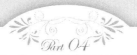
过分娩的，看看她们分娩时是怎么放松身体的。在这事上，除了同龄的朋友、同事可以帮你，你也可以问问自己的妈妈和婆婆。她们也能给你不少建议。

分娩用力技巧 ❤

● 仰卧时用力的方法：双腿充分张开，膝盖弯曲，后脚跟尽量靠近臀部。两手向后举，抓住床头的栏杆或两侧的把手。先充分吸气，然后屏住呼吸，几秒钟后再慢慢像要排便或打开肛门似的逐渐用力。此时要紧闭嘴唇，直到最后都不要让空气漏出来。从吸气、用力到吐气完毕，大约需要25秒钟。

● 仰卧时抱住双腿用力的方法：举起双脚，双手从外侧抱住膝盖的内侧，双腿尽量靠近下腹部的两侧，并充分张开。双手不可握在一起，要各自握拳，双腿才能充分张开。用力的同时，使下颌贴近胸口。

此时，头部不可太低，背脊也不可拱起至眼睛看得到肚脐的程度。先充分吸气，然后和仰卧的情形相同，暂停数秒后再用力。此时，背脊要挺直，不可拱起，臀部向后突出般地出力。如果双腿没有充分张开，或是用力时臀部下滑，都不是正确的用力方法。

让准妈妈精神放松的技巧 ❤

放松是消除肌肉和精神紧张，缓解疲劳，使身心恢复平静的一种方法。分娩过程中放松的技巧有多种，最常用的有4种。

● 有意识地放松：通过有意识地对身体某一部位或某几个部位肌肉进行收缩—放松的训练，而最终达到放松紧张部位肌肉的目的。

● 触摸放松：当准妈妈某部位肌肉，如颈部、前臂紧张时，触摸感到紧张部位，使肌肉放松，帮助准妈妈松弛。

● 意念放松：准妈妈通过想象美好事物，驱除头脑中的杂念，以达到一种身心平静的状态。

● 音乐放松：选择准妈妈喜欢的舒缓音乐，引导准妈妈沉浸于音乐中而身心放松。

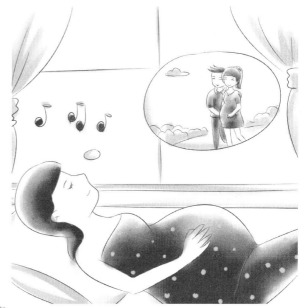

情绪稳定助顺产

打算自然分娩的准妈妈要提前做好心理准备，临产前一定要保持情绪稳定，坚定信心，以积极的心态迎接自己的宝宝。

建立自己分娩的信心

准妈妈应在分娩前做好心理准备，努力建立自己分娩的信心，以顺利度过分娩。

• 准妈妈应该对自己有信心，相信自己的身体能够应付自然分娩。不要担心，你的骨盆通道天生就是为了生下宝宝而形成。

• 在生产过程中，准妈妈必须依照医生的指导，知道什么时候开始用力，什么时候该稍作控制等。分娩开始后，子宫的阵阵收缩会使准妈妈腹部发紧、疼痛和腰部不适，准妈妈应遵从医生嘱咐，冷静对待。

• 懂得放松情绪与身体，那些极度缺乏安全感的准妈妈浑身没劲，不能放松身体，反而会延长生产过程。

• 分娩前，准妈妈要突破羞怯的心结，不因为生产时身体暴露的羞怯感而选择剖宫产。心理上的恐惧会加剧身体的疼痛。

别让不良情绪成为分娩的障碍

准妈妈的情绪稳定程度是影响生产的一个重要因素。据研究，情绪不稳定的准妈妈难产率高于情绪稳定的准妈妈，往往产程较长或伴有不规则的宫缩。

例如，恐惧情绪可以通过中枢神经系统抑制子宫收缩造成宫缩无力，导致产程延长。不少准妈妈分娩前有"三怕"，怕疼、怕出血、怕难产。这"三怕"其实都是因为不了解分娩知识造成的。

紧张情绪引起交感神经－肾上腺素系统兴奋，造成儿茶酚胺大量释放，使外周动脉阻力增加，血压增高，令宝宝缺血缺氧，造成宝宝宫内窘迫。

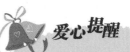

爱心提醒

参加一些学习班，和有生育经验的准妈妈们一起聊聊天，了解了分娩的过程，恐惧心理自然就消失了。

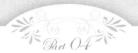
准爸爸是准妈妈最好的心理辅导师 ♥

准爸爸要做好充分的思想准备，尽量为妻子减轻痛苦，帮助妻子顺利生产。

● 多鼓励，多安慰，用话语为妻子树立顺利生产的信心。

● 为妻子按摩。在整个生产过程中，通过对妻子背部、腰部、腹部等部位的按摩，可以使妻子的疼痛得到缓解。

● 制造轻松气氛。在阵痛间隙，可以和妻子一起想象宝宝的模样，讲讲将来怎样培养他，宝宝会如何调皮，如何可爱，生活会如何精彩，等等，努力制造轻松气氛。

● 要准备好充足的水、点心或妻子平时喜欢吃的小零食，最好再准备一些巧克力，随时补充能量。

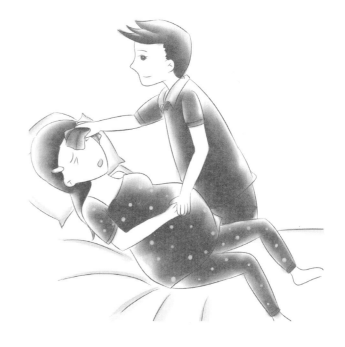

帮助准妈妈勇敢分娩的小技巧 ♥

宝宝的出生日期越来越近了，准妈妈在欣喜之余难免感到紧张。缓解心理压力，尝试使用一些分娩技巧，会让整个过程分娩过程轻松一些。

● 缓解心理压力：宝宝降生是一个瓜熟蒂落的自然过程，精神上完全放松，既能松弛紧张的神经，又对分娩有很大的帮助。想象是个好办法。

● 分娩的饮食：整个分娩过程时间较长，体力消耗非常大，在阵痛间歇吃点蛋白质丰富的食物，对顺利分娩很有帮助。

● 分娩期呼吸法：调整呼吸，然后用鼻子深吸一口气，慢慢呼出。如此不断交替，可运用在分娩的第一产程宫缩期。在宫缩的强烈期就要保持快速吸气、呼气，约 2 秒钟 1 次，有节奏地进行，不必吸气太深，可有效促进宫口开大。胎儿即将娩出时，应按医生要求张口哈气，以减轻腹压，防止产道裂伤。

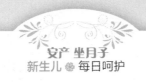
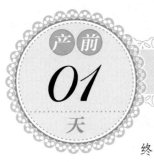

终于与宝宝见面了

焦虑与期盼交织在一起：母子就要见面了。十月怀胎，一朝分娩，准妈妈终于迎来了生命中最重要的一刻：小宝宝马上就要降临了。

胎儿对分娩的适应 ♥

分娩对宝宝而言，是从一个环境转换到另一个环境的过程。

成熟的胎儿能够承受来自母体产道的不断挤压，这样有利于排除胎宝宝肺部的羊水，使宝宝

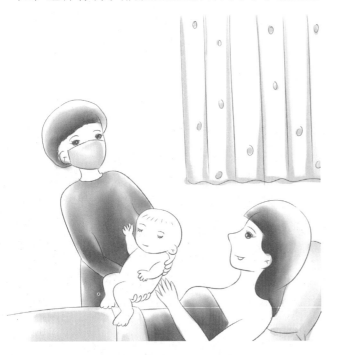

出生后更好地适应外界环境的变化。

分娩过程中，宝宝自骨盆入口处缓缓下降，胎头不断变形拉长以适应狭窄的产道。宝宝的心跳速度也在不断变化，显示着他处境的安危。

虽然每次宫缩的压力对胎宝宝都是一种潜在的威胁，但绝大多数胎宝宝都能平安度过，顺利降生。

记住这个终生难忘的时刻 ♥

每一位经历过生育过程的女性都是伟大的，你从"准妈妈"变成"妈妈"的那一刻——这难以言表的感觉你会铭记终生！

40周之前，那颗微小的细胞历经"艰辛磨难"逐渐发育成3000多克的成熟胎儿，并勇敢地穿过"黑暗"，带着响亮的啼哭声来到了这个精彩的世界。

从此，你作为女性的生命完整了，"三口之家"梦圆了。将可爱的宝宝温柔地揽进怀中，尽情地将亲吻印在他（她）的额头上……

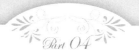
过好分娩这一天

一个新的生命的诞生，准妈妈从今天开始就成了妈妈了。注意以下几点，将这一天变成最美好的回忆。

● 注意观察出血情况。分娩后 2 小时内在分娩室观察，因为在此时段最易出血。分娩后 2 ~ 24 小时在病房观察，因为仍有出血的可能。准妈妈可以自己按摩子宫，这样能减少出血。

● 注意休息。分娩是体力消耗较大的过程，分娩后会感到疲倦，不知不觉睡意就会袭来，要抓紧时间休息。因为现在开始就要照顾宝宝，给宝宝喂奶。

● 给宝宝喂奶。宝宝出生后半小时就要给宝宝喂第一次奶，这有利于刺激乳腺分泌，对妈妈子宫的恢复也很有好处。

● 要及时大小便。顺产的妈妈，分娩后 4 小时之内必须排尿，24 ~ 48 小时内排大便。

开启全新的育儿生活

随着宝宝的降生，妈妈那忙碌而又紧张的育儿生活拉开了序幕，生活方式也随之发生了戏剧性的变化，生活的中心就是宝宝，不分日夜地喂奶、换尿布，新生儿毫无规律的生活开始了。

宝宝从月子里的黑白颠倒，到百天时开口微笑，从步履蹒跚地投入你的怀抱，到咿呀学语呼唤妈妈爸爸，一点一滴的成长，岁岁月月的进步，都是你辛勤哺育的结果，都融入了你的心血和无限操劳。

宝宝生命的第一年也是你初为人母的第一年，年轻的妈妈，为了宝宝的健康与成长，为了宝宝的明天和未来，努力吧，加油吧！

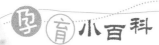

孕育小百科

准爸爸候产时需安抚妻子

准妈妈越是临近生产，就越是紧张，这时准爸爸应该给与妻子适时的安抚、鼓励，让她放松心情，缓解紧张情绪，直到宝宝出生。

专家答疑 有关分娩的常见问题解答

Q 阴道分娩都是顺产吗？

A. 绝大多数阴道分娩都是顺产，即医务人员除了保护会阴和协助新生儿娩出外，其他过程都不做人为的干预。但在某些情况下，由于母亲和（或）胎宝宝的原因，需要医务人员徒手或使用器械协助分娩，这种情况就是助产，如臀位的臀牵引术、胎头吸引术、产钳术等。阴道分娩顺产与难产之间没有明确的界定。一个原本可以顺产的分娩因为分娩过程中产力、产道、胎宝宝等因素发生变化，可能会导致难产。同样的，一个估计要难产的分娩因为分娩过程中各方面因素的配合可能以顺产结束。

Q 难产会影响宝宝的智力吗？

A. 所有的器械助产均需使用一定的器械或手法，可能会对母婴造成伤害。所以应对难产的母亲和新生儿需给予特别的关怀。

器械助产是尽快结束分娩，使母婴转危为安的必要措施。绝大多数不会对胎儿和母亲造成伤害。器械助产多因短时间不能自行娩出。为母婴安全而使用。如胎儿宫内窘迫、母亲高血压、心脏病、或产力不足等。

Q 分娩后我还需要在医院待多久？在家里有什么需特别注意的呢？

A. 不同的医院有自己的规定，在一些医院，您必须在分娩后留院观察24小时。如果一切正常，理论上您在分娩后24小时就可以回家。但一般要在医院观察宫缩、阴道流血、会阴伤口、产后有无发热。婴儿需要观察呼吸黄疸、大小便、脐轮以及预防注射等。一般住院3～6天为宜。

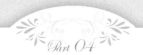
什么情况下要实施计划分娩?

A. 计划分娩是指分娩前医生估计会难产,或是分娩过程中发生异常,而不得不借助计划的方法辅助进行的分娩。计划分娩法有以下几种:

● 收缩催促分娩。也称催生,用药物直接刺激子宫或产道促使分娩。这种方法通常是在预产期过后仍没有分娩迹象时采用。

● 剖宫产。因某些原因不能阴道分娩而提前计划手术时间。切开腹部以及子宫,将胎儿取出。

过了预产期还不分娩怎么办?

A. 母亲期待着新生儿降临人世,做好了各方面的准备。可是有些准妈妈到了预产期却没分娩,甚至有的超过10余天或更长时间,急坏了全家人。

过了预产期还不分娩该怎么办呢?首先,要判定是不是真的过了预产期。如果准妈妈记不清末次月经的日期,或者是在哺乳期无月经来潮受孕,或者月经周期较长,就要根据早孕反应的时间,胎动的开始时间,子宫底增长的高度等方面进行综合分析,判断是否真的过了预产期。

其次,可以做B超检查,因为B超能提示胎宝宝是否成熟了,能判定胎盘是否老化了,还能测羊水量的多少,根据这些来综合判断预产期是否超过了。

如果经过上述检查,都证实的确过了预产期,那就要请产科医生想办法,尽快结束妊娠,早日分娩,否则,胎宝宝在母体内继续发育,生长过大容易造成难产,也可能造成胎儿窘迫,对胎宝宝的生命造成威胁。

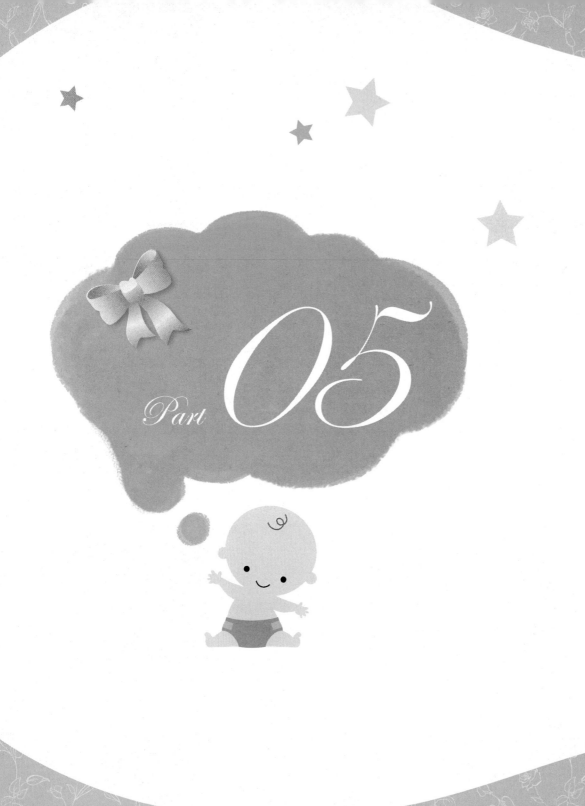

Part 05

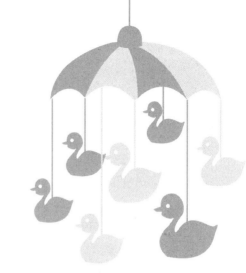

产后第 1 周
活血化瘀恢复新妈妈元气

　　宝宝出生后，新妈妈的身心需要从"非常状况"回归"常态"，月子期的调养可以让各个系统及器官的功能更加强大。产后须按身体的恢复状况来进补，中医产后调理要分阶段进行。如第 1 周，经历了分娩，妈妈体力消耗量大，气血耗损，体质虚弱，调理应以活血化瘀，顺利排出恶露，恢复元气为主。

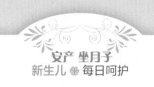

新妈妈恢复体力最重要

产后，新妈妈孕期产生的水分会在分娩后慢慢地排出。由于临产时用力伤气，故产后第一天一定要卧床休息，恢复体力。

🍼 产后第一天的妈妈需要安静地休息 💗

分娩后，新妈妈最重要的是休息，以恢复体力。现在，新妈妈要安静地休息，最好能安安稳稳地睡 12 个小时，让身体迅速复原，以便照顾宝宝。家人应陪在左右，随时照顾新妈妈。休息充分，心情愉快，精力充沛，才能有一个不错的开始。

生产后你可能感到非常疲倦或者烦乱，产后第一天可能有点头晕，但是你的注意力很快会被宝宝吸引。你和宝宝会一起睡上一觉，安静地看着安睡的宝宝，幸福袭来。

对你来说，迅速恢复健康是非常重要的，你要懂得调用丈夫和其他亲人的力量，为你提供支持和帮助。只要条件允许，他们会想办法扶起你的身体，把宝宝递给你抱，或者帮你和宝宝摆好姿势，进行早期的母乳喂养。为了看到宝宝睡着时那张恬静的脸，可以让宝宝挨着你睡，或者放在你旁边的床上。

孕育小百科

照顾好新妈妈的饮食起居

分娩耗尽了体力，新妈妈感到精疲力竭，现在最重要的是恢复体力。所以起居饮食，都要围绕这个重点。要给新妈妈安静的环境休息，给她最适合的饮食补给。

关注产后子宫的变化 ♥

产褥期内子宫的变化最大，它将从胎盘刚娩出后的状态逐渐恢复至妊娠前子宫大小的水平。产褥第一天，子宫底平脐，以后每日下降 1 ～ 2 厘米。产后 1 周，子宫约妊娠 12 周大，在耻骨联合上可触摸到。产后 10 天，子宫下降至骨盆内，腹部检查摸不到子宫底。产后 6 周，子宫恢复正常大小。其重量也相应由分娩结束时的1000 克左右降至接近非孕期的 50 克左右。

此外，子宫宫颈有内口及外口之分，产后 1 周，子宫颈内口闭合恢复至未孕状态，此时可开始外阴的"坐浴"治疗。产后 4 周时子宫颈完全恢复正常形态，但宫颈外口由圆形变为产后的"一"字形，这是由于分娩时宫颈损伤的缘故。若产时宫颈损伤较重，也可有不规则的形状。做了剖宫产手术的妇女，宫颈未受损伤，它将仍恢复圆形。

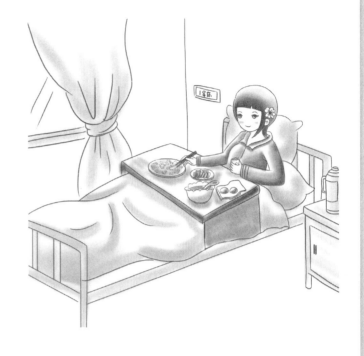

产后进食，为身体"加油" ♥

生完宝宝后，新妈妈会有疲惫乏力、浑身疼痛、精神不振等产后虚弱的表现。这段时间生殖系统需要恢复，因此产后要"坐月子"摄入营养，为身体加油。

新妈妈产后容易发冷，打寒战，所以就算没有食欲也得吃一点，为身体"加油"。因子宫收缩而出现产后痛，产后 24 小时内出血不应超过500 毫升，否则为产后出血。这种情况，更需要好好补养。如果不方便直坐用餐，可以躺着或斜靠着进食。

新妈妈的传统补益佳肴有红糖小米粥、鸡汤面、鲫鱼汤面条、煮鸡蛋等。一般地，无异常情况的新妈妈，此时无须过多忌口，只要少吃辛辣，以免大便干燥；忌喝过于油腻的汤，以免影响乳汁分泌。

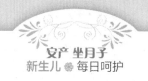

激发你心中潜藏的母爱

新妈妈首次看到新生宝宝时，总是本能地想伸手抱他。这是母爱的自然反应，它满足了宝宝某些特定的需求。母爱不仅是安抚宝宝情绪的必需品，更是生理上不可或缺的要件。缺少了爱，缺乏伴随爱而来的抚摸和拥抱，宝宝的茁壮成长就是奢望。爱能在宝宝身上创造奇迹。

刚出世的宝宝，除了吃奶的需要，还需要母爱这种的精神营养。母爱是无与伦比的营养素，从妈妈的子宫来到这个大千世界宝宝已经感觉到了许多东西，懂得寻找和需求母爱，并能用哭声与微笑来传递他的内心感受。

母乳是母爱的一部分，当新生宝宝吮吸乳汁，让你满胀疼痛的乳房变得轻松，你会感到，母子间的情感通过乳汁变得密不可分。

分娩后的搂抱对母子关系的建立和日后安抚宝宝都有事半功倍之效，宝宝的表情也会因此而安恬及放松。不管新妈妈此刻是否精疲力竭，都应努力抱持宝宝，让他伏在你胸口睡上一小觉。

现在许多家庭在宝宝诞生之初请 24 小时月嫂及保姆，这可以让新妈妈得到更多的休息，但同时也失去了母子间爱的交流，建议每一个妈妈尽量自己带宝宝，这是给予宝宝母爱的最佳方式。

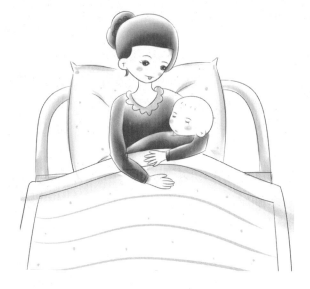

产后要尽快解一次小便

怀孕后，准妈妈体内血容量有很大变化，会增加30%～45%，平均约增加1500毫升。胎儿、胎盘娩出后，准妈妈的尿量会明显增加，以排除体内多余的水分，所以准妈妈应尽早自解小便，这样也利于产后子宫复原。

其次，在分娩过程中，膀胱难免会受到压迫，尤其是难产者，产后要多喝水、多排尿，以起到冲洗膀胱的作用，利于膀胱功能的恢复，减少膀胱炎的发生。

一般情况下，在产后 6 小时内应让新妈妈排尿一次。

健康的新生儿是什么模样 ❤

健康的新生儿体长应为50厘米左右，体重3000克左右；体质健壮，双腿蹬劲足，两拳攥得紧，哭声响亮，吸吮力强；皮肤红润、细嫩；胸部鼓起，如圆筒状，呼吸平稳，每分钟在30～40次之间，腹部丰满，四肢呈屈曲状。

另外，健康的新生儿吃、喝、拉、撒、睡都很有规律。

新生儿降生后都会接受严格细致的检查：医生会观察宝宝身体外形的发育情况，比如嘴唇、脊柱、四肢以及手脚等有无畸形等；之后会根据他们的生命体征进行评价，主要考察肤色、心率、反射、呼吸以及肌肉张力，满分为10分，7分以上的都是健康宝宝。

刚出生的宝宝惹人怜 ❤

人们常用"粉嫩"来形容小宝宝，但刚出生的宝宝有的还够不上这两个字。新生儿长得还真有点儿"奇怪"。

四肢弯曲，拳头紧攥，足月的宝宝会长出指甲。宝宝在母体中时，手和腿都较身体其他部分稍微弯曲一些，出生后仍保留了这一特征。少数宝宝出生后手指张开。没有足月的宝宝可能没指甲，但一般三四天内就能长出。一些医院在新生儿出生后，会采集脚掌印，作为识别标识。

宝宝健康的肤色为粉红色，瘦弱的宝宝可能出现皱纹。有些宝宝身上会有淡青色的印记，多出现在背部或屁股上，消失时间不定，少则一两个月，多则一两年。

宝宝的头部不全是圆形的，头发呈褐色或深棕色，大多较为稀疏。此时宝宝头发的多少并不能说明宝宝以后头发的好坏，宝宝头发长得快与慢、细与粗、多与少与孩子的生长发育、营养状况及遗传等有关。

宝宝面部较平，鼻梁不挺，眼睛稍肿，眉毛、睫毛已清晰可见。他们在哭时也多没有眼泪，因为刚出生的宝宝泪腺还没有发育完整，不过，有的宝宝生下来就会流眼泪，也属正常。

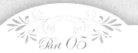

新生儿尤其要预防交叉感染

胎儿在母体内处于无菌的环境中，发生感染性疾病的机会很少。宝宝生后，环境急剧变化，身上的衣着、吸入的空气、吃进的乳汁，都有被病原体污染的可能。初生婴儿的各个器官发育还不完善，生理机能也不健全，适应力差，抵抗力弱，病原体侵入后很容易发病，甚至引起严重的后果。防止交叉感染，是新生儿保健的一个重要环节。

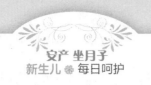

宝宝出生后多久可以开始喂奶

世界卫生组织认为，宝宝出生后应立即吃母乳，最迟应在2小时内喂奶，这对新妈妈和宝宝均有益。初乳中含有新生宝宝所需要的高度浓集的营养素和预防多种传染病的物质；此外，由于母乳分泌受神经、内分泌调节，新生宝宝吸吮乳头，可以引起新妈妈神经反射，促进乳汁分泌和子宫复原，减少产后出血。

早喂奶还可以预防小儿低血糖的发生，减轻

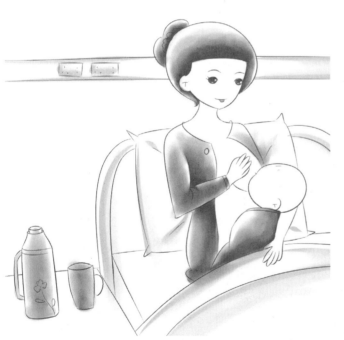

生理性体重下降的程度。所以，只要新妈妈情况正常，分娩后即可让新生宝宝吸吮新妈妈的乳头，让宝宝尽早吃到妈妈的初乳。

千万不要宝宝一出生就给他喝奶粉

新妈妈在新生宝宝出生后第一次喂奶前，怕宝宝饿着，就先用糖水或牛奶喂给新生宝宝，这种做法称为哺乳前喂养。研究表明，这种做法不科学而且有害。

这是因为，新生宝宝出生前体内已贮存了足够的营养和水分，完全可以维持到母亲初乳下来。初乳虽少，但也能满足刚出生的正常新生宝宝需要。

如果坚持进行哺乳前喂养，反而会对宝宝和新妈妈都不利。对宝宝的危害是：因吃饱糖水或牛奶，不愿意再吸吮妈妈的乳头，也就得不到具有抗感染作用的初乳，且人工喂养容易感染细菌和病毒，宝宝有可能会发生牛奶过敏等。

对新妈妈来说，推迟开奶时间也会使新妈妈乳汁分泌的时间推迟，且宝宝因喂养后不饿，不能把妈妈的奶水吃完，妈妈容易胀奶或引发乳腺炎。

新生宝宝的排尿

对于新生宝宝的排尿，新妈妈要注意以下几点：

● 新生儿往往于分娩后立即排尿或在分娩过程中排尿，如果不注意观察，则看不到宝宝的首次排尿。

● 新生儿的尿色比成人淡，几乎没有气味。正常情况下，尿量和喝奶量成正比。次数因季节而异，大致每天 6 ~ 8 次左右。

● 新生宝宝多于出生后 6 小时内排尿，极个别于 24 小时后排尿，若 48 小时仍未排尿应引起注意。

● 新生宝宝最初几天由于摄入量不足，每天排尿 4 ~ 5 次，最好能保证每天 6 ~ 8 次。

● 一部分新生宝宝出生后最初几天排出的尿可呈砖红色，这与新生儿在子宫内吞食的羊水所含的成分有关，是正常现象，新妈妈不必太着急。

● 新生宝宝出生时肾脏调节功能较差，不能迅速有效地处理过多的水分和溶质，容易出现水肿和脱水。因此应关注新生儿排尿。

重视宝宝的第一次排便

新妈妈第一次笨手笨脚地拉开小家伙的纸尿裤，肯定会被黑绿色的大便吓一跳。其实这很正常。

当宝宝还在妈妈肚子里时，这种绿黑色的东西就在他的小肠内了。现在宝宝肠子蠕动正常了，便将这些东西排出体外。多数新生宝宝在出生后 24 小时内排第一次大便，称为胎粪。

妈妈怀孕 20 周以上时，胎儿肠道中便存有胎粪，胎粪是新生宝宝最早的肠道分泌产物，形态黏稠，其中 85% ~ 95% 为混合着肠壁上皮细胞、胎毛、胆汁黏液及所吞咽羊水中的部分固体成分。

如果宝宝超过 24 小时胎粪仍未排出，则是胎粪排出延迟，应查明原因。

通常新生宝宝在出生 2 ~ 3 天就能把胎粪排干净，接下来的两三天是过渡期的排便，大便颜色呈暗绿色调的黄色，稀软，有时还会带有黏液。

爱心提醒

正常的新生儿在头几天内尿很少，这不是病，是因为孩子离开了母体后，皮肤和肺部都蒸发水分；也有的宝宝无尿是由于尿中的尿酸堵塞了肾小管引起的，随着宝宝吮奶后，24小时就会开始排尿。

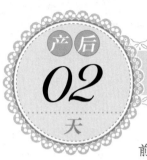

饮食补虚，排出恶露

在产后 1 ~ 2 天，新妈妈身体虚弱，气血不足，排出的恶露量也较多，产前子宫、脏器、膈肌发生移位，产后这些器官要恢复到原来位置

新妈妈如何面对产后虚弱 ❤

生产的过程消耗尽了产妇的大量能量，加上随之而来的生理改变，疲劳而虚弱的妈妈需要细心的调养才能恢复元气。产后气血虚弱表现为产后奶少或全无，乳汁清稀，乳房柔软，无胀痛感，面色苍白少华，精神萎靡、不思饮食，严重的称为产后虚劳。

新妈妈可以在中医的指导下，选用党参、黄芪、当归、麦冬、枸杞子、山药、桂圆、核桃仁、黑芝麻、莲子等煮粥或煲汤喝。

新妈妈注意营养调理，不仅是为了自身的恢复，也是为了促进母乳分泌，以便更好地哺育宝宝。所以，新妈妈可多吃补血食物并补充维生素，如香油炒猪心、红枣猪蹄花生汤、阿胶红枣汤等，如果在饭菜中加入少许枸杞子、山药、茯苓等，还能补血及维生素。同时，新妈妈还要补充优质的蛋白质，以保证泌乳的质量。

产后喝催乳汤不宜过早 ❤

为了让新妈妈尽快有奶水，许多地方都有让新妈妈喝催乳汤的习惯。但是，产后什么时候开始喝这些"催乳汤"是有讲究的。喝得太早了，乳汁来势凶猛，宝宝又吃不了那么多，容易使新妈妈出现乳房胀痛的情况。如果喝晚了，奶水迟迟不来，又会使新妈妈因为无乳而心情紧张，紧张反过来造成泌乳量进一步减少。

所以，产后喝催乳汤也有黄金时间。如何抓住喝催奶汤的黄金时间呢？

一般来说，乳腺在宝宝出生后 2 ~ 3 天内开始分泌初乳。初乳含有大量的免疫球蛋白 A，进入宝宝体内使宝宝产生免疫力，保护宝宝的肠道、呼吸道免受细菌的侵害。

初乳的分泌量不是很多，加之宝宝太小，还不会吮吸，所以好像没有乳汁，只要坚持反复吮吸，初乳就会"通"了。宝宝吸吮得越早、次数越多、时间越长，则乳汁产生得越早越多。

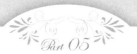

产后3天内，新妈妈应慎补

新妈妈产后几天的饮食颇为重要，进食得当不仅有利于身体各器官的尽快复原，还可及时补充消耗的体力，并促使乳汁分泌。但进食不当则会对新妈妈产生不利的影响。

新妈妈产后3天进行营养补充一定要谨慎。产后几天是新妈妈恢复身体、分泌乳汁的关键时候，此时给新妈妈大补的做法是不对的。

此时，新妈妈的身体比较虚弱，肠胃消化功能还没有达到正常水平，过多进食补品，不仅不利于消化，还可能对身体的其他方面产生不利的影响。

因此，新妈妈在产后3天进食一定要谨慎，不可乱食、乱补。

产后药膳食补分阶段

适合产后保养的中药材，大致以温补为佳。例如，当归、杜仲、川芎、党参、茯苓或益母草等，都是很适合搭配食物做烹煮的中药材。产后药膳食补，原则大致如下：

● 产后24小时～1周：自然分娩后48～72小时开始服用生化汤，1日1剂，共服3～5剂。剖宫产产后应先观察术后情况，5～7天后开始服用生化汤，1日2剂，共服3～5剂。如果腹痛厉害或恶露量减少、有血块等，建议在生化汤

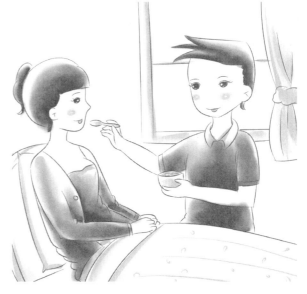

中添加其他活血化瘀的药材。

● 产后1～3周：生化汤服完后，可以开始服用补血、益气、固肾的药物，如当归、川芎、黄芪、党参、杜仲等加半只乌鸡炖煮，对缓解产后腰酸背痛极有帮助，建议服7～10剂。有的新妈妈胃口不好，可在产后第10天起，改以党参、山药、扁豆、茯苓、薏仁、红枣等炖煮猪肚，当做补品来与前面的补药交替服用，借以增进肠胃消化、吸收功能。

● 产后3周后：可服用十全大补汤，或以何首乌、枸杞、杜仲、补骨脂、巴戟天、黄精、冬虫夏草等煮后滤掉药渣，再与猪腰、鸡肉、鳝鱼等一同炖煮，可大补气血及补肾。

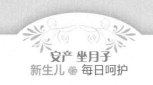

产后出血，原因在哪

在胎儿娩出后 2 小时之内，阴道出血量达到或超过 500 毫升，称为产后出血。子宫收缩无力是产后出血最常见的原因，占 70%～75%。因为子宫收缩乏力，不能立即关闭胎盘剥离面的血窦，这种情况多见于产程延长、精神紧张、不能保证充分的睡眠和休息的产妇。

胎盘滞留是引起产后出血另一常见原因。胎盘剥离不完全，还有小部分滞留在子宫内，都可影响子宫的收缩而出血不止。

分娩过程中产道撕裂，也可发生大量出血。常见于胎儿过大、急产或手术产，均可使产道发生不同程度的撕裂，裂伤严重时可发生大出血。

凝血功能障碍是产后出血较少见的原因。包括孕前已存在的如血液病，妊娠后的并发症如严重的胎盘早剥、羊水栓塞等。

新妈妈产后可以洗澡吗

新妈妈坐月子期间不能洗澡，否则容易受风。这种传统观念现在看来是不科学的。

产后代谢旺盛，许多代谢废物要排出，因而新妈妈出汗很多，夏季尤为明显。产后及时清洁身体，可以帮助新妈妈解除分娩疲劳，保持心情舒畅，还可活血行气，促进伤口的血液循环，加快愈合。洗澡还能加深新妈妈睡眠，促进食欲。

因此，洗澡对新妈妈的健康有益。产后前几日，由于身体较虚弱，不宜立即开始淋浴，等数日后体力恢复就可以了。

如果新妈妈会阴部无伤口及切口，夏天在 2～3 天、冬天在 5～7 天后即可淋浴；天冷时浴室宜暖和、避风，洗澡水温最好保持在 35～37℃。新妈妈最好淋浴，不适宜盆浴，以免脏水进入阴道引起感染。每次洗澡的时间不宜过长，5～10 分钟即可。

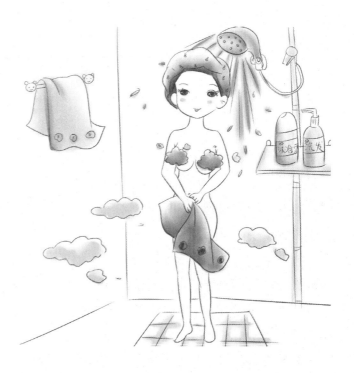

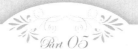
 ## 卧床休息的正确方法 ♥

古人认为，"产后上床，只宜闭目静养，勿令熟睡。"是说产后新妈妈不可立即上床熟睡，而应先闭目养神。

古代对产后新妈妈的卧床姿势及养神方法也有一整套的方法与步骤，即分娩后不能立即上床睡卧，应先闭目养神，稍坐片刻后再上床背靠被褥睡眠，竖足屈膝，呈半坐卧状态，不可平卧而睡。这样半坐卧3天后才能用平卧、仰卧或侧卧的姿势睡觉。

其中，闭目养神的目的在于消除分娩时造成的疲劳、安定神志、缓解紧张的情绪等；半坐卧的目的在于使气血下行、气机下达，有利于恶露的排出，还能使膈肌下降、子宫及脏器恢复到原来的位置。

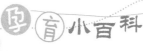

新妈妈产后轻揉腹部可促进产后康复

刚刚分娩的新妈妈，可用手轻轻揉按腹部。方法是以两手掌从心下擀至脐部，在脐部停留片刻并做旋转式按揉，再下擀至小腹，又做旋转式揉按，揉按的时间应比脐部的稍长。如此反复下擀、揉按10次，每日2～3次。这样有助于避免产后腹痛、子宫出血等，从而促进产后康复。

 ## 新妈妈出院时的注意事项 ♥

• 办出院手续，应按医嘱办理。出院手续很麻烦，家人应提前准备好相关证件和费用。

• 在出院之前，认真的记下医生和护士的嘱咐。最好事先准备好笔和纸，记下喂奶时间，哺乳的量，洗澡，预防接种时间等，还有新妈妈的药品服用和下次应该来医院的复查时间等事项，这样会便利些。

• 记录自己的情况，如：出院后缝合手术部位的检查、拆线，观察恶露状态等，以便产后检查时与医生沟通。

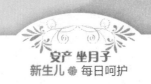
新生儿的脐带护理

- 脐带护理最重要的是保持干燥和通风，不宜用纱布覆盖或用尿布包住。脐带弄湿后，一定要用酒精擦拭。

- 脐带护理每日 3 ~ 4 次，包括洗完澡的那一次。

- 在护理脐带前，妈妈要洗净双手，避免细菌感染。再将棉花棒沾满医用酒精，先由上而下擦拭，再深入肚脐底部，最后消毒肚脐周围。

- 脐带脱落后，仍要继续护理 2 ~ 3 天，直到脐带残端完全收口、干燥为止。

- 9 ~ 10 天后脐带未脱落者，或脐带脱落后渗血不止者，应去医院就诊。出现上述两种情况后，通常宝宝的肚脐中央会长小肉芽，须就医处理，脐带残端才会愈合。

- 脐带脱落后，每次洗澡后应用棉棍沾 75% 的医用酒精消毒脐部，以保持干净。

给宝宝勤换尿布

宝宝从出生后即开始排尿，妈妈乳汁充足时宝宝每天小便在 6 次以上。妈妈要给宝宝勤换尿布。如何换尿布？

- 从宝宝屁股下面伸进手，用手掌托住宝宝的腰部稍微抬起宝宝的屁股，在屁股下铺上新尿布。

- 调节尿布前片的高度，不要盖住肚脐，留下一点空间左右对称地贴牢。男宝宝阴囊下面易潮湿，要往上推阴囊，再盖上尿布。

- 宝宝肚子要留点空间，后背要刚好贴合尿布，这样宝宝会感觉舒服，不勒。

- 宝宝大腿部位的尿布没有褶或集中在一侧的话，大小便很容易漏出。最后需要检查一下尿布是否太松或太紧。

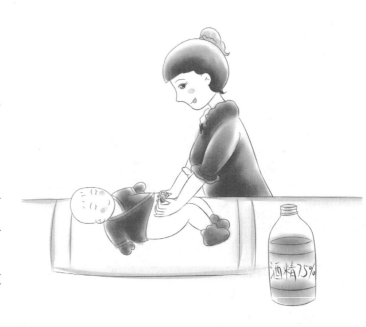

酒精75%

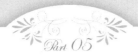

🍼 妈妈尚未开奶前新生儿的喂养 💕

一般情况下，新妈妈产后 1 ~ 3 天分泌的乳汁为初乳，因含 β - 胡萝卜素呈蓝色，量小、密度高，富含各种营养和免疫球蛋白，适合新生儿需要；产后 4 ~ 10 天分泌过渡乳，蛋白质含量减少，脂肪、乳糖增多；10 天以后为成熟乳，量多、密度低，表明已"下奶"。因此，产后第 1 周必须让宝宝多吸吮、刺激妈妈的乳房，使之产生泌乳反射，使妈妈尽快下奶。

如果此时用奶瓶喂宝宝吃其他乳类，易使宝宝产生乳头错觉，不愿再费力去吸吮母乳。且多数配方奶比母乳甜，也会使宝宝不再爱吃母乳。这样本来完全可能母乳喂养的妈妈会因宝宝吸吮不足，而造成母乳分泌不足，甚至停止泌乳。

在开奶前，妈妈不用担心，宝宝是不会饿坏的。初乳是最宝贵的食物，而且聪明的宝宝出生前就为自己贮存了足够的养分。只要新妈妈尽早给宝宝喂奶并坚持不懈，在宝宝吮吸的刺激下，母乳足够其享用，且会越来越多。

🍼 掌握新生宝宝的觅乳反射 💕

母亲头几次抱着宝宝靠近乳房的时候，应该帮助和鼓励宝宝寻找乳头。用双手怀抱宝宝，并在靠近乳房处轻轻抚摸他的脸颊，这样做会诱发宝宝的"觅食反射"。宝宝将会立刻转向乳头，张开口准备觅食。此时如把乳头放入宝宝嘴里，宝宝便会用双唇含住乳晕并安静地吸吮。许多宝宝都先用嘴唇舔乳头，然后再把乳头含入口中。有时，这种舔乳头的动作是一种刺激，往往有助于挤出一些初乳。

过几天，宝宝就无需人工刺激了，宝宝一被抱起靠近母亲身体，他就会高兴地转向乳头并将其含在口里。母亲不要用手指扶持宝宝的双颊，把他的头引向乳头，他会因双颊被触摸受到不一致的引导而被弄得晕头转向，并拼命地把头从这一侧转到另一侧去寻找乳头，这就是宝宝跟着感觉走的表现。

把握好母乳喂养的关键期

对新生宝宝来说，母乳是最好的食物。产后 72 小时内为泌乳过渡期，新妈妈要紧紧把握好母乳喂养的"关键期"。

母乳喂养，好处多多

● 母乳营养丰富，是新生宝宝最理想的天然食品。母乳中含有较多的脂肪酸和乳糖，钙、磷的比例适宜，适合新宝宝消化和吸收，不易引起过敏反应；母乳中含有利于宝宝脑细胞发育的牛磺酸，有利于促进新生宝宝智力发育。

● 母乳是新生宝宝最大的免疫抗体来源。母乳中含有多种可增加新生宝宝免疫抗病能力的物质，可使新生宝宝减少患病。

● 母乳喂养可促进亲子感情的建立与发展。母乳喂养中，新妈妈对宝宝的照顾、抚摸、拥抱等身体的接触，都是对新生宝宝的良好刺激，不仅能促进母子感情日益加深，而且能使新生宝宝获得满足感和安全感，促进其心理和大脑的发育。

● 减少过敏反应。对于过敏体质的新生宝宝，母乳的乳蛋白可以减少其因牛乳蛋白过敏所引起的腹泻、气喘等过敏反应。

● 母乳作用的新发现。母乳中含有镇静助眠的天然吗啡类物质，可以促进新生宝宝睡眠。母乳中的一种生长因子能加速宝宝体内多种组织的新陈代谢和各器官的生长发育。

新妈妈要让宝宝吃到初乳

新妈妈分娩后 1～7 天中分泌的乳汁叫初乳，虽然不多但浓度很高，颜色类似黄油。初乳能使宝宝免受外来细菌的感染。所以，无论如

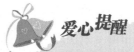

爱心提醒

宝宝在高兴地吸乳时，母亲就应安静地注视宝宝。如果宝宝的眼睛张开，母亲应和宝宝相对而视，对宝宝微笑或轻轻地细语闲谈，这样，宝宝就会把看到母亲的脸、听到母亲的声音和闻到母亲的气味联系起来而欢欢喜喜地吃奶。

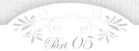
何，一定要让新生儿吃初乳。

出生以后，就可给新生儿哺乳。可能这时妈妈乳房尚未胀大，新生儿吃奶的方法也不熟练，但没有关系，初乳量少，但含有各种细胞及免疫体就好。

初乳中含有多种新生儿用以抗感染的抗体及抑制细菌繁殖的乳酸，可以阻止细菌、病毒在新生儿未成熟的肠道表面附着。

初乳还有促进脂类排泄作用，利于新生儿第一次胎粪的排出，还能减少黄疸的发生。初乳被称为"第 1 次免疫"。妈妈一定要抓住给宝宝提升免疫力的机会。

新妈妈不用担心初乳的量少，宝宝会挨饿。要在宝宝出生后 24 小时内让他早吸吮、勤吸吮。

自然分娩应留院观察三天 ❤

● 分娩当天：为恢复体力和哺乳做准备，要充分休息。

分娩后半小时就妈妈可以让宝宝含满乳晕，吸吮乳头，促进乳汁分泌和子宫收缩。肚子饿了，可以吃些简单的没有刺激性的食物。分娩后 8～12 小时可自行如厕排尿。

没有异常的新妈妈，产后 8 小时左右就可以下地行走，做了会阴切开术的准妈妈，产后 12 小时后开始下地。

● 第 2 天：应注意会阴部位的卫生。可以尝试做简单的产褥体操，进行一些轻微的活动。尽可能让宝宝吸吮，继续充分按摩乳房。

● 第 3 天：新妈妈没有异常，可以出院，如果会阴有伤口，第 4 天拆线后可出院。

剖宫产手术后需留院观察一周 ❤

● 分娩当天：剖宫产后，医生会安排术后镇痛，多数情况下不需要再用其他止痛药物，要对疼痛做好一定的精神准备。

● 第 2 天：开始轻微的活动，多翻身，尽早排气，消除腹胀。开始分泌初乳，给宝宝哺乳。导尿管在术后 24 小时拔掉后，应尽量自行解小便。新妈妈可以吃些清淡的流食，如蛋汤、米汤、藕粉等，切忌喝牛奶、红糖水、豆浆等可导致胀气的饮品。

● 第 3 天：已经排气，标志着肠胃功能恢复正常，可以适当地进食。身体疼痛得到缓解。配合输液，以补足水分，避免脱水状态。

● 第 4 天：可以行走，坚持按摩乳房。

● 第 5～7 天：坚持按摩乳房，做产褥体操。如果没有特殊情况，第 7 天即可出院。出院之前，接受拆线等简单的医疗处置，新生儿接受基本的健康检查。

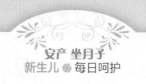
忌过早探望新妈妈

生孩子是一件喜事，自然会引起亲朋好友的关心，于是很多人到医院、到家中探望新妈妈。探望新妈妈会给新妈妈带来欣慰，有利于精神恢复，但是，也可能给新妈妈带来困扰。

如果探望的人太多、探望时间太长，会影响新妈妈休息，尤其剖宫产的新妈妈会感到非常疲劳。因此，医院对家人探望新妈妈都有明确规定，不建议太多人登门探望，一是为了让家人更方便地照顾新妈妈，进行必要的护理；二是为了让新妈妈有充足的休息时间，养好身体。亲朋好友最好在新妈妈分娩10天以后，出院回家了再去探望。

新妈妈产后抵抗力很弱。新生儿也十分娇嫩，且从依赖母体存活到出生后的独立存活，需要一个适应过程，对外界的反应能力与抵抗力较差，很容易生病。因此，为了母、婴的健康与安全，亲朋好友不要过早探望新妈妈。

分娩后的恶露处理

一般而言，产后2～3周子宫颈便完全闭合，届时恶露也会停止。如果产后3～4周恶露仍然持续，那么有必要进一步检查，找出原因。一般恶露处理的方法如下：

● 更换脱脂棉时（排便、排尿后），一定要先洗过手。擦拭便尿时，要由外阴部向肛门方向。如果反之，会将肛门部的杂菌带进分娩时留下的外阴部伤口中，进而引起感染，不可用同一块消毒棉纱擦两次，每擦一次更换一块。

● 消毒后要垫上新的卫生巾，药布应垫在最上面。

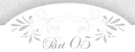

身体要保持干净 ♥

自然分娩的新妈妈产后第 1 天就可以淋浴了。自然分娩通常会流很多汗，早点清洗干净，新妈妈会感觉较为清爽舒服。不过要视个人情况而定，因为自然分娩的体力消耗大，如果身体感觉还是很虚弱、没有力气，千万不要勉强，等身体恢复元气之后再沐浴也不迟。

沐浴方式选用淋浴，水温以 37℃ 左右为佳，选择弱酸性的沐浴露。新妈妈只需清洁外阴部，不要冲洗阴道。因为腰部无力，所以也不要弯腰洗头，最好有家人陪同，以保证安全。

此外，坐着淋浴也不错，时间不要太长，5 分钟之内完成最好。洗完要迅速擦干身体，头发也要快点吹干，才不会感冒。冬天可以在房间内准备电暖气，但是千万不要在浴室使用，以免发生意外。夏天则要特别注意浴室的空气流通，以免因过闷而使新妈妈晕眩。

产后第一周饮食禁忌 ♥

● 不宜立即催乳：新妈妈大多乳腺管还未完全通畅，产后不要急着喝催奶的汤，否则胀奶期会很痛，容易得乳腺炎等疾病。此时也不宜大鱼大肉地猛补，否则会造成肠胃负担，不利于体内恶露排出。更不要急着食用人参等滋补品。

● 不宜吃老母鸡：老母鸡含有较多的雌激素，新妈妈吃后会导致乳汁分泌不足，甚至导致回奶。这个时候吃公鸡比较合适。

● 不宜吃过硬的食物：过硬的食物对牙齿不好，也不利于消化吸收，所以新妈妈应选择吃一些松软可口的食物。

● 不宜吃海鲜等发物：产后适当食用海鲜有利于身体恢复和伤口的愈合，但如果新妈妈对海鲜过敏，在伤口愈合之前最好不要吃海鲜。

● 不能吃容易胀气、难消化的食物：如糯米、奶酪、油炸食物、菠萝等。这些食物不仅难消化，而且还会影响气血的恢复。

爱心提醒

新妈妈产后要注意口腔卫生。如果不及时刷牙漱口，患牙齿或口腔疾病的概率也会直线上升。且新妈妈如患口腔疾病，有可能通过亲吻传染给宝宝。

放松身体有效舒缓产后疼痛

一般说来，分娩后的子宫内会残留有胎盘、血块等物，所以子宫会伴随有间歇性的收缩，以将这些物质排至体外，所以产后2～3天，新妈妈多有类似分娩前的阵痛，这就是"产后疼痛"！这种强烈的产后疼痛，大概会维持3～4天方慢慢消失。许多新妈妈子宫分娩后的收缩能力较佳，肌肉收缩、排出异物的速度也较快，所以产后疼痛的感觉会比较轻微。分娩过2胎以上，或多胞胎的妈妈们，因为肌肉的张力往往已经较差，子宫无法维持持续性的收缩，此时会有较强烈的产后疼痛。

虽然产后还是会有疼痛感，但新妈妈们最好能试着让身体自然放松，疼痛袭来时深呼吸，只要别过度紧张，往往都能改善疼痛的感觉。如果产后疼痛太厉害，导致您生活上的不适或是引发情绪的焦躁、失眠等，建议妈妈们可以改用热敷下腹部的方式自我改善，抑或是采用俯卧的方式入睡，偶尔下床慢慢走动，也都有助于帮助子宫排出血块，有效减轻产后疼痛。

初生的宝宝身上满是红斑如何是好

新生儿常在出生后1～2天，由于光、空气、衣服、包布、尿布及温度等刺激，颜面、头部、躯干及四肢皮肤出现分散、大小不等、边缘不清的多形红斑，但宝宝无不适感。这种红斑多在2～4天内迅速消退。

新生儿红斑消退时会伴有皮肤少量脱屑或脱皮，这是新生儿的正常生理现象，不是"胎毒"，无须处理。但如果红斑感染化脓，周围出现水肿，则需去医院治疗。

在新生儿的胸背部、骶部、臀部、脚部内侧皮肤上，往往可以看到暗蓝色、形状大小各异的色素斑，多为圆形或不规则形，边缘清晰，用手按压时不褪色，俗称"胎记"。此为皮肤深层色素细胞沉着所致，随着年龄增长，多于宝宝5～6岁时自行消退，不需治疗。

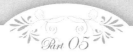
🍼 正确包裹新生宝宝 ❤

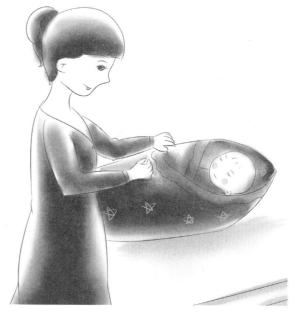

为了新生儿的保暖，必须把宝宝包裹起来。包裹是非常讲究的。

在北方普遍用棉被包裹宝宝，有时为防止宝宝蹬脱被子而受凉，父母还常常在包被上捆2～3道绳带，认为这样既保暖，又能让宝宝睡得安稳，却没想到包裹过紧会妨碍宝宝四肢的运动，宝宝被捆绑后，手指不能碰触周围物体，不利于新生儿触觉的发展。

同时，由于捆得紧，不易透气，可能使宝宝出汗多，皮肤皱褶处皮肤糜烂，给宝宝造成许多痛苦和束缚。

包裹宝宝时，应以保暖、舒适、宽松、不松包为原则，避免对宝宝造成束缚，影响宝宝生长发育。

🍼 初生宝宝低血糖的防治 ❤

低血糖在新生儿期较为常见。原因是新生儿出生后头几天内，能量的主要来源是糖，而在胎儿期肝内储藏糖源较少，特别是出生低体重儿、早产儿、双胞胎，出生后如不提早进食很容易发生低血糖。另外，如患有颅内出血、窒息、缺氧、新生儿硬肿症、严重感染败血症等疾病的患儿，以及母亲患糖尿病或妊娠高血压综合征所生的新生儿，都易发生低血糖。

低血糖可在婴儿生后数小时至1周内出现。开始症状表现为手足震颤、阵发性发绀、嗜睡，对外界反应差，吸吮差，哭声小，继而面色苍白、心动过速、惊厥、昏迷，若经静脉注射葡萄糖后症状迅速消失，即可考虑本病。

对低血糖的患儿，轻症可给予白糖水或葡萄糖水口服，重者可给予静脉点滴葡萄糖注射液。

产后 04 天

活血化瘀、通利小便

产后第一周应以活血化瘀，能顺利排出恶露为主。新妈妈产后多身体虚弱，产后调养宜活血化瘀、通利小便。

月子饮食原则

● 吃肉喝汤同时进行：很多新妈妈坚持母乳喂养，家人也积极支持，餐桌上每天都会有浓浓的营养汤。新妈妈应多喝汤、少吃肉，这样才能奶水充足。其实，产后多喝汤是十分必要的，但肉类食物富含高蛋白、无机盐、高热量，喝汤同时也要吃肉。

● 水果也要适当吃：新妈妈需要吃些水果补充热量，增强代谢。但一般中医不主张吃寒凉性水果。

● 月子餐应适可而止：月子餐并不是吃得越多越好，饮食摄入过量的新妈妈很容易导致身材变形，减肥困难。新妈妈在日常饮食保证精力旺盛、奶水充足就好。

产后祛瘀的传世名方：生化汤

新妈妈产后，阴道开始排出恶露。为了帮助恶露排出，祛除宫内瘀血，促进子宫复原，可以适量选用一些食疗饮食。

银耳煲瘦肉汤：银耳、生姜各15克，新鲜猪瘦肉100克，一起熬汤。分娩后一周内喝两次即可。其中的银耳能活血祛瘀、通畅血脉，产后喝银耳煲瘦肉汤，有助于祛瘀。但要注意，这个汤不能过多、过频饮用，否则可能造成破血、出血。

刚分娩的新妈妈较常用的方剂是生化汤（组成：当归15克，川芎、炮姜、炙甘草各6克，桃仁10克，水煎内服，连服3天）。此汤既能活血祛瘀，又能养血温经止痛，促进子宫复原，攻补兼施。

如不方便煎药，可以到药店购买中成药"生化丸"，新妈妈每次吃1丸，每日2次，连服2天即可。

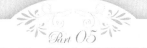
产后忌多喝高脂肪浓汤

月子期是女性生殖器官及生理功能的恢复时期，新妈妈若能抓住机会，适时以天然、无毒副作用的炖补法进补，便能调养身体，改善体质。

坐月子时，长辈们都会劝新妈妈多吃点猪蹄汤、瘦肉汤、鲜鱼汤、鸡汤等。这些肉汤含有丰富的水溶性营养，是最佳营养品，新妈妈饮用有助于体力恢复，还能促进泌乳。

如果乳汁少或者没有，就要早点喝肉汤来促使下乳。如果乳汁非常充盈，肉汤就要少喝或者暂时不喝，避免乳汁过多或瘀积。

新妈妈不能多喝过浓的肉汤，如猪蹄汤、肥鸡汤等，产后多喝高脂肪浓汤，不但会影响食欲，还会使人发胖，并且使乳汁中的脂肪含量过高，宝宝不能很好地吸收营养，可能因脂肪不耐受而引起腹泻。新妈妈应喝脂肪适量的清汤，如蛋花汤、鲜鱼汤、豆腐汤、蔬菜汤、面汤、米汤等，以获得各种营养素。

舒适的家居环境促进产后康复

舒适的室内环境是新妈妈产后身体恢复的基本条件，可以让身心俱疲的新妈妈彻底的放松，舒舒服服地休养。

● 温度适宜：对新妈妈来说，室内温度保持不宜过高，22℃左右为佳，这样的室温也正好符

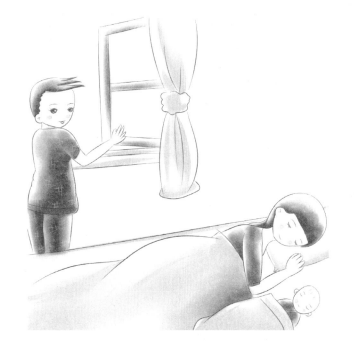

合新生儿的要求。若室温过低，容易使新妈妈患上寒证；若室温过高，会使新妈妈上火，产生诸多不适反应，如咽喉肿痛、口舌生疮等。

● 湿度适中：通常最适合的室内湿度应在 50%～70%。如果室内的湿度过低，空气过于干燥，可挂几件刚洗好的湿衣服或打开加湿器；若室内的湿度过高，可打开空调除湿来调节湿度。

● 空气新鲜：为了保护新妈妈和新生儿的呼吸系统，应时刻保持家居内空气的清新。每天至少要打开窗户通气 1 次，确保空气流通。

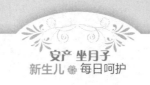

产后要保证睡眠

初为人母，最缺乏的就是睡眠。新生儿一天需要喂食数次，因此在最初的几周，晚上必须要起来几次。新生儿绝不会整夜安睡，饿了、尿了都会啼哭，需要妈妈照顾。疲倦是造成产后情绪低落与抑郁的主要因素，因此新妈妈一定要保证睡眠，这样才能更好地照顾宝宝。

宝宝的睡眠时间是有个体差异的，这个阶段的宝宝每天基本上睡 20 个小时左右，而成人睡只需要睡眠 8 小时。所以，当宝宝睡觉的时候，不要管什么时间，如果新妈妈感觉疲劳，都可以躺下来休息。不要小看这些短短的休息时间，它能让你保持充足的精力。

晚上，新妈妈可以早睡，而由家人把新生儿带到身边，喂一次奶，安置好，使宝宝入睡。这样可以赢得更多休息时间。

影响母乳分泌的因素

影响泌乳量的因素很多，如妈妈的健康状况、心理因素、婴儿的吸吮程度和频率等都对乳汁的分泌有影响，良好的情绪、充分的休息与放松是最好的催奶剂，而疲劳和紧张会影响泌乳。另外，妈妈的饮食、营养状况也是影响乳汁分泌的重要因素，妈妈营养不良将会影响乳汁的分泌量和泌乳期的长短。

新妈妈要合理膳食，少食多餐，营养均衡，荤素搭配，口味清淡，以保证宝宝的营养需要。但如果新妈妈饮食量少或营养较差，总泌乳量常常减少，会影响宝宝对蛋白质和其他营养物质的摄入量。因此，新妈妈在哺乳期应保持充足的营养，以保证充足的泌乳量。

正常情况下，产后乳汁分泌量逐渐增多。营养状况良好的妈妈，每日可泌乳 800 ～ 1000 毫升。在哺乳的头 6 个月，平均每日泌乳量约为 750 毫升，其后的 6 个月约为 600 毫升，但是，当妈妈热量摄入很低时，可使泌乳量减少到正常的 40% ～ 50%。对于营养状况良好的妈妈，如果哺乳期节制饮食，也可使泌乳量迅速减少。对于营养状况较差的妈妈，补充营养，特别是增加热能和蛋白质的摄入量，可增加泌乳量。

孕育小百科

母乳喂养要讲究卫生健康

吃农药污染的蔬菜、瓜果，经常使用化学洗涤剂、清洁剂或使用含有铅、汞、氢醌等有毒性作用的染发剂、唇膏等化妆品的新妈妈，乳汁可能受到污染。哺乳期间，新妈妈如患有感染性疾病或病毒性感冒、肝炎等，其乳汁就不宜再为宝宝哺乳。

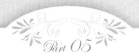
用两侧乳房交替哺乳

有些新生宝宝食欲旺盛，每次哺乳都需喂两侧乳房，而有些宝宝可能吃了一侧乳房就饱了，或另一侧乳房里的乳汁吃得很少。

许多新妈妈用最习惯的一侧乳房哺乳，但如果宝宝总是偏食一侧乳房，那么吸得多的一侧乳房就会增大，慢慢导致新妈妈的乳房一大一小。对宝宝来说，宝宝吃到了太多的前乳，而后乳则吃得不足，这样会引起许多问题。面对这种情况，新妈妈应该这样哺乳：

让宝宝吸空一侧乳房，确认宝宝吃到了后乳。如果宝宝还想吃，让他吃另一侧乳房，但不要强迫宝宝吃完。

这次哺乳如果先从右侧乳房开始，下次哺乳则从左侧乳房开始，这样两侧乳房能轮流吸空，能得到同样的刺激并能继续泌乳。

如果宝宝不习惯吸另一侧乳房，母亲可以调整一下抱的方式，使宝宝觉得和他吃最习惯的一侧乳房一样舒服。

在乳汁分泌高峰期，每日应补充2毫克钙和相应的维生素D，含钙和维生素D高的食物有牛奶、豆制品、禽蛋、鱼、虾、海产品、骨头汤等；少吃不利于钙吸收的食物如菠菜、竹笋等；可以适当补充钙剂。

学会和月嫂相处

如果家里请了月嫂帮忙，要处理好和月嫂之间的关系，避免因小事而产生矛盾，这样对新妈妈和宝宝的健康都有利。如果你想让别人尊重你，你就必须尊重别人，这是新妈妈和月嫂相处的原则。

不要认为自己付了钱，月嫂做什么都应该。有些月嫂自尊心很强，她们心中有数，哪些该做，哪些不该做，在什么时间做什么工作，她们都有计划。新妈妈不必对她们指手画脚，如果令她们很反感，甚至产生厌倦心理，月嫂服务起来就不会那么用心。

每个人都有自己的性格和脾气，新妈妈和月嫂不可能性格、脾气都契合，要相互理解，相互体谅。月嫂的工作的确很辛苦，新妈妈要学会宽容，为宝宝树立好的榜样。这样，月嫂会心怀感恩，对新生儿的护理和新妈妈的照顾就会更加认真。

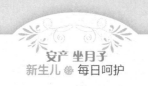
妈妈产"热奶"宝宝变焦躁

诸多因素使得人的情绪波动比较大，尤其是产后，烦躁、惊喜、忧愁、愤怒、郁闷……各种极端的情绪随时都有可能爆发，新妈妈的内分泌系统会受到影响，影响到乳汁分泌的质和量，于是有了"热奶"一说。

新妈妈在愤怒、焦虑、紧张、疲劳时，容易肝郁气滞，甚至产生血瘀，使得乳汁量少甚至变色。在这种情况下，宝宝喝了妈妈的乳汁也会心跳加快，变得烦躁不安，甚至夜睡不宁、喜哭闹，并伴有消化功能紊乱等症状，这些都是内热的表现。

从西医的角度来看，妈妈在压力过大、心情急躁的情况下，身体会处于应急状态，肾上腺素分泌增加，乳汁的分泌也受到影响。

要保证充足的乳汁分泌，新妈妈除了要有充分的睡眠和休息外，还要避免精神和情绪的不稳定，所以最好避开会令情绪大起大落的事情（如炒股），而应讲求张弛有度，多听听音乐、读读好书、做做运动，通过各种方式稳定自己的情绪，保持平和的心态。

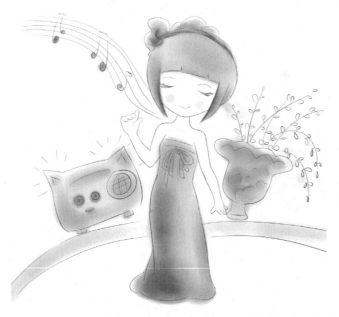

护理早产儿不要忽略精神抚慰

早产儿一出生就要进行特别的监护，即使出了院也需要耐心细致的长期护理，与照顾正常足月宝宝相比，需要爸爸妈妈付出更多心力。

不少年轻的爸爸妈妈在养育早产儿时，往往只关注宝宝身体的发育程度，而忽略了与宝宝的精神交流。

事实证明，那些能经常得到爸爸妈妈抚触并感受到慢声细语抚慰的早产儿，发育程度都比没有接受过精神抚慰的早产儿好。对早产儿进行精神抚慰，不仅有利于早产儿身心的发育，更能加深爸爸妈妈与宝宝之间的感情。

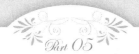

宝宝"掉水膘"，其实很正常

新生儿在出生后 1 周左右，由于吃奶的量少，又排出胎便、排尿和皮肤蒸发使机体丢失一些水分，使新生儿体重比出生体重下降 100 ~ 300 克，这种现象被称为"掉水膘"。

在正常情况下，出生后 7 ~ 10 天后，宝宝的体重可恢复到出生时的水平，之后体重明显增加，新生儿的体重会以平均每天 50 克的速度增长。在新生儿期的 28 天中，体重增长应大于 600 克。如果每日体重增长少于 20 克或满月时体重增长少于 500 克，则说明新生儿体重增长不良，可能是母乳不足、喂养不当或其他原因造成的。这时爸爸妈妈应给予重视，积极地去寻找原因。

给宝宝称量最好是在吃完奶后一段时间，每次称重均选择同一时间。这样就可以准确知道你的宝宝体重是多少，并可以与上一次称的体重作比较。

谨防新生儿的脐带感染

新生儿脐带感染又称脐炎，它是指脐残端被细菌入侵、繁殖所引起的急性炎症。新生儿脐部如果没有及时、正确地消毒处理好断脐的残端，被细菌侵入，易感染破伤风或败血症，爸爸妈妈千万不能疏忽大意。

防止脐带伤口感染的首要问题是，在结扎处理时，消毒要彻底，包扎要好，不让伤口露在外面。至少 24 小时以后脐带方可裸露。

在新生儿护理时，脐带断端必须保持干燥，尽量不要让宝宝的大小便污染伤口，脐带未脱落前给宝宝洗澡时不要弄湿脐带。可以用 75% 的酒精擦拭根部，预防感染。当脐带脱落后发现有渗出液时，除了需要进行局部消毒，还要保持脐部干燥，不要包扎或覆盖脐部。如果伴有体温高时，必须带宝宝去医院治疗，防止炎症的进一步加重。有时脐部会有小的增生的肉芽组织，必须到医院处理。一般情况下，新生儿的脐带在 1 ~ 7 天内即可脱落。

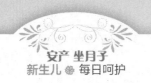

健脾开胃，激发食欲

很多妈妈产后会出现食欲缺乏、全身乏力等等状况。这时建议食物调理、健脾开胃，激发食欲更健康安全。

🍼 产后第1周内的饮食应清淡 💗

不论是哪种分娩方式，新妈妈在产后最初几天都会感觉身体虚弱、胃口较差。如果强迫自己吃油腻的"补食"，只会更加没有胃口。

一般认为，月子里饮食以清（尽量不放调味料）淡（不放或少放食盐）为宜，即调味料如葱、姜、大蒜、花椒、辣椒、酒等应少于一般人的用量，食盐也以少放为宜，但并不是不放或用量过少。

从中医学观点来看，产后宜温不宜凉，温能促进血液循环，寒凉则凝固血液。妈妈在身体康复过程中，有许多余血浊液（恶露）需要排出体外，产伤亦有瘀血，如食物中加用少量葱、姜、蒜、花椒粉及酒等性偏温的调味料有利血行和瘀血排出体外。

食盐的用量亦根据情况而定，如果新妈妈水肿明显，产后最初几天以少放食盐为宜；如孕后晚期无明显水肿，则无需淡食。

🍼 产后新妈妈要注重调护脾胃、促进消化 💗

月子里应食一些健脾、开胃、促进消化、增进食欲的食物，如山药、山楂糕（片）、红枣、番茄等。

山药、红枣健脾，山楂消食开胃。番茄含有丰富的有机酸如苹果酸、柠檬酸、甲酸，可增加维生素的利用率。番茄中所含的番茄红素，有助于消化、利尿，能协助胃液消化脂肪。

另外，苹果既能止泻，又能通便。其中含有的鞣酸、有机碱等物质具有收敛作用，可缓解单纯性

的轻度腹泻。苹果中含纤维素可刺激肠蠕动，加速排便，故又有通便作用。

月子期间，新妈妈可以吃些清淡的荤食。将牛瘦肉、鸡肉、鱼等，配上时鲜蔬菜一起炒，口味清爽营养均衡。橙子、柚子、猕猴桃等水果也有开胃的作用。

这段时间的重点是开胃而不是滋补，妈妈只有胃口好，才会食之有味，吸收好。

体质有寒热之别，月子饮食也应 有差异 ♥

产后，新妈妈应根据自己的体质特点，在月子里进行恰当的补养，使身体快速复原。要做到这一点，食疗非常重要，特别是各种汤类，富含水溶性营养，可帮助新妈妈尽快恢复体力。

● 寒性体质的新妈妈。特点是面色苍白，怕冷或四肢冰冷，大便稀软，尿频且量多，易感冒。这类新妈妈肠胃虚寒、气血循环不良，饮食应以温补的食物为主，如四物汤、十全大补汤等。饮食不能太油腻，以免发生腹泻。可以选择荔枝、桂圆、苹果、草莓、樱桃、葡萄等食物，不宜食用寒凉的瓜果，如西瓜、木瓜、柚子、梨、杨桃、香瓜、哈密瓜等。

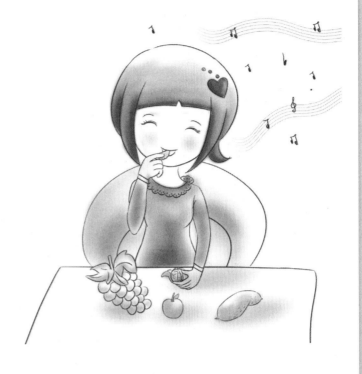

● 热性体质的新妈妈：特点是面红目赤，怕热，四肢或手足心热，口干或口苦，大便干硬或便秘，尿量少、颜色黄且有难闻的味道，皮肤易长痤疮。这类新妈妈宜多吃香油鸡，也宜选用山药、黑糯米、鱼汤、排骨汤、丝瓜、冬瓜、莲藕等，以免上火。水果可以吃些橙子、草莓、樱桃、葡萄等，但不宜多吃荔枝、桂圆等。

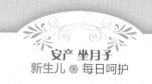

产后进补宜先治病再养身

先治病再养身是中医调理的大原则。产后体虚、以中药进补的新妈妈，如果有严重感冒，应该先治病后进补，而吃中药调养的应该持续至少1个月，或至产后6周。

生产1周后，新妈妈就可以吃中药调理身体，帮助身体复原。中医调理的精髓在于通过中药调养改善体质，从而达到养身健体的目的。新妈妈在生产过程中气血流失过多，因此产后应以补气血为主，补肾、壮筋骨为辅，并根据新妈妈的个人体质增减或调整各类药物的比例。

此外，产后在医院服用子宫收缩药的新妈妈应该避免同时吃生化汤，以免宫缩太强烈而引起剧烈腹痛。生化汤的确具有加强子宫收缩、促进恶露排出的功效，还能促进乳汁分泌，对产褥感染的预防也有一定作用。

新妈妈月子里的10个"不"

产后保养身子是新妈妈的首要任务，但是保养身子并不意味着吃得越多越好，也并不是营养越丰富越要多吃。

●月子里不要大吃特吃，以免引发糖尿病、冠心病、高血压等疾病。

●浓汤不宜喝得太多，以免增加乳汁中的脂肪含量，影响宝宝吸收，导致宝宝腹泻。

●补身子不一定非吃母鸡，因为母鸡的卵巢蛋衣中含有一定量的雌性激素，对泌乳有阻碍作用。

●红糖水不要喝得太久，否则会增加恶露。

●饭菜不宜不放盐，以免加重身体缺水现象。

●茶水不宜喝，以免影响肠道对铁的吸收，导致贫血，尤其禁止喝浓茶。

●巧克力不宜多吃，以免损伤宝宝神经系统和心脏功能。

●不宜过早做剧烈运动，以免影响尚未康复的器官。

●不宜长时间看书或上网，以免引发眼睛疼痛、眼睛干涩。

爱心提醒

新妈妈可以喝些营养丰富的汤粥，既有利于乳汁分泌，也有利于新妈妈的身体恢复，但也不能只喝汤，还要适量食用新鲜蔬果和含丰富碳水化合物的食物。

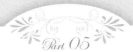
双胞胎的喂养

双胞胎新生儿的胃容量小，消化能力差，因此宜采用少量多餐的喂养方法。

● 第1周：出生后12小时，要喂哺50%的糖水20～50克。因为双胞胎宝宝体内没有太多的糖原贮备，若饥饿时间过长，可能会发生低血糖，影响大脑的发育，甚至危及生命。如果足月分娩的双胞胎，条件允许也可以提前尝试吸吮母乳。

12～24小时内可喂1～3次母乳。体重不足1500克的，每24个小时喂奶12次；体重在1500～2000克的，每24小时喂奶10次；体重2000克以上的，每24小时要喂奶8次。采取这种喂法是因为双胞胎宝宝身体瘦而轻，热量散失较多，热能需要按体重计算比单胎足月儿多。若没有母乳或母乳不够，可用配方奶和水配成1：1或2：1的稀释奶，再加5%的糖喂给宝宝。对于缺乏吸吮能力的宝宝，可用滴管滴入。

● 第2周：补充鲜橘汁、菜汁、钙片、鱼肝油等。

● 第5周：增添含铁丰富的食物，但一次喂入量不宜多，以免引起消化不良，导致腹泻。在喂养时要特别注意卫生，奶嘴、奶瓶要保持清洁，每次用前要清洗，用后要消毒。

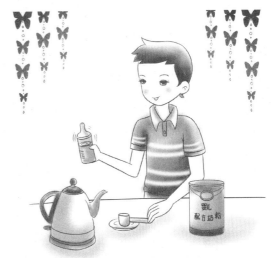

喂奶时的姿势有讲究

新妈妈喂奶的姿势，以宝宝能够含住乳晕，而且妈妈觉得舒服、轻松自如即可。一般有三种方式可选择：

● 坐式：妈妈可选择一个舒适的椅子，双脚放在地上，如果嫌腿的位置太低，可在脚底放一把小矮凳子；背部靠在椅背上，将宝宝放在自己的大腿上，一手搂抱着宝宝的头、颈和肩的部位，使新生儿的身体与妈妈的胸腹部紧密贴在一起；另一只手托起乳房，托乳房的手要将拇指与食指分开呈"C"形，然后将乳晕送入新生儿口中。

● 卧式：妈妈侧身躺在床上，一只手托住宝宝的头颈部，另一只手的食指与中指按压乳头，使乳房组织稍微后移，帮助宝宝含住乳晕。剖宫产的新妈妈由于侧身较为困难，可采取仰卧位哺喂新生儿。

● 环抱式：将新生儿抱放在妈妈身体的一侧喂奶，双胎儿、剖宫产后，均可采用这种姿势。

新生儿乳腺肿大时，忌随意挤压

多数新生儿在出生后 3 ~ 5 天可出现乳腺增大，这是一种正常的生理现象。足月的男女新生儿均可发生。

乳腺肿大由蚕豆大到小鸽蛋大小，也可见乳晕的颜色增深及泌乳现象。这是由于母亲妊娠后期卵巢分泌的孕酮刺激新生儿乳腺增生所致。由母体脑垂体分泌的催乳素刺激了新生儿的乳腺而发生泌乳，一般出生后 1 ~ 2 周消退，无需特殊处理。

新生儿乳腺肿大及泌乳时切勿挤压或搓揉，以免引起化脓性乳腺炎，甚至发生败血症。如处理不当，可能破坏女婴的乳腺结构而影响她将来的乳腺功能或致使乳头扭曲而影响哺乳。

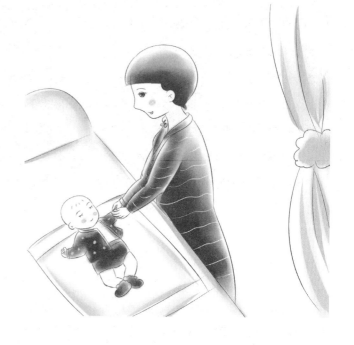

初生婴儿不宜穿新布内衣

"独生子女一枝花"，小孩尚未出世，爸、妈的亲朋好友就已经为他们准备好了许多新衣服、新包被。小孩一出世，就穿上内外全新的衣、裤。但是，初生的新生儿穿上新的内衣以后，经常会磨破娇嫩的皮肤。因此，初生婴儿要特别注意内衣的穿着。那么，初生新生儿穿什么

衣服好呢？

满月前的新生儿，皮肤很娇嫩，皮脂分泌多；对冷热的调节功能和对疾病的抵抗力都比较差，最好是穿质地柔软、保暖性强、容易吸水、色彩淡雅的衣服，不一定要新的，尤其不能用浆硬的厚布衣服。

新生儿的衣服应宽大些，确保宝宝四肢的活动不受约束，也便于穿脱。上衣最好不要领子，也不要钉纽扣，用带子系一下就行了。下摆应留毛边，以免擦伤新生儿的皮肤。

认识新生儿头皮血肿和产瘤

新生儿头皮血肿主要发生在难产、用产钳助产、胎头吸引术等分娩后，有时也发生在正常产。这是由于宝宝颅骨骨膜下小血管破裂出血，血液停留在局部而形成的。血肿高于皮肤，边界清晰，大小不一，不超过颅骨骨缝。一般于生后2～3天逐渐明显，经数周至数月会逐渐吸收消失，在没有感染的情况下一般不需处理。

产瘤是因产道挤压形成的胎头水肿。产瘤是宝宝一出生就存在，部位不定，多见于枕部，无一定界限，压之有指凹，可超过骨缝。产瘤多在产后2～3天内逐渐消失，不需进行处理。但请注意，头皮血肿和产瘤都不要去揉按。

宝宝头皮血肿不用治疗

新生儿头皮血肿是由于宝宝出世时母亲的骨盆和宝宝的头部不相称造成的。如胎位不正常，当胎头到达骨盆壁时，头颅骨受压迫，或使用过产钳助产，牵拉力量过大引起头颅受伤。

因此，宝宝出生几小时至几天可能头皮血肿，头皮血肿主要在头顶骨膜下，其范围大小不一样，小则像鸡蛋大，大者可与颅骨块大小差不多，稍微隆起，圆形，边界清楚，不超过骨缝。表面皮肤色泽正常，用手指压肿块有凹陷，稍

硬，有弹性，不容易移动，有波动感觉。

头皮血肿并不是什么严重的疾病，通常情况下在家治疗就可以了，只需保持皮肤清洁，防止继发感染则可，它会自愈。如果有感染时加用消炎药便可。宝宝生后头几天的头皮血肿可用冰袋或冷水袋敷局部，避免加重出血，不要揉搓。或戴顶小帽子，减少头部和枕头摩擦的刺激，1星期以后可改用热敷，以帮助血肿周围血液循环，促进吸收血块。

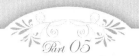

孕育小百科

新生儿护肤品的选购

给宝宝选择痱子粉等护肤品时需要格外当心，要选择那些对皮肤、眼睛没有刺激和毒害性的产品，还应特别注意安全性，最好选择婴幼儿专用的，因为这类护肤品具有高保护性、高安全性，低刺激性等特点。一定不能给宝宝混用成人的护肤品。

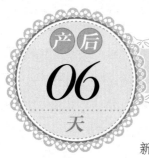

养心安神、补虚复元气

分娩给新妈妈生理和心理都带来巨大的变化，需要"月子"的调养。月子里，新妈妈需要恢复元气。

月子期要注意忌口

● 避免生冷：生冷的食物会使身体血液循环不畅，影响恶露的排出，还会使肠胃功能失调，出现腹泻等症状。但这并不表示所有新鲜的水果和蔬菜都不能吃。从冰箱中取出的瓜果，可以先放到温水中，待瓜果温热后再食用。

● 少吃甜食，不喝咖啡、茶、酒类：最好只适量喝红糖水，过多吃其他甜食不仅影响食欲，还易引起产后肥胖。含咖啡因的茶、咖啡和含酒精的酒类不仅会使新妈妈心跳加快，心情亢奋或失眠，不良物质会通过奶水进入宝宝体内，影响宝宝的健康发育。

● 少吃发物：有刺激性，易助火、生痰、影响气血循环，诱发皮肤过敏、长痘、痔疮及消化不良等疾病发作的食物即为发物。这些食物要少吃，如竹笋、芒果、毛豆、鹅肉。

● 不要吃辛辣燥热的食物：辛辣燥热的食物很容易让新妈妈上火，出现口舌生疮、大便秘结、恶露不净、心烦气躁、心跳加快等问题。还会通过乳汁使宝宝内热加重。除不吃辛辣食物，新妈妈的饮食中不宜放胡椒、辣椒、咖喱、酒等。

产后体虚的辨证饮食调养

由于分娩时的创伤、气血耗损，新妈妈身体较弱，抵抗力大大降低，容易生病。产前身体虚弱的新妈妈就显得更加虚弱了，因此产后的滋养调补尤其重要。

● 阴虚型新妈妈宜食鳖甲、牡蛎、鸭肉、西洋参、山药、芹菜、白菜、番茄、柚子、梨、西瓜、鲜藕、荸荠、豆腐等。

● 阳虚型新妈妈宜食茴香、虾米、狗肉、羊肉、核桃仁、韭菜等。

● 气虚型新妈妈宜食人参、牛肉、兔肉、鸡肉、乳鸽、黄鳝、香菇、红枣、鸡蛋、鹌鹑等。

● 血虚型新妈妈宜食红枣、阿胶、猪肝、花生、猪血、鸭血、黑芝麻、乌鸡等。

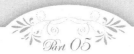
调理好气血可以避免多种产后体虚症状 ♥

新妈妈调理好气血可以预防多种产后疾病。

● 产后贫血：产后贫血的新妈妈容易感染疾病。所以新妈妈应适当吃一些富含铁元素的食物，如红糖、动物肝脏、海带、紫菜、大豆、菠菜等。阿胶、红参、熟地黄、山楂等，可助消化、补元气、养气血，在恶露干净之后即可在医生指导下服用。

● 产后多汗：气虚、血虚是导致产后多汗证的根本原因，因此可补气养血，以玉屏风散加茯苓、红枣、麦冬、牡蛎等服用，可滋阴补气、固涩止汗。

● 产后恶露不净：产后恶露量多、色淡红、质清稀、无臭味，多为气虚；量多、色红或紫、质黏稠而臭秽，多为血热；色紫黯有块，多为血瘀。治疗应虚者补之，热者清之，瘀者攻之。

● 产后风：新妈妈在产褥期内，出现肢体关节酸痛、麻木称为"产后身痛"。"产后关节痛"，俗称"产后风"。调养应注意：出汗后、运动后要注意保暖，避免着凉；不能过度疲劳；不能用凉水洗澡；多休息；不能食辛辣生冷食物。

产后血虚，从源头上补养 ♥

产后血虚可由失血过多、久病血虚、脾胃功能低下所致，血虚又会引起气虚，那么有什么好的补血方法？

● 健脾暖胃，饮食有节制、得当。脾胃消化、生血的功能正常，则生机源源不断。季节更替的时候可以煲当归汤来饮用（但是春季不要喝过多，易上火）。

● 益气生血。可食用黄芪、人参、黄精、山药、红枣等，可以调理气血。

● 补肾生血。肾在血液净化中起到关键作用。菟丝子、鹿茸、鹿角胶、阿胶、龟甲胶、枸杞子均对肾有补益作用。

● 祛瘀生血。血液瘀滞在身体内，不仅会引起疾病，而且会阻断经脉。常见的活血化瘀之药有当归、丹参、三七、牡丹皮等，可以通顺心血管，使血液畅通无阻。

● 解毒生血。各种毒与污浊之气存于身体内，导致循环相克，新血不可生，月子期间，女性应该排毒养颜，可用蒲公英、金银花、连翘、菊花泡茶，多吃苦瓜。

爱心提醒

哺乳期的女性饮食要非常小心，因为不当的饮食不但会影响自身健康，还会直接影响宝宝的健康。小宝宝体质都很敏感，妈妈千万不要因为自己饮食不当，给宝宝带来不必要的痛苦。

高龄新妈妈产后宜温补

高龄新妈妈在产后都应吃一点补血的食物，如桂圆、乌鸡等温补的食品。但不能吃红参等大补的食品，以防虚不受补。

蛋白质可以促进伤口的愈合，所以新妈妈可以多吃一些鸡蛋、牛奶、海鲜、黄豆等富含蛋白质的食品。

进补宜大补元气。可选用黄芪、山药、枸杞子、阿胶、黄精等中药，也可加入灵芝、高丽参、野生灵芝等，增强补气功效。枸杞子、阿胶有滋阴补肾的作用；黄芪、山药有补气的作用；灵芝有活化人体机能、滋补的作用；高丽参大补元气，失血过多的新妈妈适用。

产后气虚该怎么补

新妈妈刚生完宝宝，容易感到身体发虚，使不出力气，就连腰膝也开始酸软。身体总是出汗。夜里感觉很疲劳，但又难以入睡。这种情况属产后气血两虚，需要多多休息调养。

产后气虚常因妈妈身体素质低下，产后护理不周所致。此类女性常常消瘦或偏胖、面色苍白、盗汗、胸闷气短、腹胀、腰膝酸软，甚至子宫脱垂、小便频繁。月子后遗症已经成为了不少女性的噩梦，身体每况愈下，工作疲劳，神经衰弱，不能很好地照顾家庭。

气血来源于脏腑，运行于经络，是女性经、孕、产、乳的物质基础。女人若气血调畅，则五脏安和。血随气而运行，在生产和哺乳期中，妈妈的错误的生活方式会使妈妈气血运转不周而导致这种疾病。但凡气虚的新妈妈，应多吃补气的食物，忌吃生冷、刺激性强、油炸的食物。

产后易回虚，千万别大补

产前的最后阶段，为了给胎儿提供营养，妈妈的新陈代谢变得旺盛，血液循环的量也会增加，体质上表现为多气多血（即热性体质），这就是我们常说的"产前一团火"。妈妈体内的热性一般要产后1周左右才逐渐退去，妈妈的身体

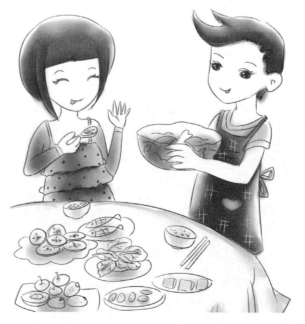

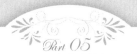
开始处于相对"虚"的状态。

新妈妈如在偏热体质还没退去时就大补气血，容易加重原有不适。这也是为什么许多新妈妈的进补问题集中在产后一周或前半月的缘故。

此外，产褥感染、乳腺炎、子宫脱垂等疾病，都可能在这段时间发生。此时，只有正确调和气血，才能及时调养体质，促进体力的恢复、脏腑气血的复元，避免出现内脏下垂、血液循环不佳、产后肥胖等诸多月子隐患。

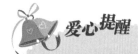

爱心提醒

不同体质的新妈妈，用药应不同。体质有强弱与寒热之偏、阳盛或阴虚之体，应慎用温热之剂；阳虚或阴盛之体，应慎用寒凉之药。

多管齐下，应对恶露

产后的 1～2 个月是较为特殊的时期，如护理恶露不当，便有可能引起不良后果，因此，广大初产的妈妈应做到以下几方面。

● 多环形按摩子宫位置，让恶露能够顺利排出。

● 大小便后应特别注意避免从伤口处擦拭。同时要用消毒纸或药棉，由阴道向肛门方向擦拭消毒，同一张纸或药棉不可使用两次。药棉可用医院配制的，擦拭时务必记住由前往后擦拭或直接按压拭干。勿来回擦拭。

● 食用猪肝、甜点均有助排出恶露。

● 宝宝吃奶时吸吮乳头，可引起反射性子宫收缩，有利于子宫腔内的恶露排出。

● 服用益母草膏或胶囊有助于排出恶露。

宝宝反射能力自测

● 用手指轻碰新生儿的面颊或嘴唇周围，他的嘴会朝手指的方向寻找，这种反射称为"觅食反射"。在给宝宝喂奶前做这个测试比较好。

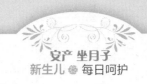

• 用手指轻轻划新生儿脚底外侧部位，宝宝的五个脚指头会分开，大拇指向上翘起。

• 将一根木棍放在新生儿的手心里，他会抓得很紧，有时甚至能被他的手提起。

• 扶住新生儿腋下，让他直立，轻轻用手按住他一只脚的脚背，他就会先后抬起左右脚，做出走路的样子。

• 将有刺激性气味的物体放在宝宝鼻子附近，宝宝会将头扭向一边，表现出躲避的能力。

• 俯卧时宝宝会尽力把头抬起，然后把脸扭向一边。

• 遇见强光宝宝会眨眼睛，以此来保护眼睛少受刺激。

• 轻拍宝宝的一条腿，腿会缩回去，如果挣不脱，另一只脚会来帮忙。

• 把宝宝的包被打开，他会伸懒腰，双脚出现踩自行车样的运动。

如果你做了几种试验，发现宝宝反应不灵敏，要注意观察，及时向儿科医生或神经科医生咨询，以确定宝宝的神经系统功能是否正常。

抱新生儿必须托住宝宝的颈部和头部 ♥

刚出生的宝宝，身体几乎没有任何支撑力量，尤其是颈部与头部。一些年轻的爸爸妈妈看着宝宝软绵绵的身体，不知该怎么抱。现在教你几种抱宝宝的方法。

• 怀抱法：将宝宝的头部直接托起，放入肘窝处，一只手托住宝宝的外侧小屁股，另一只手掌托起内侧小屁股，将宝宝抱起即可。

• 坐抱法：用一只手托住宝宝的头部，另一只手托起宝宝的小腿部，将宝宝的小屁股放在妈妈的双腿上，使宝宝与妈妈面对面，宝宝身体与妈妈的腿部成一定角度，但不要太直立。

• 夹抱法：这种抱法用于给宝宝洗头。用一手托起宝宝的头部，另一只手托起宝宝的双腿，将宝宝夹在腋下，托住头部的这只手的肘部可夹住宝宝的屁股，另一只手为宝宝洗头或做其他护理。

• 直抱法：双臂搂抱宝宝，一只手托起宝宝的头颈部，另一只手托住宝宝的小屁股，使宝宝直立地趴在妈妈的肩上，然后用托头的手轻拍宝宝的背部。

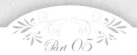

女宝宝阴道流血不奇怪 ♥

部分女婴出生后五六天，阴道少量流血，持续一两天后停止，这种阴道流血又称"假月经"。

为什么会出现这种现象呢？这是因为女婴在出生前受母体雌激素的影响，生殖道细胞增殖、充血，出生后体内雌激素浓度急剧下降，到第5天含量已很低，由于雌激素的影响中断，原来增殖、充血的细胞脱落，使女婴有类似月经的流血。这种现象是新生儿特殊生理状态之一，并非病态。如果流血量不多，又无其他部位的出血，就不必做任何处理。

宝宝生理性黄疸需不需要治疗 ♥

不少新生儿出生后 2 ～ 3 天，皮肤、巩膜出现轻度的黄疸，7 ～ 10 天后黄疸消退。除了轻度的黄疸，别的都正常，这是生理性黄疸，不需要治疗。但病理性黄疸则必须早日治疗。

	生理性黄疸	病理性黄疸
症状出现时间	在出生后 2 ～ 3 天出现	黄疸出现较早，出生后 24 小时内就出现黄疸
程度表现	皮肤、黏膜及巩膜呈浅黄色，尿的颜色也发黄，但不会染黄尿布	黄疸程度较重：皮肤呈金黄色，巩膜呈金黄色或黄绿色，尿色深黄以致染黄尿布，眼泪也发黄
消退时间	足月儿黄疸一般在出生后 10 ～ 14 天消退，早产儿可延迟到 3 周后才消退，并且无其他症状	黄疸持续不退：足月儿黄疸持续时间超过 2 周，早产儿超过 3 周。黄疸消退后又重新出现或进行性加重
治疗	生理性黄疸可自行消退，不必治疗	可引起脑损害，一旦出现以上症状，应及早到医院接受检查、治疗

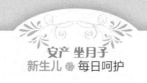
产后 07 天

产后第1周食谱：排出毒素

产后的饮食调理重点在于养血补血、排毒化瘀、祛恶露，尽快恢复子宫正常功能。新妈妈可以根据自己的身体特性，制订属于自己的营养配餐。

 产后第1天食谱 ❤

猪肝菠菜汤

 原料

猪肝、菠菜各300克，姜4片，葱2根，盐、香油各少许，酱油1大匙，玉米粉1小匙。

做法

① 猪肝切大薄片，以酱油、玉米粉拌匀。

② 菠菜洗净，切约4厘米小段；葱切斜段。

③ 锅内倒油，放入葱段、姜片爆香，加入猪肝片拌炒，再倒入沸水，并加入菠菜段，大火煮沸，加盐调味，淋上香油即可。

功效

补血养血，促进子宫收缩。

红豆核桃糙米粥

原料

红豆50克，核桃适量，糙米100克，红糖10克。

做法

① 糙米、红豆洗净，沥干。

② 将洗好的糙米和红豆放入锅内，加3碗水（约2000毫升）以大火煮开，转小火煮约30分钟。

③ 加入核桃以大火煮沸，转小火煮至核桃熟软；加红糖续煮5分钟，熄火即可。

功效

此粥能补养气血、增进健康，并能有效预防骨质疏松和改善睡眠质量。

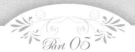
 产后第2天食谱

猪肝红米汤

原料

猪肝250克，红米150克，葱白3根，豆豉、盐各适量。

做法

❶ 猪肝洗净去筋膜，切片；红米淘净；葱白切段。

❷ 将红米放入锅内，加水大火煮沸，转至小火熬煮15分钟成粥状。

❸ 锅内放入猪肝片煮熟，再加豆豉、葱白、盐，稍煮至汤稠即可。

功效

红米与猪肝相配，能够健脾胃、补肝虚，进而补血、养血，非常适合刚刚分娩的新妈妈补血养身。

麻油鸡

原料

鸡腿2只（约400克），老姜10克，米酒150毫升，香油15克。

做法

❶ 将鸡腿洗净、切块；老姜洗干净后切片，备用。

❷ 在锅中倒入适量的香油，将老姜放入爆香。

❸ 转大火将鸡块放入锅中翻炒，待六分熟时将米酒倒入锅里一起滚煮即可。

功效

此菜品可以润滑子宫，促进子宫收缩，有助于新妈妈子宫恢复，但是剖宫产的新妈妈则不建议食用。

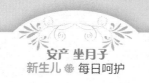

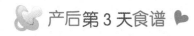 产后第 3 天食谱

山药煲乳鸽

原料

山药100克，莲子25克，乳鸽1只，姜片、葱段、盐各适量。

做法

① 先将山药、莲子、乳鸽洗净，再将乳鸽内脏除去，将乳鸽放在锅里的开水中，加入部分姜片、葱段煮3分钟左右，捞出后冲净。

② 砂锅里倒入清汤，加入山药、莲子、乳鸽以及剩余的姜片和葱段继续煲2小时，加盐即成。

功效

可帮助体虚的新妈妈恢复体力，还具有防治产后贫血的作用。

红枣生姜粥

原料

红枣5粒，生姜1块，米适量，红糖50克。

做法

① 生姜切片，加3碗水煮出味制成姜汁；米洗净，泡水1小时。

② 砂锅内加入姜汁、红枣、米和适量水，用小火慢慢炖煮至粥稠。

③ 最后加入红糖，小火继续炖煮10分钟左右即可。

功效

补血活血，帮助恶露排出。

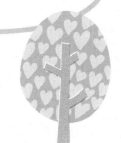

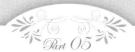
 产后第 4 天食谱 ❤

腐竹白果猪肚汤

原料

猪肚 1 个，白果 5 克，生、熟薏米各 30 克，腐竹少许，盐、淀粉适量。

做法

① 将猪肚用盐、淀粉揉捏调匀，余烫后用清水漂洗干净；白果去壳、芯、果衣；生、熟薏米洗净；腐竹用温水泡发，切条。

② 将清水放入瓦煲，大火煲至水沸，放入所有材料，改用中火煲 3 小时左右，加盐即可。

功效

此汤对子宫平滑肌有兴奋作用，可促进产后新妈妈的子宫复原。

清炖牛尾汤

原料

牛尾 250 克，三七、枸杞子各 20 克，姜片适量，盐少许。

做法

① 将牛尾切段，洗净后入沸水中余烫一下，捞出沥干水分，备用。

② 将田七洗净；枸杞子放入清水中泡软。

③ 将牛尾段、三七、枸杞子、姜片同入锅，加水，用大火煮沸后撇去浮沫，然后改用小火焖煮 2～3 小时，直至牛尾熟烂，放入盐调味即可。

功效

三七有活血止血、化瘀止痛的功效，可帮助新妈妈排出体内的瘀血；牛尾既有牛肉补中益气之功，又有牛髓填精补髓之效，炖汤食用补气、补肾，对改善新妈妈虚弱的状况大有益处。

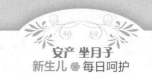

 产后第 5 天食谱 ❤

麻油炒猪肝

原料

猪肝 300 克，麻油爆姜 15 克，黑麻油 15 毫升，米酒（水）400 毫升。

做法

① 猪肝洗净，切成约 1 厘米厚的片。

② 黑麻油加热，然后放入麻油爆姜。

③ 转大火，放入猪肝快炒至变色，加入米酒，煮沸后立即熄火，趁热享用。

功效

富含维生素 A、维生素 B_2、铁、磷的麻油炒猪肝，有助于产妇将污血排出体外，顺产者适用。

菠菜猪血汤

原料

猪血 200 克，菠菜 250 克，葱、盐、香油各适量。

做法

① 猪血洗净、切块；葱洗净，葱绿切段，葱白切丝；菠菜洗净，切段。

② 起锅热油，爆香葱段，倒入清水煮沸后放入猪血、菠菜，煮 5 分钟左右，加盐调味，熄火后淋少许香油，撒上葱白即可。

功效

此品可以为新妈妈补铁。

藕汁饮

原料

鲜藕 1 根，白糖 20 克。

做法

① 将藕清洗干净，用榨汁机榨取藕汁，冷藏后备用。

② 将白糖兑入新鲜的藕汁即可饮用。

功效

藕汁有清热凉血、活血止血的功效，适合产后恶露不尽的新妈妈饮用。

 产后第6~7天食谱 🖤

三色糙米饭

原料

红豆 60 克，糙米 80 克，新鲜淮山药、毛豆仁各 50 克，桂圆肉 15 克。

做法

① 红豆洗净，浸泡冷水 1 小时后，再加入糙米浸泡约 1 小时。

② 桂圆肉、毛豆洗净；淮山药洗净，切丁；淮山药和毛豆入锅烫熟，捞起。

③ 红豆、糙米、桂圆肉和水 1 碗入电饭锅内煮熟，取出，加入淮山药、毛豆仁拌匀即可。

功效

红豆清热利水，富含铁质，有补血、下乳的作用；糙米含丰富的 B 族维生素、钙、磷、铁，以及必需氨基酸，可消除产后的疲劳、恢复精神；淮山药补气益肾，产后服用可改善精神不济、容易疲倦的症状；桂圆肉养血安神，对产后女性有滋补、改善气血虚弱的功效。

四宝鸽肉汤

原料

净仔鸽 1 只，莲子、桂圆肉、枸杞、红枣各 15 克，盐、料酒、鸡精、胡椒面、鸡汤、葱、姜各适量。

做法

① 将净仔鸽洗净切成小块，放到沸水锅中焯透捞出，洗去血末；将莲子、桂圆分别放入碗中，加入清水上笼蒸熟。枸杞、小枣洗净，葱切段，姜切片。

② 将焯好的鸽肉放到汤盆里，再放入莲子、桂圆肉、枸杞、红枣，注入清汤，放入葱段、姜片、料酒、盐、胡椒面，上笼蒸 40 分钟，拣去葱、姜即可。

功效

俗话说："一鸽胜三鸡。"在各种肉类中，鸽肉含蛋白质最为丰富，维生素 E 及造血用的微量元素含量也比一般的家禽要丰富，对产后女性、术后及贫血者具有大补功能。鸽血中富含血红蛋白，能使术后伤口更好地愈合。

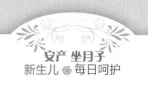

专家答疑 月子调养与新生儿呵护常见问题解答

Q 都说红糖水可以帮新妈妈补血，我婆婆给我准备了很多糖水，她还说新妈妈月子里多喝红糖水是最养人的，是这样的吗？

A. 红糖水能够活血化瘀，还能够补血，并可促进产后恶露排出。新妈妈在分娩时精力和体力消耗非常大，加之失血，产后还要给宝宝哺乳，需要补充碳水化合物和大量铁质，所以红糖水确实是新妈妈的补益佳品。

可有些人以为，新妈妈在月子里要多喝红糖水，喝得越多越好。事实上，久喝红糖水不利于新妈妈的子宫复原，一般来讲，产后10天左右恶露开始逐渐减少，子宫收缩也基本恢复正常。如果喝红糖水时间过长，会使恶露的血量增多，造成新妈妈继续失血，反而引起贫血。因此，产后喝红糖水的时间以7～10天为宜。

Q 产后5天了，总觉得自己身体很虚弱，经常无力、头晕，食欲也不好，奶水也少，我应该怎样才能使身体尽快恢复？

A. 产后虚弱，是由于分娩用力、出汗、出血导致的，可出现头晕、乏力、奶水不足、便秘、腹痛、阴冷等不适，需要很好地进行调养，才能帮助身心尽快恢复到孕前状态，避免对今后的健康造成不良影响。

食疗对于新妈妈的身体恢复有很大的促进作用，特别是各种汤类。猪蹄汤、瘦肉汤、鲜鱼汤、鸡汤等含有丰富的水溶性营养，不仅利于体力恢复，而且促进乳汁分泌，可谓最佳营养品了。

但新妈妈喝肉汤也有学问。应该多喝牛奶和骨头汤以补充钙元素，因为宝贝的骨骼和牙齿生长需要大量的钙；不宜喝过浓的肉汤，这样的汤脂肪含量高，乳汁中的脂肪含量也会，容易引起宝贝消化不良、腹泻。

此外，产后适当下床运动也是很必要的，总躺在床上，也会出现无力、头晕和食欲不好的状况。你可以在家人的陪同下，多走动，或在窗前做做深呼吸和适当的伸展运动，也可以让你神清气爽。如果还是觉得很不舒服，就要及时与医生沟通，在医生的指导下尽快恢复。

通过按摩来治疗缺乳症可行吗？

A. 根据不同病因，可将产后缺乳分为两种类型：一种是气血虚弱型，主要是由于气血亏虚，津液不足，导致乳汁分泌减少或不足。一般表现为乳房柔软无胀满感、面色暗淡、精神萎靡、食欲缺乏。但这种原因所致的缺乳发生率越来越低。另一种是肝郁气滞型，由于七情所伤，肝气郁结，致使乳脉不行而缺乳。一般表现为乳房胀满疼痛、胸胁胀闷、精神抑郁、食欲缺乏。

研究表明，产后乳汁不足时，采用按摩的方法治疗，只要操作得当，可有效促进乳汁分泌。采用按摩方法治疗缺乳症，可达到健脾益气、疏肝解郁、活血化瘀、散结通乳的功效。

新妈妈排恶露汤要喝几副？

A. 排恶露汤是产后用来排恶露的汤剂，自然生产者需服5～7副，剖宫产者需服7～14副。具体该喝几副，需依据新妈妈恶露排出的状况而定。如果恶露淋漓不绝，久排不尽，就要加大药的剂量，可以服15～20副，直到恶露尽净，不再排出为止。

但是此时需要注意，要先咨询医生再适当增加剂量，如果觉得身体不适，要立刻停药。

若已无血块，而且腹部没有下坠感、疼痛等不舒服症状，即使仍有少量褐色出血，也不必再服排恶露汤，可以开始服补药了，如四物汤、八珍汤、十全大补汤等。

此外，可用排恶露汤排恶露，香油鸡能补血、温暖子宫、帮助子宫收缩，二者共食有相辅相成的效果。

Part 06

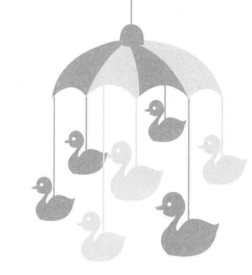

产后第 2 周
开始强筋骨补肾气

　　经过上一周的精心调理，新妈妈的胃口应该明显好转。产后第 2 周，新妈妈身体的伤口在慢慢愈合，疲劳也逐渐消失，机体内脏逐渐归位，骨盆也开始收缩，向孕前状态慢慢靠近。这一周，新妈妈已经出院了，除了照顾好自己的身体外，还要照顾宝宝，调养应以强筋骨补肾气为主。

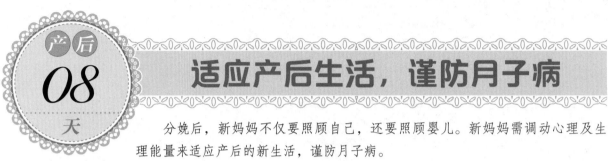

适应产后生活，谨防月子病

分娩后，新妈妈不仅要照顾自己，还要照顾婴儿。新妈妈需调动心理及生理能量来适应产后的新生活，谨防月子病。

产后伤口疼痛要依伤口类型分别护理

自然分娩因为经阴道分娩，会阴部位容易出现撕裂的伤口，导致产后会阴疼痛，至于疼痛程度则因裂伤大小及范围、个人感受而有不同，通常在分娩完数小时至1天内最痛，待伤口复原后就不再疼痛。

剖宫产产妇的伤口疼痛往往会比自然分娩严重，大多需要注射止痛剂才行。因此，医生有时会建议产妇使用"束腹带"固定伤口，减少活动时因为牵拉而造成的疼痛。一般来说，剖宫产的伤口疼痛感，约在产后数天至数周内慢慢缓解。

侧切的伤口，只要不直接压迫伤口，如侧躺、坐时使用中空的气垫圈，均能减轻疼痛；必要时也可辅以止痛药物，达到减痛的目的。若会阴肿痛较为严重者，产后初期可进行冰敷，1～2天后再给予热敷。如果产后3～7天出现了伤口红肿、缝合处裂开等情形，有可能是并发感染，需要医生及时处理。

剖宫产妈妈产后刀口痒怎么应对

• 不要过早地揭刀口的痂，过早硬行揭痂会把尚停留在修复阶段的表皮细胞带走，甚至撕脱真皮组织，并刺激伤口出现刺痒。

• 如果刀口很痒，新妈妈可以涂抹一些外用药如维生素E等用于止痒。

• 新妈妈要注意饮食，多吃水果，鸡蛋、瘦肉等富含维生素C、维生素E及必需氨基酸的食物。这些食物能够促进血液循环，改善表皮代谢功能。切忌吃辣椒、葱蒜等刺激性食物。

• 新妈妈要保持瘢痕处的清洁卫生，及时擦去汗液，不要用手搔抓，也不要用衣服摩擦或用水烫洗的方法止痒，以免引起更严重的瘙痒。

月子餐的烹饪讲原则

新妈妈产后饮食应以精、杂、稀、软为主要原则，在烹饪时还需兼顾新妈妈的体质特点，采取适当的烹调方法。

● 月子餐要保证量少质精，菜和饭量不需要太大，但要精选食材，使荤素菜的品种尽可能丰富多样。

● 新妈妈饮食中的水分可以多一点，如汤、牛奶、粥等。

● 为使食物容易消化，新妈妈的饭菜要煮得软一点，烹调宜采用蒸、炖、焖、煮，不宜采用煎、炸的方法。因为食品在加工烹饪过程中会发生一系列的物理化学变化，使某些营养素遭到破坏，因此，在烹饪过程中要尽量保留其营养，尽量减少营养素的损失。

● 依中医产后"热补"原则，以麻油、老姜、米酒水做料理。

● 月子餐应做到口味清淡，烹调时少放盐和酱油，不可做得太油腻。

盘点补气血的中药材

产后气血亏虚，应气血同补。以下中药可以帮助新妈妈调补气血：

● 黄芪：含香豆素、黄酮类化合物、人参皂苷及微量叶酸等。味甘，性微温，具有补气固表、托疮生肌、利水的功效，主治气血虚弱、自汗、久泻脱肛、子宫脱垂、肾炎浮肿、蛋白尿、糖尿病、慢性溃疡等症。

● 人参：味甘微苦，性症偏温，其功重在大补正元之气，以壮生命之本，进而固脱、益损、止渴、安神。

● 香附：具有疏肝理气、调经止痛之功效，为历代医学家所称的妇科良药，临床上多用于治疗多种妇科疾病。

● 三七：三七具有"生打熟补"的功效。即服生三七能活血化瘀、消肿止痛，能治跌打损伤；服熟三七能补血强身。

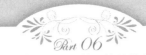

孕育小百科

中医食疗，因人而异

中医食疗，健康保健，备受新妈妈的推崇。但是，由于体质的差异，一种加食疗方并不能适合所有人。新妈妈应先请中医诊断自己的身体状况，了解自己的体质，再对症食疗。

患妊娠糖尿病的新妈妈产后应注意的问题

妊娠糖尿病是在妊娠后才出现糖尿病，在分娩之后，除注意预防低血糖的发生外，还需要对其糖尿病情况重新进行评价，必要时做葡萄糖耐量试验。妊娠糖尿病一般产后即可缓解，然而再次妊娠又重新出现。有妊娠糖尿病的女性患糖尿病的危险性将大大增加。鉴于这些女性的糖尿病发生率高，产后应该经常和医生沟通。产后3个月做1次口服葡萄糖耐量试验，以后每1～2年再复查1次。为了查出较轻度的高血糖症，必须做口服糖耐量试验，而不是随机血糖检查。

糖尿病产妇在产褥期可出现低血糖，特别是哺乳的妈妈。为了减少低血糖发作，应定时吃足量的碳水化合物。在喂乳之前吃一些零食，这样有助于预防低血糖的发作。不少母亲担心在给婴儿洗澡时发生低血糖，其预防方法有：饭后立即为婴儿洗澡，在房间不同的地方，如在为婴儿更衣的桌旁边，放一些可以缓解低血糖症状的方便食物。

对糖尿病的患者，尤其是1型糖尿病患者应提倡早开奶。患妊娠糖尿病的新妈妈宜在分娩一个月后开始锻炼，避免肥胖。

母乳喂养，无需定时定量

母乳喂养不需要定时定量，要根据宝宝的愿望和妈妈奶胀的情况来安排，宝宝想吃就吃，想吃多久就吃多久。妈妈只要感到胀奶就可以喂。这样随着宝宝月龄的增加，胃的容量和奶的需要量增加，妈妈分泌的奶量也随着增加，以满足宝宝的需要。只有按需哺乳，才能保证宝宝的营养供应。

宝宝是伴随着水、葡萄糖、脂肪的储存而诞生的。最初几天，少量的初乳完全能满足宝宝的需求。之后只要坚持喂养，让宝宝频繁地吸吮，妈妈的奶量就会越来越多。

宝宝一降生就会哭，这是正常现象。有的妈妈总是担心宝宝的啼哭是因奶水太少，并采取一些错误做法，如给宝宝喂糖水、牛奶等，结果可能导致母乳喂养失败。

爱心提醒

此时，新妈妈和小宝宝刚从医院回到家2～3日，家里，爷爷奶奶会因为疼爱宝宝而迫不及待地抱宝宝，主动为宝宝冲奶粉。新妈妈一定要及时委婉地告诉家人，你要为宝宝喂母乳，将母乳喂养坚持到底。

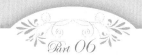

🍼 哺乳完后别忘了给宝宝拍嗝 💗

宝宝吃完奶后可能会吐奶，如果不注意还有可能把奶吸入到气管内，发生窒息。这都与宝宝吃奶时咽下去一部分空气有关，所以在宝宝吃奶后一定要拍嗝。

那么，拍嗝时都有哪些技巧呢？

● 将垫布铺平在妈妈的一侧肩上，以免宝宝溢奶脏了妈妈的衣服。抱直宝宝，放在肩膀上，让其下颌靠着垫布。妈妈一手抱住宝宝的臀部，另一手手掌弓成杯状，由下往上轻轻叩击宝宝背部，或是手掌摊平轻抚背部，直到宝宝打嗝排气为止。

● 将围嘴围在宝宝的脖子上，避免宝宝溢奶到衣服上。让宝宝坐在妈妈大腿上，妈妈一手虎口张开，托住宝宝的下颌及前胸，另一手手掌弓成杯状，由下往上轻轻叩击宝宝背部，或是手掌摊平轻抚背部，直到宝宝打嗝排气为止。

🍼 躺着为宝宝哺乳需谨慎 💗

刚出生的宝宝，由于呼吸与吞咽动作的协调性比较差，如果妈妈的奶水比较充足或者宝宝有鼻塞的情况，就更容易发生呛奶了。尤其是躺着给宝宝喂奶的时候，宝宝的头和胃都处于同一个水平面上，会增加呛奶的概率。

另外，新生儿的胃呈水平状，胃的入口处贲

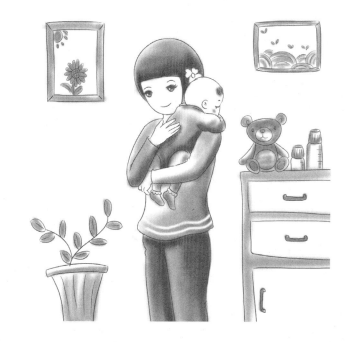

门松弛，躺着吃奶时，空气很容易随着吞咽动作、呼吸、哭闹而进入胃里，占据胃的一部分空间，让比较敏感的宝宝感觉不舒服，造成呕吐或漾奶。更为严重的是，由于仰卧位，容易将吐出的奶误吸入气管，造成窒息，后果不堪设想。

躺着喂奶可以让产后的妈妈得到休息和放松，对产后虚弱或者白天十分疲劳的妈妈十分有利。躺着哺乳时，只需注意使宝宝头部略高些，并要让宝宝含住整个乳晕部分，以减少宝宝吸进过多的空气。

如何给宝宝选购奶瓶 ❤

给宝宝选购奶瓶的讲究也很多，爸妈一定要细心掌握。

● 看奶瓶材质。目前市场上销售的奶瓶从材料上有无毒塑料（俗称太空玻璃）和玻璃两种。塑料奶瓶质量轻、不易碎，适合外出及较大宝宝自己拿用。玻璃奶瓶除了强度不够、易碎外，其他方面都优于塑料奶瓶，适合由妈妈拿着哺喂宝宝。一般喂养初生宝宝使用玻璃奶瓶为主，3个月后用塑料奶瓶多一些。

● 看奶瓶容量。常见的奶瓶容量一般有120毫升、160毫升、200毫升、240毫升几种。一般说来，新生儿需要120毫升容量的奶瓶，以后随着宝宝的饮食量的增加再更换稍大的奶瓶，而且奶瓶4～6个月就需要淘汰更新。

● 确定奶瓶购买数量。这取决于喂养方式和使用奶瓶的方法。母乳喂养建议准备好1～2个250毫升和1～2个120毫升的奶瓶，人工喂养最好备好4～6个240毫升和1～2个120毫升的奶瓶。

● 看外观。优质奶瓶的透明度好，能清晰地看到奶液的容量和状态。瓶身最好不要有太多的图案和色彩；优质奶瓶的硬度也高，用手捏一捏就能感觉出来。

● 看形状。圆形奶瓶内颈平滑，奶液流动顺畅，适合0～3个月的宝宝使用，弧形奶瓶便于宝宝抓握，满足他们自己吃奶的愿望，适合4个月以上的宝宝使用。带柄的小奶瓶专为1岁左右的宝宝准备。

宝宝的奶嘴该怎么选 ❤

有了合适的奶瓶，还得配上合适的奶嘴。

奶嘴的材质有橡胶和硅胶制的。橡胶奶嘴有弹性，质感就像妈妈的乳头；硅胶奶嘴没有橡胶的异味，容易被宝宝接纳，也不易老化，还抗热、抗腐蚀。此外，奶嘴的小孔也有好多型号，细心的妈妈也要非常认真地挑选。

● 圆孔小号（S号）：适合新生儿用。

● 圆孔中号（M号）：适合2～3个月的宝宝。

● 圆孔大号（L号）：适合用S号、M号两种奶嘴喂奶时间太长，但量不足、体重轻的宝宝。

● Y字形孔：适合可以自己控制吸奶量，边喝边玩的宝宝。

● 十字形孔：适合吸饮果汁、米粉或其他粗颗粒饮品。

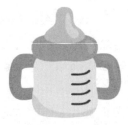

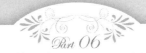

🍼 新生儿出院后家庭护理异常情况要警惕 💜

出院后回到家中要经常观察宝宝的精神、呼吸、面色、皮肤、吃奶、大小便等一般情况。注意气温、室温的变化，冬季要注意宝宝的保暖。经常为宝宝测体温，了解体温变化情况。

● 观察有无流涕等感冒症状，若安静时每分钟呼吸少于 60 次，呼吸急促，或有鼻翼扇动，说明呼吸困难。

● 观察宝宝是否突然出现反常现象，有无呛奶，吃奶是否有力。

● 观察睡眠是否好，有无易惊现象，或嗜睡、哭闹不停，有无口吐白沫或异样的哭声。

● 观察新生儿黄疸是否逐渐加重，全身有无脓疮，有无红疹子。

● 观察脐带脱痂后有无渗出物和脓性分泌物，脐轮是否发红。

● 观察大便性状和颜色。吃母乳者一般大便次数较多，大便呈黄色稀糊状，可有小奶瓣。吃牛奶的宝宝大便较干。若每日大便 8 次以上，水、便分离或有黏液，有异臭味，均属异常。

如发现有以上异常情况，应尽快带宝宝到就近的医院就诊，千万耽误不得。

🍼 新生宝宝的囟门不能按压 💜

宝宝前囟门的闭合变化反映颅骨的骨化过程。前囟门过早闭合见于小头畸形，晚闭合多见于佝偻病、呆小病或脑积水。前囟饱满是颅内压增高的表现，是新生宝宝患脑膜炎、脑炎时的重要体征。前囟凹陷常见于腹泻、脱水或极度消瘦的宝宝。

可见，前囟门就像是一扇窗子，透过它可以得知宝宝是否患有某些疾病。

前囟门如此重要，那么能不能摸呢？其实，前囟门是可以摸的，但动作要轻柔，绝不能大力按压。有些年轻的父母看到宝宝一跳一跳的囟门，不敢动，甚至不敢给宝宝洗头，致使宝宝头上生乳痂，既不卫生，也不好看，而且易患脓疱疮。

孕育小百科

囟门的合理清洗法

宝宝的囟门不必刻意清洗，洗澡时清洗即可，要用婴儿专用洗发液。清洗时手指要平放在囟门处轻轻地揉洗，不能强力搔抓，以免伤到宝宝。

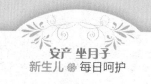

DIY 的月子餐更健康

产后如不加以调养，妈妈极易出现产后肾虚的症状。个性化的月子餐，能让妈妈更好地吸收营养，有益于母婴健康。

月子餐，适合自己的才最重要

新妈妈要根据自己的体质状况，量身定制适合自己的食谱。如便秘的新妈妈，可补充一些膳食纤维和维生素；体质偏弱、贫血的新妈妈，可补充铁质，增加脂肪和无机盐的摄入等。

其实，月子餐不是越贵越好，而应该根据身体状况挑选需要的食材，科学烹调。宝宝需要乳汁来填饱肚子，哺乳的新妈妈吃一些促进泌乳的食物来满足宝宝母乳需求。如在第 2 周时，为自己准备一些猪蹄汤、鸡汤、醪糟汤、红糖水等。同时，补充适合宝宝的营养，如选用一些高蛋白、含淀粉的食物。

家庭料理月子餐应注意，食物选择多样化、营养摄入均衡化是新妈妈的膳食原则，考虑产后身体虚弱、体力恢复和未来哺乳的需要，适当增加高能量、均衡营养素量和优质蛋白的摄入。

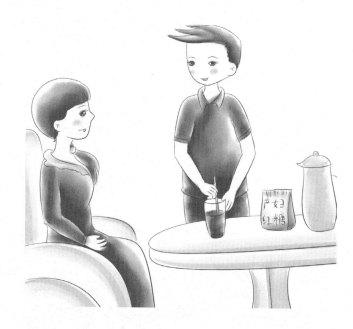

产后切勿盲目进补药膳

不少新妈妈对药膳十分感兴趣，除进食鸡蛋、炖鸡、炖肉外，总想在炖物中加上一些滋补品，然而却不知道该加哪些。有人喜欢产后吃当归炖鸡，却不懂得当归炖鸡生热，有的新妈妈吃后不但无益，反而因体质不适合造成口渴，咽干，尿黄，甚至烦躁。

有些新妈妈身体阴虚，内有伏热，又吃当归炖鸡，或吃羊肉炖当归、红枣，以至火上加油，出现虚火上犯、头晕、发热，甚至牙龈出血、流鼻血等症。而另一些新妈妈属阳虚体质，服用北沙参、麦冬炖猪蹄，或服青果炖猪肚，以为滋补身体，谁知以上调理滋腻清火，致使阳虚体质的身体难以承受，以至出现脾胃困顿、饮食停滞、胃胀满、腹胀泻、不思饮食等症。凡用药膳需要谨慎，最好咨询医生。否则与调养目的相悖。

所以，产后食用药膳，应根据各人的身体状况，根据医生建议，按照药、食材的功效、性味选择适合自己的药膳。

预防产后消化不良

产后，妈妈们一般卧床的时间比较长，运动量少，容易消化不良，应该注意日常生活习惯的细节，有意识地预防消化不良。

● 注意饮食结构的平衡。注意荤素搭配，蔬菜水果富含纤维素和果胶，可以帮助肠道蠕动，是妈妈饮食中必不可少的。少食用油炸和过分油腻的食物，以免增加消化系统的负担、影响。不要食用辛辣刺激性的食品，以免对肠胃造成刺激，阻碍消化吸收。

● 少食多餐，饭菜要细软，以利于新妈妈的消化吸收。

● 每天最好能喝 500 毫升左右的牛奶，对新妈妈的消化吸收功能有一定的帮助。

● 服用助消化的药物，如多酶片、乳酶生等。

● 新妈妈在身体条件允许的情况下，适当下床活动，可以帮助消化。

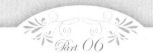

育儿小百科

新鲜果蔬为新妈妈开胃

新鲜果蔬可为新妈妈开胃，促进营养的消化和吸收。番茄、黄瓜、茄子、苹果等色鲜味美，让新妈妈一看就有食欲。在烹调过程中，可以利用它们本身的清香，减少调味料的使用。

产后催乳，小心催出乳腺炎

新妈妈正在享受初为人母喜悦，也满心欢喜地为宝宝催乳。可没想到，着急催乳却催出了问题，新妈妈乳房肿胀疼痛，一看医生，才知道是患上了急性乳腺炎。

有的新妈妈生完小孩后，乳管并没有完全疏通，通过按摩能起到一定的疏通作用，但按摩只是一种辅助手段，宝宝的吸吮起着更大的作用。按摩催乳时，如果催乳师的按摩手法过于粗暴，可能造成乳房局部挫伤、红肿，引发乳腺炎，使妈妈感到疼痛难忍，影响新妈妈正常哺乳。

新妈妈乳少，主要发生在产后前几天，而乳汁的产生是一个从少到多的过程，通过宝宝的吮吸，按需喂养，母乳可逐渐多起来。宝宝吸吮的过程就是一种刺激过程，吸吮刺激通过神经反射到妈妈大脑垂体，令泌乳素增加，使乳汁分泌增加。

所以，新妈妈不可盲目催乳，如果确实需要这么做，也要做好护理，预防乳腺炎的发生。

勤吸吮是促进母乳分泌的基本方法

妈妈除了要均衡地摄入营养之外，适当地促进乳汁的分泌也是非常重要的。

乳汁的分泌是在神经系统以及激素的调节下进行的，其中催乳素的作用最重要。吸吮可以刺激催乳素的分泌，催乳素作用于乳腺，进而促进乳汁的生成与泌出。因此，促进母乳分泌的关键在于尽早建立以及维持宝宝对乳头的吸吮刺激。

产后，新妈妈应尽早把小宝宝放在妈妈能够得着的地方，以便进行不定时的按需喂奶。勤吸吮既是刺激母乳分泌的一种手段，本质上更是产后初期用母乳为初生宝宝提供足够营养的唯一可行办法。

爱心提醒

吸吮母乳对新生儿来讲，是个"力气活儿"。因此，新妈妈在给宝宝喂奶时应多鼓励宝宝，可以边说鼓励的话，边爱抚宝宝的身体。这样，宝宝会更快乐地进食。

按需哺乳

每当宝宝因饥饿啼哭或母亲感到乳房胀满时就应进行哺乳，哺乳间隔是由宝宝和母亲的感觉

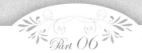
决定的，这就叫按需喂养。新生儿是最不能忍受饥饿的，一饿就会哭，如果一个要按时喂奶的母亲就因时间不到就不给宝宝喂奶，这是非常不妥的。

新生儿胃容积很小，仅 30 毫升左右。由于新生儿早期吸吮力弱，每次吸入的奶量很少，加之喂奶的姿势也不一定正确，往往弄得母婴都疲惫不堪，而宝宝却未能吃饱，常常吃几口就睡着了。但睡不了多久，又因饥饿而啼哭，长期如此会造成宝宝营养不良，影响宝宝生长发育。而妈妈分泌的乳汁由于未及时被宝宝吸空，久而久之也会使乳汁分泌减少。

喂奶过于频繁，也会影响妈妈休息，奶水来不及充分分泌，宝宝每次都吃不饱，过不了多久就又要吃，形成恶性循环；频繁吸吮也会使妈妈的乳头负担过重，容易破裂，从而无法哺乳。

怎样知道母乳是否够吃

现在提倡母乳喂养，有很多母亲担心自己的奶水不够，怕宝宝吃不饱，那么怎样知道母乳是否够吃呢？

判断母乳是否充足的最简单的办法就是称宝宝体重。宝宝出生后 7 ~ 10 天会出现生理性体重减少，此后，体重会增加。宝宝出生 10 天后每 7 天称重 1 次，将增长的体重除 7 得到的值

如在 20 克以下，则表明母乳不足。

还可用哺乳时间的长短来判断母乳足不足。正常情况下的哺乳时间为 20 分钟左右，假如哺乳时间超过 20 分钟，甚至超过 30 分钟，宝宝吃奶总是吃吃停停，而且吃到最后也不肯放乳头，则可以断定母乳不足。宝宝出生两周后，宝宝吃奶间隔依然很短，吃奶后隔个把小时就啼哭，也可以断定母乳不足。

另外一种判断方法则要靠母亲自己的经验了，那就是乳房是否胀。乳房胀得厉害与否。胀得总是比较厉害则要考虑宝宝是否吃得不够。

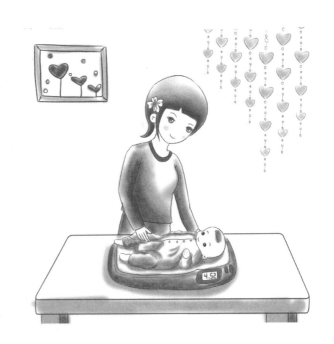

给母乳不足的妈妈的几个忠告

● 要有用母乳喂养宝宝的决心：欲使母乳增多，首先妈妈自身就得坚定自己哺乳的决心。宝宝出生以后，要经常让宝宝吸吮乳头，以刺激乳腺分泌乳汁。

● 千万不要灰心丧气：通常，开始几天乳汁都不会很多，过四五天以后，乳汁才会大量分泌。因此，千万不要因为开始几天乳汁少而灰心丧气。

● 不要随便补充奶粉：产后第1周，即使母乳很少，也尽量不要使用奶粉补充。因为宝宝一吃奶粉，吸奶力就会差，母乳会越来越少。

● 不要焦躁：要保持精神愉快，心情焦躁会影响乳汁分泌。要注意休息和睡眠，千万不能过度疲劳。

警惕病理性呕奶

宝宝经常呕奶对身体不好。如果宝宝呕奶，可尝试慢慢地哺乳、频繁地为宝宝拍背，让宝宝在舒适的环境下吃奶；或者哺乳之后，把宝宝笔直地抱起。若上述方法皆无效，可能是宝宝对母乳或某种奶粉过敏。

如喂养方法恰当，宝宝大小便也正常，但仍然经常呕奶，那就要找医生检查一下，看是否有先天性肠胃病或其他原因，以便对症治疗。

新生宝宝比较脆弱，如果宝宝经常呕奶，一定要带宝宝到正规医院做检查和治疗。此外，解决宝宝呕奶不能单靠药物，妈妈还要注意正确的喂养方法，让宝宝早日不再呕奶，舒舒服服。

爱心提醒

呕奶与喷奶不同，呕奶是胃内的奶汁从新生宝宝口部点滴流出；喷奶则是宝宝把奶汁喷出来。造成喷奶的原因包括吃奶过量或是生病。若发现新生宝宝喷奶且看起来精神不好，应请教医生。

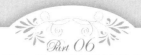
新生儿乳房肿胀是怎么回事

新生儿不论男、女宝宝都可能发生乳房肿大，一般像蚕豆大小，而且有少量淡黄色乳汁样液体分泌出来，一般生后 5～9 天乳房肿大最明显。母亲看到宝宝的乳房肿胀，认为是异常情况，甚至害怕民间流传说：此时要挤压乳头，不然女宝宝长大后是瞎奶头，不能分泌乳汁。因此，就造成挤压乳房的旧习俗，由于不讲卫生地挤压导致细菌侵入，造成新生儿乳腺炎，给宝宝带来不必要的痛苦。

其实，新生儿乳房肿胀是正常现象，这是由于胎儿受母体内分泌（雌激素）影响突然中断所造成的，不需治疗。3 周左右就会自行消失，千万不要给宝宝挤奶头。

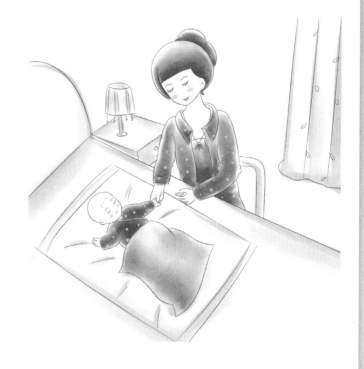

新生宝宝也需要修剪指甲

宝宝出生前 1 个月便已长出指甲。有些宝宝呱呱落地时，指甲已经颇长。为防止宝宝用指甲抓伤皮肤，应用小巧的指甲剪，经常为宝宝修剪。

为宝宝修甲，最好是趁他熟睡的时候，不必一次就修好十只手指的指甲，如在修甲中发现宝宝快要醒来，可以停下来，等宝宝下次熟睡时，再为他修剪。一般来说，新生宝宝的脚趾甲，长得比手指甲慢得多，很可能在宝宝出生后半年，甚至 1 年，都不用修剪。

但是，妈妈仍要不时检查宝宝的脚趾甲，磨平尖利的部分。

父母为宝宝修剪时应特别谨慎，以免剪伤，另外还得注意不要将指甲剪得过短，因为宝宝会因此感到疼痛，或在活动时磨损指部的皮肤。

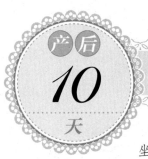

产后10天月子"雷区"大排查

提到坐月子禁忌，老人们有自己的看法，年轻母亲也有自己的看法。现代坐月子要科学、健康和舒适。哪些地雷区你不可以碰？

产后调养的两大误区

新妈妈产后调养不当，很可能会落下病根。但老一代推崇的传统的产后养身做法有些可能是错误的。因此，新妈妈一定要注意辨别。

● 身体保暖意味着要多出汗：传统月子讲究，产后要注意身体保暖，避免受凉，以防患"产后风"而耽误一辈子的健康生活，这也成为产后调养的重中之重。但是，产后调养的保暖并非意味着新妈妈非得出一身汗。新妈妈只要不会因为着凉而引起肌肉收缩即为适宜温度，所以夏天吹吹电风扇、吹吹空调都是可行的，只是需要注意，避免过堂风或正对着风口。

● 产后必须静卧21天：产后新妈妈需要静养以恢复体力和精力，但并不意味着要在床上一动不动地待上21天。事实上，新妈妈产后只要不进行过于激烈或过于劳累的活动，在身体可承受的范围内，是可以进行适量运动的。适当运动不会影响妈妈产后的调养，还会使其身体恢复得更快更好。

产后伤口愈合的饮食宜忌

重视产后 1 ~ 2 周的饮食，可促进顺产时阴道撕裂或侧切及剖宫产后伤口的愈合。在恶露排出阶段，新妈妈不宜大补特补，产后大补很容易导致血管扩张、血压上升，加剧出血，延长子宫的恢复期，造成恶露不绝。

正确的食补通常在产后第 7 天开始，此时开始食补，能真正补充生产时的耗损。所以，必须

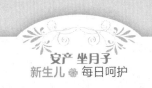

孕育小百科

均衡饮食，才健康

新妈妈的饮食不在于多，而在于均衡饮食，不偏食、不挑食，获取充分的营养，这对新妈妈和宝宝的健康都有利。

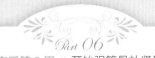
依据产后身体恢复的步骤，谨慎调理。此时，宜在清淡、稀软的原则上增加饮食种类，少吃桂圆、人参等补益性食品，可以吃一些鸡蛋、鸡肉、小米粥、汤面、豆类及豆制品等。

新妈妈月子里的两个"要"

产后，新妈妈的负担并没有减轻，反而因为照料小宝宝和调养身体有点手忙脚乱。因此，新妈妈应该做好月子里的身体调养，注意在照顾宝宝间隙抓紧时间休息。

● 产后要及早下床活动：新妈妈产后不要一味地卧床休息，适当的活动对身体是有益无害的。下床活动可促进各个器官的复位及其功能的恢复，尤其是子宫的复原，子宫的恢复对恶露的排出也会有极大的促进作用。适当锻炼可锻炼腹壁和盆底的肌肉，加速胃肠活动，从而增进食欲，预防便秘、尿潴留等病症的发生，帮助剖宫产的新妈妈预防肠粘连，并加速腹部刀口的愈合。若不想下床，也可以和丈夫在床上做一下运动。

● 新妈妈要建立新的睡眠习惯：宝宝出生后，新妈妈的睡眠形态就会被打乱，不得不经常起床照看宝宝，给宝宝喂奶，因此，新妈妈应当建立新的睡眠习惯。宝宝睡觉的时候，如果你也想睡，那就赶紧睡吧。

胀气的食物，不利于伤口愈合

月子期间，家人会大量提供牛奶、糖类、黄豆、豆浆、淀粉等食物为新妈妈补充营养。可你知道吗，这些食物并不适合手术恢复期的新妈妈。

这是因为，这类食物会使肠道产气，使新妈妈发生腹胀。剖宫产手术会使肠肌受到刺激，导致肠道功能受抑，肠蠕动减慢，如肠腔内有积气，术后会腹胀不适。新妈妈过多食用上述食物会更加重腹胀，不利于伤口愈合。

此外，家人也不要给哺乳的新妈妈吃这些胀气食物。先进食蛋汤、烂粥、面条、馄饨等，然后慢慢把饮食逐渐恢复到正常。

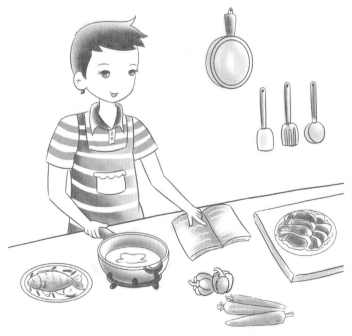

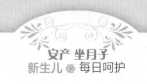

新妈妈产后贫血的判断与调理

贫血会影响新妈妈身体的恢复和宝宝的营养健康，所以应早发现，早调理。

● 轻度贫血：是指血色素低于 100 克／升，面无血色是新妈妈贫血的典型特征，如觉得身体不适，新妈妈应该对着镜子看看自己的脸色，跟身体其他部位的肤色做对比，如果脸上没有光泽、苍白或暗黄，可能是轻度贫血。

● 重度贫血：是指血色素低于 60 克／升，少数新妈妈不但有面色无华的情况，甚至还伴有水肿、全身乏力、头晕、心悸、呼吸短促等症状。新妈妈若出现以上这些症状，要及时找医生咨询。

● 新妈妈产后贫血如经检查认为不需要用药，可通过饮食来改善贫血症状。黑木耳、紫菜、荠菜、黑芝麻、藕粉等含铁丰富，新妈妈都可以适量多吃一点。

产后血晕的药膳调理

产后血晕是指新妈妈分娩后出现头晕眼花、不能坐起或心胸满闷、恶心呕吐，甚至神志昏迷等症状。导致血晕的原因，一是生产时失血过多，心神失养，以致气虚血脱；二是血瘀气滞，扰乱心神。治疗时应根据病症分型选择合理的食疗方。

八珍汤

原料 羊肉 500 克，鲜藕 2000 克，山药 50 克，黄芪 10 克，黄酒、高曲、酒糟、腌菜末、精盐各适量。

做法 将高曲、酒糟、黄芪同煮 30 分钟取汁。羊肉、藕、山药洗净切块，同入锅内，加黄酒煎汁，同煮至肉熟。吃时加精盐少许，撒上腌菜末。

用法用量 每日 1 剂，吃肉、藕，饮汤。

功效 补益气血。适用于血虚气脱型产后血晕。

核桃仁黑木耳煮墨鱼

原料 墨鱼 1 条，核桃仁 10 克，黑木耳 15 克，盐适量。

做法
① 上述材料洗净，黑木耳用水泡发 2 小时。
② 常法煮食。加少许盐调味即可。

用法用量 每日 1 剂，佐餐食用。

功效 活血化瘀，适用于血瘀型产后血晕。

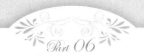

🍼 满足月子营养需求的饮食方法 ❤

产后妈妈要摄取营养丰富的食物，以满足身体的需要，一般要遵循以下几个饮食原则。

● 增加餐次：每日以 5 至 6 餐为宜，每餐不宜吃得太饱，有利于胃肠功能的恢复，减轻胃肠负担。

● 干稀搭配：干的能保证营养的供给，稀的能保证水分的供应。

● 荤素搭配，避免偏食：不同食物所含的营养成分不同，而人体需要的营养是多方面的，只有全面摄取食物，才能满足身体的需要。

● 清淡适宜：月子里应该吃清淡的食物，少吃大葱、大蒜、花椒、辣椒等辛辣调味料，食盐也应少放。

● 注意调理脾胃：月子里应该吃一些健脾、开胃、促进消化、增进食欲的食物。

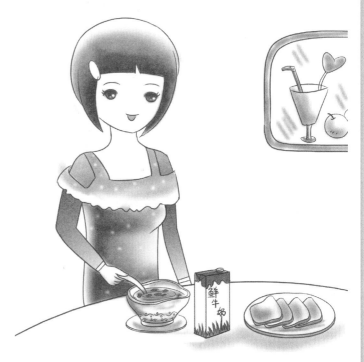

🍼 宝宝睡觉时宜开窗 ❤

当你走进门、窗紧闭的房间时，会闻到一种怪味，这是由于室内长时间不通风，二氧化碳增多，氧气减少所致。宝宝若在这种污浊的空气中生活和睡眠，对宝宝的生长发育大有害处。

开窗睡眠（雾霾天除外）不仅可以交换室内外的空气，提高室内氧气的含量，调节空气温度，还可增强机体对外界环境的适应能力和抗病能力。

孩子年龄越小，新陈代谢越旺盛，对氧气的需求量越大。因新生宝宝户外活动少，呼吸新鲜空气的机会少，所以要开窗睡眠增加氧气的吸入量。妈妈和宝宝在氧气充足的环境中睡眠，入睡快、睡得沉，也有利于脑神经充分休息。

开窗睡觉也要注意，不要让风直吹宝宝。若床正对窗户，应用窗帘挡一下，以改变风向。室内的温度不能过低，以 18 ~ 22℃ 为好。

新生儿生理性体重下降会持续多久

新生儿出生后第1周内体重会下降，下降的重量不会超过新生儿出生体重的8%，而且最迟10天就会恢复甚至超过出生时的体重。

这种体重下降称之为生理性体重下降。是由于新生儿出生后排出胎便和尿液，且通过皮肤、肺等途径丢失了许多水分，加之出生后的前几天吃奶较少等原因造成的。

一般的新生儿出生7～10天体重会明显增加，大概以每天30克的速度增长，这说明宝宝体内各器官的发育步入正常的轨道。但也有个别宝宝出生后2周体重增长不足100克，如果宝宝没有其他疾病，我们首先应该想到是母乳不足，然后就积极地想办法帮助母亲坚持母乳喂养，比如增加宝宝吸吮次数，纠正不正确的吸吮衔接姿势，让母亲吃好、睡好、不要焦虑等等。

孕育小百科

新妈妈患了感冒还能喂奶吗？

新妈妈发现自己感冒时，已通过接触把病原菌带给了宝宝，即使是停止哺乳也可能会使宝宝得病。相反，坚持哺乳，反而会使宝宝从母乳中获得相应的抗体，增强抵抗力。

当妈妈感冒较重时，应该戴口罩，尽量减少和宝宝面对面的接触。如果妈妈感冒严重发热，应暂停哺乳并将乳汁及时挤净，同时遵医生处方用药，防止药物进入乳汁而影响宝宝，妈妈身体恢复后，再继续哺乳。

家有新生宝宝，最好别养宠物

众所周知，从妈妈怀孕那刻起，家中就不应该养宠物了。产后，最好也别养宠物。宠物身上有许多细菌，会威胁宝宝的健康。动物在发情期时，它的兽性会在你想不到的情况下发泄出来，可能对宝宝造成伤害。

如果家里宝宝与宠物同在，父母要做到以下几点：

● 禁止宠物进入宝宝的房间。

● 不要让宝宝单独跟宠物在一起，宝宝挥舞的小手可能会对宠物构成"挑衅"。一旦发现宠物对着宝宝发出嘶嘶声、吼声或有发怒的迹象时，应立即制止，并将宝宝跟宠物隔离开。

● 不要在宠物面前给宝宝喂食，因为宠物可能会冲上来跟宝宝抢食。

● 不要让宠物舔宝宝的脸。

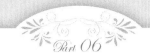

注意防止宝宝吐奶 ♥

新生宝宝吐奶较为常见。如果吐奶严重，会影响宝宝的吃奶"兴趣"，对妈妈乳房保健也不利。由于新生宝宝的胃呈水平位，容量小，连接食管处的贲门较宽，不易关闭，且连接小肠处的幽门较紧。宝宝吃奶时如果吸入空气较多，奶液容易倒流入口腔，引起吐奶。

只要注意哺乳的方法，吐奶是完全可以避免的。首先要采取合适的喂奶姿势，尽量抱起宝宝，让宝宝的身体处于 45° 左右的倾斜状态，这样乳汁自然向下流入胃里，这样比平躺着喂奶减少发生吐奶的机会。

帮宝宝拍嗝，让胃中的空气排出，可减少吐奶风险。可在哺乳后将新生宝宝竖直抱起，并轻拍宝宝后背，让宝宝通过打嗝的方式排出吸奶时一并吸入胃里的空气，然后再把宝宝放到床上，一般就不会吐奶了。

第三，哺乳后不宜马上让宝宝仰卧，而是应当让宝宝侧卧一会儿，再改为仰卧，并让宝宝的上身处在较高的位置。

宝宝"屙青屎"和妈妈吃青菜无关 ♥

许多人认为，宝宝"屙青屎"是因为母亲吃了青菜的缘故，这是没有科学根据的，事实上，有些母亲自生下宝宝以后，不吃青菜，宝宝仍然有时会"屙青屎"，又有些妈妈每餐都吃青菜，但是她的宝宝却没有屙过青菜。有些宝宝出生后都是用代母乳品喂养的，有时也会"屙青屎"。因此，宝宝"屙青屎"和妈妈吃不吃青菜根本没有关系。那么，宝宝为什么会"屙青屎"呢？

原来，宝宝大便的颜色是根据肠里胆汁的变化而不同的。胆汁从胆囊排到肠道，这时胆汁中有一种叫"胆红质"的东西，它可以经过氧化作用，转变为"胆绿质"，这种东西是绿色的。宝宝的小肠的上部有许多"胆绿质"，但经过大肠至排便时，"胆绿质"发生"还原"反应，变为"胆红质"，宝宝的大便就是黄色的。

如果宝宝的大便（由于食物的影响）偏酸性，肠道细菌产生气体后发生氧化反应，粪内的"胆红质"变成"胆绿质"，这样，排出的大便就呈绿色了。

因此，健康宝宝偶然也会排出几次"青屎"，这不是病态。但是，当宝宝消化不良或者过于饥饿时，肠蠕动增快，肠上部的"胆绿质"来不及变成"胆红质"，这时宝宝的大便也会常常呈绿色。

产后11天 休养生息，安心度月子

产后新妈妈通常很虚弱，还会有宫缩，短则三五天，多则十几天，要注意休养。

按摩子宫促康复

子宫是一个很敏感的器官，初次触摸子宫时若子宫收缩得不好，就无法于小腹处摸到一个硬硬的球状物，只要轻触或按摩子宫底，通常会促使子宫收缩且变硬。

按摩子宫的方法是用一只手置于耻骨联合上方，给子宫充分的支托，避免子宫内翻；另一只手轻柔地按摩子宫底，不要力量太大，以免疼痛并使子宫消耗过大。

子宫若收缩太强烈会疲乏，然后就不能再维持收缩，最后的结果是子宫出血，若按摩不能使子宫有效地收缩，可能造成子宫腔内有血块，可对子宫底轻轻地按压使血块排出。注意，只有在按摩子宫后才可施压，若子宫完全松弛，压力可能会引起子宫内翻，导致急速出血。

子宫收缩不好的另一个原因是膀胱涨满阻碍子宫收缩，故产后不可憋尿，要及时排空膀胱。

充分静养，不宜劳累

月子里，新妈妈需要充分休息和静养以消除分娩造成的疲劳。这一期间应当避免从事繁重的劳动，需要时常检查身体状况。但是，不得终日躺在床上度日，可以适当地做产褥体操稳定身心。

爱玩的新妈妈不能太早出门或逛街或购物。即使感到身体轻盈，但尚在身体未完全恢复前，应注意保养。这时如果着凉，会引发关节酸痛，并可能患上四肢疼痛、感冒等疾病。

爱心提醒

若子宫收缩疼痛厉害，应暂时停止按摩，可采用俯卧姿势减轻疼痛，若仍不舒服，影响休息及睡眠，需通知医护人员。

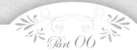

大部分自然生产的新妈妈身体已经恢复，一定程度上熟悉了给婴儿哺乳和洗澡等事务。但是不能因为身体恢复一点，便开始进行繁重的劳动。应避免特别长时间站立或过量料理家务，以免身体过度劳累，影响产后身体恢复。

产后体质进补四大重点

• 去除恶露、温经散寒。产后，新妈妈都会有恶露排出，恶露不净将会导致子宫不能复原。新妈妈产后第1周就可开始吃中药调养身体，除去恶露，可服补气血的四物汤或补气健脾的四君子汤。

• 进补宜防风寒。新妈妈产后因体力消耗过多、抵抗力下降，易感染风寒。当归、桂圆、红枣等有补血安神、补中益气的作用，干姜有温中散寒的作用，特别适合体质虚弱的新妈妈。

• 补肾养血，润通肠道。月子中后期，应适当补肾及壮心骨，帮助新妈妈改善缓解腰酸背痛。腰酸背痛主要是肾虚所致，可多吃杜仲、续断、巴戟天等壮肾骨的药物，也可根据需要进补雪蛤膏、当归、熟地黄等中药。

• 进补宜大补元气。可选用黄芪、山药、阿胶、黄精等中药，也可加入灵芝、高丽参、灵芝等，增强补气功效。

产后恶露不止的食疗法

生地蒸鸡

原料
白毛乌鸡1只（约500克重），麦芽糖250克，生地黄25克。

做法
❶ 将乌鸡去毛及头脚，除去内脏洗净；生地黄洗净，与麦芽糖拌匀，装入鸡腹内。
❷ 将鸡放入电压力锅中蒸熟。

用法用量 食时不放盐，吃肉，喝汤。

功效
具有补虚壮骨、补益壮气的功效，可用于产后体虚发热、恶露不绝等病症。

藕节炖鸡

原料
母鸡1只（重约1200克），藕节15个，黄酒、姜片、盐各适量。

做法
❶ 母鸡洗净切块。
❷ 母鸡整个与藕节同放于砂锅中，加水600毫升，烧开后，加入黄酒和姜片，小火炖至酥烂，下盐调味。

用法用量 分2次热食鸡肉，喝汤。

功效
活血化瘀，适用于女性产后恶露不净。

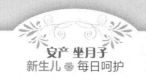
剖宫产后的心理恢复

剖宫产后身体的恢复因人而异，除了身体上的伤口之外，心理上也有不适感。女性剖宫产后需要度过四个阶段。

第一阶段，很多原本想自己生的妈妈在手术后，很难接受这个事实。手术后一段时间，很多妈妈才开始接受剖宫产这个事实。

第二阶段，在生产后的第1周，心理不适感渐渐地消失了，取而代之的是失望的情绪。很多妈妈为没有亲身体会宝宝从产道娩出的过程感到遗憾。通常，剖宫产的妈妈较难进入母亲的角色。

第三个阶段，生产后的第8周左右，许多妈妈把与宝宝相处时感到的不完美的原因都归结于是剖宫产。在这个阶段，年轻的妈妈经常梦到分娩的过程，这种情况并不少见，这些梦境有助于她们重新理解自己的生产过程。

到了第四个阶段，与其他有类似分娩经历的妈妈接触非常重要。有的时候，剖宫产分娩的妈妈需要几个月的时间才愿意与同样是剖宫产的妈妈谈论相关话题。当她们发现很多有类似的经历的妈妈后，就不再感到孤独，从而心理的不适感得到缓解。

给宝宝做健身操

父母可以帮着宝宝做健身操，提高宝宝的免疫力，让宝宝在愉快的情绪中活动四肢。由于出生后宝宝的屈肌占优势，所以这段时间的健身操以伸展活动为主。

●用食指或中指指腹在宝宝鼻梁两侧来回按摩，轻揉片刻后，稍微加些力，直至小鼻梁泛红、发热为止。改按鼻翼两侧，同样用中指或食指指腹反复按压。

●宝宝仰卧，两腿伸直，妈妈用两手轻轻握住宝宝的脚踝，推左脚屈至腹前，还原；再推右脚屈至腹前，还原。连做2遍。

●宝宝仰卧，两腿伸直，妈妈用双手轻轻握住宝宝的脚腕，抬腿成45°，然后还原，连续做2遍。

正确处理新生儿的上皮珠、马牙、螳螂嘴

宝宝出生后，口腔上腭中线俗称"上皮珠"；在齿龈上方常有黄白色小斑点，俗称"马牙"。这些都是上皮细胞堆积而引起，一般几个星期后自行消失，切勿挑破或用粗布去擦拭。

新生儿口腔两侧颊部，各有一隆起的脂肪垫，这在有些地区俗称"螳螂嘴"。它能增加吸奶的力量，切勿触碰，以免引起感染而得败血症。

新生儿口腔问题不容忽视，妈妈可给宝宝多喝点白开水，必要时带宝宝就医，不可自行涂抹药物或进行其他处理，以免造成不必要的伤害。

从月子里就注意保护宝宝的眼睛

• 新生儿一天睡眠的时间很长，常常闭着眼眼。在每次喂奶时最好用专用的小毛巾和专用的洗脸盆，用温水洗擦宝宝面部，一般不宜使用护肤霜。

• 新生儿眼睛的分泌物一般不多，通常结膜有炎症时才会增多，有时会将上下眼睑粘在一起。清洗时不要强行分开，应先用蘸有生理盐水的棉棒，轻轻擦除。

• 宝宝出生时，可能会出现眼睑水肿、眼睛发红等现象，这是产道的挤压和羊水的刺激造成的，在医院里医生都会给予处理。回家后，每天可用干净湿毛巾擦拭宝宝的眼角。宝宝的眼周皮肤比较敏感，因此动作一定要轻。每次宝宝哭完妈妈也要用毛巾或纱布擦拭宝宝的眼角，防止眼泪浸红皮肤。

• 宝宝的眼睛对强光的刺激还不太适应，因此，居室内的灯光要柔和，且不要直接照射在宝宝的眼睛上。

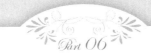

孕育小百科

婴儿忌用浴霸

婴儿的眼睛十分脆弱，要加倍保护。浴霸的强烈光线对宝宝的视力有害。因此，千万不能因为担心宝宝洗澡着凉就打开浴霸，这样对宝宝的眼睛非常不利。

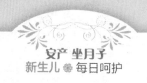
新生儿的衣物忌放樟脑丸

樟脑丸是用来防虫的，其主要成分是萘酚，具有强烈的挥发性。孩子穿上放置过樟脑丸的衣服，萘酚会通过皮肤进入血液，可能会使血液中的红细胞膜发生改变，影响红细胞完整性，破坏红细胞并导致急性溶血。表现为进行性贫血，严重的黄疸，尿呈浓茶样，严重者可发展为心力衰竭，有生命危险。

因此，宝宝的新衣服做好后，可放在干燥的衣柜中，使用时在阳光下晒一晒再穿用，存放衣服的柜子忌放樟脑丸。

此外，宝宝的衣服在收纳以前，一定要彻底的清洗晾干，以免滋生细菌，对宝宝身体不利。内衣要用专门的袋子包起来，单独收纳。用专门的无纺布收纳盒、纸制收纳箱、木箱等来收纳宝宝的衣服，不要让宝宝的衣服与大人的放在一起。

当太阳很大的时候，要把宝宝的衣服拿出来晒太阳杀菌。

不要给新生宝宝捂盖太多

宝宝出生前，生活在恒温的羊水中，出生后一时难以适应外界气候变化和环境条件，故应注意保暖。不少父母爱子心切，对宝宝的保暖措施往往过头，把宝宝裹得严严实实。其实，这样做利少弊多。

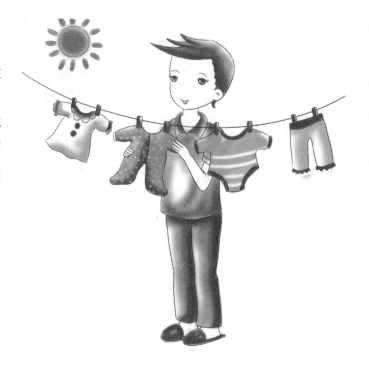

宝宝体温调节中枢发育不健全，排汗和散热功能弱，而且反应能力较差。当他们被包裹过暖时，不能挣扎和自我摆脱捂热的不利环境。所以，当被内温度超过 34℃ 时，新生儿就会发生高热，大量出汗，导致细胞外液大量丢失，造成脱水、代谢性酸中毒、脑缺氧和脑水肿等一系列不良后果，医学上称之为新生儿捂热综合征。

新生儿捂热综合征是人为造成的，并且后果严重，父母一定要重视，给新生儿保暖要适度，注意空气流通，千万别把他们"捂"出病来。

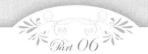
新生儿发热，温水擦浴是最佳降温法

宝宝发热时，一般不主张用药物退热，因为退热药有抑制血小板聚集，增加毛细血管脆性，延长出血时间等毒副作用，对宝宝血液、消化、泌尿系统都有一定损害。

所以，宝宝发热时，温水擦浴是最佳的降温方法，但是忌用酒精或冷水擦浴，以防体温骤降，发生抽搐。

温水擦浴时，应首先解开包被，使新生儿的头颈、四肢暴露，只用小毛巾被包裹躯干就可以了，然后用温水擦浴。温水擦浴部位应以头颈部为主，以腋下、腹股沟及四肢辅助退热最为理想。水温一般为 33～35℃，与体温大致相当，将两条棉毛巾放在水盆里，然后拧干，擦时不可用力过大，动作要轻柔，以皮肤微红为度。

降温时还要注意保暖，因新生儿体温调节中枢发育不完善，切忌过度降温造成体温不升。

冬季坐月子，谨防宝宝冻伤

新生儿冻伤又叫新生儿寒冷损伤综合征，是指新生儿受冷后导致的一系列症状。

早期表现为嗜睡、皮肤温度较低，低于 35℃，吮乳力差或拒乳、哭声弱；然后开始在足背、大腿、阴阜、上肢、眼睑等处出现水肿，活动受限；脸颊、手足、皮肤潮红，而其他部位皮肤苍白。病区指压凹陷，消退较慢，以四肢较为明显。病情加重时可发生硬肿和多器官损害体征。

发生新生儿冻伤时，应加强保暖，防止受寒。在医院，可将宝宝置于温度适中的暖箱中，一般经 6～12 小时即可恢复正常体温；如果在家中可用热水袋或把宝宝抱在大人怀中来保暖。

应注意预防新生儿冻伤。父母应加强新生儿的保暖护理，尤其是寒冷季节出生的早产儿和体弱儿，保持产房环境温度不低于 24℃，新生儿的居室尽量保持适宜的温度并加强母乳喂养，及时给宝宝补充热量。

爱心提醒

如果家里温度不够高，要采取一些合理的取暖方式，比如用电热灯、电暖器、热空调风等辅助取暖工具，尽量不要使用电热毯。

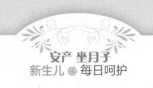

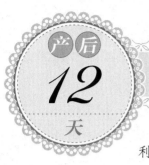

产后 12 天

为母婴创造良好的休养环境

对于新妈妈和新生儿来说，适宜的休养环境很重要。良好的室内环境既有利于妈妈休息，又利于宝宝健康成长。

应有适宜的室内环境 💗

● 冷热适宜：新妈妈和新生儿的居室应温馨、安静、整洁，光线充足，空气清新，室内温度25～26℃，相对湿度50%～60%。气温低时注意保暖，气温高时注意预防中暑。随着气候与居住环境的温度、湿度变化，妈妈应做好衣着的调整。

● 适当点缀：室内家具物品不要摆得太多、太拥挤，挂几张活泼可爱的宝宝照片，可根据季节适当摆些花卉盆景，有利于新妈妈心情愉悦。

● 保持安静：新妈妈休息的卧室要保持安静，避免噪声，取东西要轻拿轻放，尤其是开关门时，要注意动作轻缓，以免发出突然的响声，引起新生儿不自主的反射动作。不主张过多的亲友入室探望。闲暇时或护理宝宝时，可播放优美的轻音乐。

● 预防产褥热：产褥热其实是藏在新妈妈生殖器官里的致病菌在作怪，多源于消毒不严格的产前检查、接生，或新妈妈不注意产褥卫生等。若门窗紧闭，床头挂帘，裹头扎腿，室内卫生环境差、空气污浊，则容易使新妈妈、新生儿患病。所以一定要保持房间空气流通。

有客人来看望新妈妈和小宝宝该怎么办 💗

● 依旧穿着睡衣在床上坐着或躺着，当看到新妈妈穿着睡衣的时候，大多数人都会意识到新妈妈还没有完全恢复，不会逗留很长时间。

● 限制探访时间，当新妈妈在沙发上休息的时候，丈夫或者父母可以帮新妈妈招待来访者，并且帮助新妈妈送客。别担心，这并不会被认为是无礼。

● 不要把宝宝在客人中传来传去。像妈妈一样，宝宝也需要时间适应新环境。

● 可以请来访者帮个小忙。来访者会非常高兴去帮新妈妈做点什么。

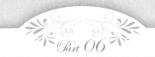
产后多汗，补肾、补血好得快 ❤

很多妈妈生过宝宝后整日出汗不止，经常是头发、衣裤、被褥都被汗浸湿。

如果两周后仍然是动不动大汗淋漓，夜间出汗明显，就是身体虚弱的表现了，妈妈一定要及时地补肾、补血，气血补足后，虚汗自然就消失了。

● 吃固元膏。产后就可以吃，每天 1 次，一次 1 勺，止虚汗的效果明显。固元膏若是和红糖一起吃，效果更好，1 勺固元膏、1 勺红糖，用开水冲泡后，每天喝 2 次。

● 每周吃 2 ～ 3 次虾，一次 250 克左右，白灼或炒都可以，在补肾、固肾的同时，还有很明显的止虚汗效果。

● 每天用桶泡脚，泡脚时一定要不断添加热水，泡到微微出汗就行。泡脚出汗，可以促进子宫的血液循环，有利于子宫的复原，使产后虚弱的身体尽快恢复。

母乳喂养的妈妈忌喝茶 ❤

妈妈经过分娩以后应进汤汁类饮食，以促进乳汁的分泌。

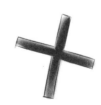

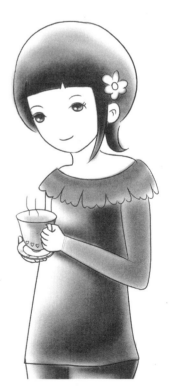

妈妈产后不宜喝茶，这是因为茶叶中含有鞣酸，它可与食物中的铁相结合，影响肠道对铁的吸收，引起贫血。茶水浓度越大，鞣酸含量越高，对铁的吸收影响越严重。

另外，茶中还含有咖啡因，饮用茶水后，使人精神振奋，不易入睡，影响妈妈的休息和体力的恢复，同时茶内的咖啡因可通过乳汁进入宝宝体内，容易使宝宝发生肠痉挛和忽然无故啼哭。所以新妈妈产后不宜喝茶。

巧识喂养假象增信心 ❤

母乳喂养是个"技术活",只要妈妈有信心,坚持下去,奶水一定会越来越充足。认识以下假象,妈妈哺乳会更顺利。

● 每次喂奶要花 1 个多小时,宝宝总也吃不饱——有时孩子并非在吃奶,只是叼着乳头以满足其心理需求。

● 别的妈妈奶水比我的多——因为生理构造的不同,每一个妈妈乳汁的量是不一样的。你的乳汁可能比不上别的妈妈,但是对于自己的孩子来说是足够的。

● 一开始母乳还是够吃的,但是过了几天孩子总是哭闹,好像没吃饱——婴儿出生后的 1 周、10 天、1 个半月到 3 个月,会出现快速生长期,容易饿,这个时候母乳好像不太充足,并不是母乳减少,而是因为孩子吃得多了。这时,妈妈每天要多喂几次孩子,随着孩子吸吮次数的增多,奶量一定能增长。

一旦妈妈受到"奶水不足"的假象影响,过早地给孩子添加奶粉,假象就会变成事实。乳汁分泌的多少跟孩子吸吮多少息息相关。

帮助妈妈拥有好心情 ❤

● 让家人帮你照顾一下孩子吧,自己抓紧时间放松一下。

● 适当走到户外,感受一下新鲜空气、阳光与自然美景,让它们驱除你心头的阴霾。

● 照顾宝宝的工作确实辛苦,你要学会在宝宝睡觉时抓紧时间休息。足够的睡眠和良好的营养,自然能让你回到以前快乐的时光。

● 别把所有的时间放在孩子身上,可适当请亲人照顾一下孩子,给自己一点独处的时间,放松心神。

● 很多快乐的妈妈会热心帮助四周的人,与人们的和睦相处,也会增加你的快乐。

● 别因为孩子而冷落了老公,与丈夫甜蜜相对,一起面对生活。

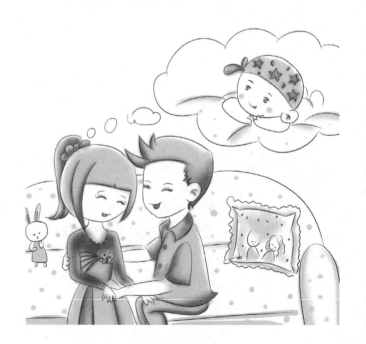

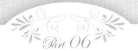

✿ 新手爸妈的爱是成功育儿的保证 ♥

在当今这个提倡个性发展的时代，宝宝最需要的品格是坚强、乐观、宽容和善良。新手爸妈从月子开始，就要打造宝宝这样的品格。这就要求新手爸妈学会爱的行动。这是奠定宝宝性格的资本。

父母的爱是孩子一生拥有自信、丰富情感等一切的基础，互动的亲情能完善孩子的人格。

新手爸妈从拥抱、亲吻、抚触等行动开始，让孩子有充足的安全感，可令孩子拥有勇敢、乐观、独立的人格。

新生儿经过爱的"月子教育"，更容易达到身心协调发展的最佳境地。

培养宝宝的最高境界是使其达到身体健康、心理健康，顺应孩子的成长规律，让孩子从幼苗长成参天大树。

✿ 每天给宝宝按摩 20 分钟 ♥

大多数父母都会自然而然地抚摸宝宝的后背，或者用手指轻揉宝宝的小脚丫。其实，这种皮肤接触就是一种按摩。系统的宝宝按摩，学名叫"抚触"。

● 抚触让宝宝更健壮。抚触是指用整个手掌对宝宝身体进行轻柔地接触和平滑地触摸。新生儿抚触不仅是父母与宝宝情感沟通的桥梁，还有利于宝宝的健康。可以帮助宝宝加快新陈代谢、减轻肌肉紧张等。通过刺激宝宝皮肤使宝宝身体产生更多的激素，促进食物的消化、吸收和排泄，加快体重的增长，活动宝宝全身的肌肉，使肢体长得更健壮，身体更健康。抚触还能帮助宝宝睡眠，减少烦躁情绪。

● 抚触宝宝要充满爱心。从宝宝出生的第二天起，就可以给宝宝做抚触，妈妈是最理想的抚触者，最好每天为宝宝抚触一次，最佳抚触时间为喂奶后 1 小时，室温最好在 25℃ ~ 28℃ 之间，室内光线不要太亮。妈妈注意不要留长指甲，接触宝宝身体前要先让自己的双手温暖起来。

宝宝睡觉时不要用枕头 ❤

　　刚出生的宝宝脊柱平直，平躺时后背和后脑勺在同一个平面上，颈、背部肌肉自然松弛，侧卧时头与身体也在同一平面，如果枕枕头反而容易使脖颈弯曲，甚至会引起呼吸困难，影响正常的生长发育。新生儿是不需要枕头的，但为了防止吐奶，必要时可以把宝宝上半身适当垫高一点点。

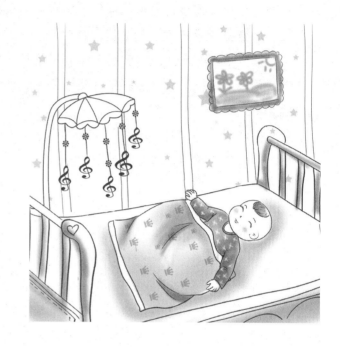

　　宝宝长到 3 ～ 4 个月，睡觉时可枕 1 厘米高的枕头。长到 7 ～ 8 个月，会坐了，可枕 3 厘米左右高的枕头。枕芯最好用荞麦皮、谷秕子做成，不要过硬。

　　如果能用绿豆衣、泡过水后晒干的茶叶或中草药决明子装填枕芯更好，不仅软硬适宜，夏天还可起到防暑降温的作用。

宝宝的纸尿裤别包裹得太紧 ❤

　　不少父母给宝宝使用纸尿片、纸尿裤时不够细心，如果裹得太紧，更换得不勤，宝宝很容易被尿和粪便沤着引起肛腺炎，并导致急性化脓性感染。如果任病情发展，还可能引起败血症而危及生命。给宝宝裹纸尿裤时要选择透气性强的产品，随时留意宝宝的反应，及时为宝宝更换纸尿裤。

　　纸尿裤虽然方便，却给宝宝带来不少疾病隐患，可能对宝宝的成长发育不利。宝宝最好使用棉织的尿布，不光吸水性和透气性好，还不会刺激新生儿的肌肤。但在使用棉质尿布时也应注意，使用前必须清洗干净，在太阳光下晒干，或采用其他方法进行消毒。另外，棉布尿布必须及时更换。

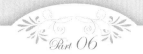

如何纠正乳头错觉

乳头错觉极易发生，主要表现为宝宝有强烈的觅食欲望，但当触及母亲乳头时却哭闹拒吮，或张大嘴但不含接乳头。这种情况如不及时纠正，常常导致母乳喂养失败。

一些新妈妈及家属母乳喂养的知识掌握得比较少，认为产后最初几天乳汁少，宝宝吃不饱，而在初次喂哺成功后进行人工喂养，造成了宝宝产生乳头错觉。

母婴分离也是造成宝宝发生乳头错觉的一个因素。因为妈妈患有妊娠高血压症、心脏病等，暂时没有进行母乳喂养；或妈妈乳头扁平内陷，不宜进行母乳喂养；或宝宝早产、窒息进入新生儿监护室而采用鼻饲等原因，在恢复母乳喂养时宝宝易产生乳头错觉。

乳头错觉的纠正要在宝宝不甚饥饿或未哭闹前进行，可通过换尿布、变换体位、抚触等方法使宝宝清醒。妈妈以坐位哺乳，可使乳房下垂，易于含接。如乳房过度充盈则需湿热敷 5 分钟，挤出部分乳汁，使乳晕变软，便于宝宝正确含接乳头及大部分乳晕。

乳头错觉一旦产生，妈妈也会有一定的心理障碍，感到苦恼焦虑。这种体验让母亲感到受抵制和受挫折，母乳喂养的信心更加不足。消除错觉的关键是妈妈坚定母乳喂养的信心，妈妈要坚信，吸吮反射是一种本能，孩子一定更喜欢吃母亲的乳汁。

配方奶粉的喂养

母乳不足或不能授乳时，要采用配方奶粉喂养宝宝。婴儿配方奶粉是将牛乳加工制成的一种接近母乳成分的奶粉。它虽然比不上母乳，但除母乳之外，它是新生宝宝的最佳食物。

用正规厂家生产的配方奶粉一般不会造成新生宝宝发育不良。人工喂养之前，先向儿科医生请教正确的喂食方法，调乳时要依照指示量取正确的分量，注意水温，并特别注意清洁和消毒。市面上有各种品牌的奶粉，适合宝宝口味的就是好的。

爱心提醒

母乳是为新生儿量身定制的食物，除母乳外的其他乳汁，如牛乳、羊乳等都有一定的营养缺陷，或者会加重宝宝的身体负担。因此，在母乳喂养不能实现的情况下，要选择对宝宝身体负担小的婴儿配方奶粉。

学会中医调养，不要产后虚弱

女性产后身体虚弱，易出现贫血、多汗证、恶露不净、产后风等问题。因此，月子期的调养非常重要。适当地用中医调养，可帮助身体更好地恢复。

产后实证的新妈妈忌随意妄补

中医认为"产后气血暴虚，理当大补"，然而，明代张景岳指出：凡产后气血俱去，诚多虚症。然有虚者，有不盛者，有全实者。凡此三者，但当随症、随人，撰其虚实，以常法治疗，不得执有诚心，概行大补，以致助邪。可见产后有虚证，也有实证。中医认为，产后不宜过量用人参、黄芪进补，导致妈妈气血生热；也不宜过量用糖、酒、炭火补益，导致妈妈内热横生。

产后实证包括下列症状，千万不可乱补：

• 头痛身热，咽痛咳嗽，脉洪有力者，属产后外感的实证。

• 热渴烦躁，或便秘腹胀，酷喜冷饮，眼屎多，小便痛、尿色赤黄，脉见洪滑，此属产后内热的实证。

• 妈妈身体并未虚弱，妄用大补之药，导致身体诸多不适，此属调摄的实证。

• 产后过食膏粱厚味，导致食积腹胀，此属肠胃内伤的实证。

产后四季进补因人而异

春夏秋冬四季温度差异大，妈妈的饮食应有所调整。传统的月子饮食性质温热，适用于冬季；春秋时节，生姜和酒都可稍稍减少；夏天炎热，不必用酒烹调食物，但是姜片仍要适量使用，每次用 2～3 片即可。

常用的药剂有四物汤、八珍汤、加味逍遥散、四君子汤、六味地黄丸、十全大补汤、补中益气汤、天王补心丹等。应根据妈妈的体质来决定哪种比较适合自己。

夏季：夏季适合使用药性温和、不太燥热的药方，如四物汤、四君子汤、加味逍遥散、六味地黄丸等。

冬季：冬季适合使用温热滋补的药方，如八

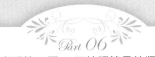

珍汤、十全大补汤、补中益气汤、天王补心丹等。

春、秋季：气温凉爽，可按个人体质选择上述药方。

通乳的中药推荐 ♥

产后缺乳一定要注意调整情绪，切忌急躁、抑郁情绪，重视改善饮食，适当多吃鲫鱼、猪蹄、母鸡、红豆等食物煮的汤水，注意改进哺乳方法，定时哺乳，每次哺乳要让宝宝吸紧乳晕并吸空乳房。还可用温热水或葱汤轻轻揉洗乳房，以起到温运的作用。中药中具有通乳作用的药物有下面几种：

● 冬葵子：下乳，可治产后乳汁稀少、排乳困难、乳房胀痛。

● 王不留行、穿山甲：妈妈服之，可促进母乳旺盛分泌。治乳汁稀少或排乳不畅，可用王不留行和猪蹄，配穿山甲、通草等。

● 通草用于妈妈乳汁少，为下乳的常用药，常配合王不留行、穿山甲使用。

● 王瓜、土瓜根、通草为多用之药。

● 滑石通乳滑胎。

● 赤小豆下胞衣、通乳汁。

产后不能吃蔬菜、水果吗 ♥

许多老人对新妈妈说不能吃蔬菜、水果及生冷食物，以免伤及脾胃和牙齿。真是这样吗？

● 中医解析：新妈妈由于气血两亏而造成脾胃虚弱，消化机能减退，吃蔬菜水果及生冷食物会刺激胃，引起胃肠不舒服。

● 西医解析：产后可以吃蔬菜水果及生冷食物。因为身体的恢复及乳汁的分泌都需要很多维生素，尤其是维生素 C 具有止血和促进伤口愈合的作用，而蔬菜和水果中含有大量的维生素和食物纤维，可促进肠蠕动，有利于产后通便，但吃时需注意食物清洁卫生。

爱心提醒

肠胃不佳的妈妈消化系统多半较为虚弱，难以消化补品，不宜马上进食油腻碍胃之品。若不慎为饮食所伤，新妈妈肠胃功能受损，以致虚不受补，则影响月子期间的调理。

爸爸要与妈妈多谈心、说笑 💙

产后，妈妈会产生无助感，这其实是一种希望获得他人关注的信号，爸爸要主动和妈妈谈心，帮妈妈消除心理不适。

人人都有烦心事，人生总有郁闷时。医学研究显示，人忍耐克制不良情绪，或郁闷压抑，会对健康带来重大伤害。一个人如果长期压抑自己的情绪，就像是一个定时炸弹，很有可能对自己或者他人做出极端行为。而当一个人为心理负担压得透不过气来的时候，如果有人真诚而又耐心地来听他的倾诉，他就会有一种如释重负的感觉。所谓"一吐为快"正是这个道理。因此，爸爸要在妻子感觉孤独无助时做妻子的倾诉对象。

爸爸不可只沉浸在增添宝宝的快乐中而忽略了妻子的心理变化。

喂乳时注意，别呛着宝宝 💙

尽量不要等到宝宝特别饿的时候再喂奶，这样能避免宝宝吃奶太急导致被呛到的情况发生。

妈妈如果母乳充足，可在喂奶时，用食指和中指夹住乳头，俗称"剪刀手'形，让母乳出来慢一点，或者在奶水过多的时候停一停，用两只手按住乳头，轻轻揉一揉，让奶水回一下再喂宝宝。

哺乳完勿硬拉乳头弄伤妈妈 💙

结束哺乳要从宝宝嘴里抽出乳头时，注意不要硬拉，否则妈妈会感到疼痛。妈妈可在宝宝吃饱后，用手指轻轻压一下宝宝的下巴或下嘴唇，这样做会使宝宝松开乳头；也可将食指伸进宝宝的嘴角，慢慢地让他把嘴松开，这样再抽出乳头就比较容易了。

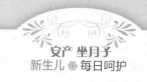

孕育小百科

重视新妈妈的心理健康

产后，新妈妈的身心发生了巨大的变化，自然会产生一些不良情绪。此外，新妈妈和公婆、保姆等看护宝宝的人员的交往中，遇到的挑战和问题也不会少。因此，新妈妈的心理很容易出现问题，家人尤其是爸爸一定要多理解新妈妈，耐心疏导新妈妈的情绪。

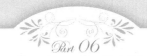
喂养宝宝时如何进行母婴交流 ❤

● 不失时机地与宝宝交谈，传递亲人的声音：每次给宝宝喂奶、换尿布、洗澡时，妈妈都要抓紧时机与宝宝谈话。"宝宝吃奶了""我们现在开始洗澡啦"，以此增进母子间的交流。虽然宝宝不会说话，但他们能感知到妈妈的语言。

宝宝出生后，妈妈要尽量给他创造一个丰富的语言环境，利用各种机会丰富宝宝的情感生活。在每日的照料中，如喂奶、换尿布、擦脸、洗澡……每一个动作都是很好的语言交流机会，妈妈要抓住这些情境，把你的爱意通过语言传递给你的小宝贝。

● 肌肤相亲、温柔抚触是一种爱的交流：哺乳时尽量与宝宝肌肤相亲，使宝宝感到妈妈的怀抱最安全。他会安静地享受这种依恋。吃母乳的宝宝，只要妈妈每次用固定的姿势一抱，宝宝就会主动寻找乳头。爸爸妈妈轻轻抚摸宝宝的小手能让宝宝感受到皮肤的触觉，提高宝宝的灵敏度。这对宝宝的心理发展和良好的人际关系形成十分有益。

要时刻关注宝宝睡眠时的冷暖 ❤

宝宝睡觉时，妈妈爸爸要时刻关注宝宝的冷暖，特别是冬季和夏季更要注意。

如果是冬季，可给宝宝穿上连体的宽松套装。如果是夏季，不用给宝宝盖什么，只要给宝宝穿件背心即可。如果天有些凉，可给宝宝盖 1 条棉布单子。

如果妈妈害怕宝宝睡觉时过冷或过热，可以用手摸一摸宝宝的后颈，摸的时候注意手的温度不要过冷，也不要过热。如果宝宝的温度与你手的温度相近，就说明温度适宜。如果发现颈部冷，说明宝宝冷了，应给宝宝加被子或衣服。如果感到湿热有汗，说明可能有些过热，可以适当去掉一点毯子、被子或衣服。

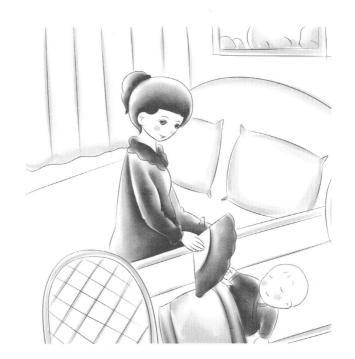

🍼 选购小宝宝衣服讲究多 💗

• 可以买小号的给刚出生的宝宝穿，但够穿即可，不用买多。给宝宝买可爱的衣物是所有妈妈的大乐趣。但是不能这也买，那也买，婴儿在出生后的 1 ～ 2 个月内长得非常快，合适的衣服很快就穿不了了。相反，太大的外套不合适，合适的时候又不合季节了。

• 想好再买。市场上出售的宝宝服装琳琅满目，长的、短的、袍状的、蛙型的等等。在选购时，首先要考虑哪种更适合宝宝。如偏扣型内衣可以有效地呵护宝宝娇气的小肚子；长袍状内衣下摆较宽松，很适合会爬之前尿布换得频繁的宝宝等。

• 看一看，摸一摸，布料是否柔软，尤其是衣服与宝宝的腋下和手腕接触的地方，选择时不妨放在自己脸颊上感觉一下。还应注意袖口或裤腰部位的松紧是否舒适。

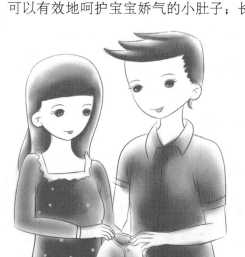

🍼 尽可能让宝宝情绪稳定 💗

妈妈喂奶之前，先说"妈妈来了""马上就来"，宝宝会安静地等着，看到妈妈时宝宝脸上就出现笑容，然后被抱在妈妈怀中准备吃奶。忽然来了客人，或者听到陌生的声音，宝宝会表现出迟疑、询问。如果有人大声说话，宝宝会害怕，甚至哭起来。客人走了，妈妈抱起宝宝安抚一会儿，宝宝才会乖乖吃奶。

宝宝会看大人脸色，见人笑时跟着笑，见大人生气时默不作声会停止游戏甚至不敢吮指。妈妈哭时宝宝静静趴在身边，似乎要分担忧愁。宝宝生气时除了哭之外会把头转向一边不理人。吃奶时听到有人大声说话，会转头闭嘴，表示"不要"。

仔细观察宝宝表达情感的方式，尽可能使宝宝情绪稳定，减少激动和生气，否则会影响宝宝的进食和生长发育。

新生宝宝身上的胎垢与胎脂要不要清除 ♥

● 可以清除胎垢：有些宝宝，特别是较胖的宝宝在出生后，头顶前囟门的部位，有黑色或褐色鳞片状融合在一起的皮痂，且不易洗掉，俗称"胎垢"。这是皮脂腺所分泌的油脂以及灰尘等组成的，一般不痒，对宝宝健康无明显影响，无需清除。若是显得很脏，也可以清除。

胎垢不易洗掉，有些爸爸妈妈用香皂、沐浴液清洗都无济于事，而且还会刺激宝宝娇嫩的皮肤。最好把植物油加热后冷却，再局部擦拭，24小时后用小梳子轻轻梳理几下即可除掉。

● 胎脂不用清除：新生儿出生后，皮肤上会覆盖着一层灰白色胎脂，胎脂是由皮脂腺的分泌物与脱落的表皮形成的，有保护皮肤的作用，宝宝出生后数小时内会渐渐被吸收，因此不用清除。新生儿皮肤细嫩，因其未发育成熟，角质层薄嫩，容易损伤，易成为全身感染的门户。

关注宝宝的免疫接种 ♥

宝宝出生后必须适时地进行预防接种，以增强防病能力，维护健康，第 1 个月里宝宝需要注射的疫苗有卡介苗和乙肝疫苗两种。

出生后要及时接种卡介苗，若出生时没有接种，可在 2 个月内到当地结核病防治所卡介苗门诊或计划免疫门诊补种。接种后在接种部位有红色结节，伴有痛痒感，结节会变成脓包或溃烂。此类现象属疫苗的正常反应，一般 2 ~ 3 个月自行愈合。但是，新生儿患有高烧、严重急性症状、免疫不全、出生时伴有严重先天性疾病、低体重、严重湿疹以及可疑的结核病时不宜接种卡介苗。

肝疫苗的必须接种 3 次才保证有效。一般时间为第 1 次：24 小时内；第 2 次：1 个月足月时；第 3 次：6 个足月时。接种后宝宝一般反应轻微，少数会有不超过 38℃ 的低烧，伴有恶心及全身不适。约 10% 的宝宝在注射部位有局部发红、肿胀和硬结。一般不用处理，1、2 天可自行消失。肝炎、发热、急慢性严重疾病或过敏体质等的宝宝禁用，早产儿要在出生 1 个月后注射。

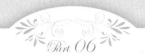

孕育小百科

接种前，爸爸妈妈要准备好《儿童预防接种证》，这是宝宝接种疫苗的身份证明，以后宝宝入托、入学时都需要查验这个证明。

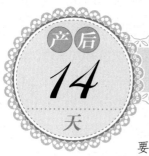

产后 **14** 天

产后第2周食谱：催乳下气

母乳喂养是优生优育的重要手段。要确保妈妈有足够的乳汁喂养宝宝，就要注意通过饮食调养，来促进乳汁的分泌和延长泌乳期。

产后第8天食谱 ♥

莲子鲫鱼汤

原料

净鲫鱼1条，木瓜1个，莲子、眉豆各20克，盐少许，鸡精半小匙，猪骨汤3碗。

做法

① 将净鲫鱼放入热油锅中煎熟，捞出沥油；莲子用清水泡透，去除莲心；眉豆洗净，浸泡2小时；木瓜洗净、去皮，切块。

② 锅置火上，添入猪骨汤，放入所有材料用大火烧开，转小火慢煲1.5小时，加入盐、鸡精调味即可。

功效

此汤健胃益脾，有良好的催乳作用，对母体的恢复也十分有益。

水果增乳奶饮

原料

水蜜桃1个，菠萝1/4个，核桃适量，牛奶200毫升。

做法

① 水蜜桃去皮、核，切块备用。菠萝削皮后切块，洗净，备用。

② 将水蜜桃块与菠萝块放进榨汁机中搅打成汁，再加入核桃。

③ 最后倒入牛奶及150毫升的凉开水，充分打匀，即可食用。

功效

水蜜桃含有丰富的膳食纤维，再加上核桃富含蛋白质、维生素与钙，能活化人体细胞、促进体内新陈代谢，对哺乳期妈妈加速血液循环、增强乳汁分泌都具有较好的效果。

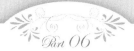

 产后第 9 天食谱 ♥

芋头排骨汤

【原料】

排骨 250 克，芋头 150 克，葱、姜、盐、料酒各适量。

【做法】

① 芋头去皮洗净，切成 2 厘米厚的块，上锅隔水蒸 10 分钟；排骨洗净，切成 4 厘米长的段，放入热水中烫去血沫后，捞出备用；葱洗净切段；姜洗净切片，备用。

② 先将排骨、姜片、葱段、料酒放入锅中，加清水，用大火煮沸，转中火焖煮 15 分钟。拣出姜片、葱段，小火慢煮 45 分钟。

③ 出锅前 10 分钟加入芋头块同煮，再加盐调味即可。

【功效】

排骨中的磷酸钙、骨胶原、骨黏蛋白等，可为妈妈提供大量优质钙。芋头中有多种矿物质，能增强人体的抵抗能力。

丝瓜炒鸡蛋

【原料】

丝瓜 2 条，鸡蛋 3 个，姜 3 片。盐、水淀粉各适量。

【做法】

① 丝瓜去皮，切滚刀块；姜切丝。鸡蛋打散，加入盐拌匀，用 3 大匙油炒成蛋花，盛出。

② 另起锅，热 2 大匙油然后爆炒姜丝，再放入丝瓜块炒熟，随后加盐和水，再拌入炒好的鸡蛋花同炒。最后加入水淀粉勾芡，炒匀即可。

【功效】

丝瓜是一种方便快捷的催乳佳品，其中真正发挥催乳作用的是丝瓜的经络，即丝瓜络，它具有通乳的作用，能使乳汁分泌通畅，所以此菜非常适合哺乳期的妈妈。

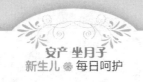

 产后第 10 天食谱 ♥

莲子猪肚汤

原料

猪肚 150 克，莲子 30 克，淀粉、姜、盐、料酒各适量。

做法

① 姜洗净，切片备用；莲子洗净去心，用清水浸泡 30 分钟；猪肚用淀粉或盐反复揉搓，用水冲洗干净。

② 把猪肚放在沸水中煮一会儿，将里面的白膜去掉，并切成段。

③ 将烫过的猪肚、莲子、姜片、料酒一同放入锅内，加清水煮沸，撇去锅中的浮沫。

④ 锅中放盐，转小火继续炖 2 小时即可。

功效

猪肚为补脾胃之要品，莲子有健脾益气功效，此菜健脾益胃，补虚益气，易于消化。妈妈气血足，宝宝才强壮。

花生猪蹄汤

原料

猪蹄 300 克，胡萝卜 100 克，花生仁、枸杞子各 50 克，葱末、姜片各适量，高汤 3 碗，盐、料酒各少许。

做法

① 猪蹄、胡萝卜分别切块，一起氽烫后捞出；花生仁泡透、洗净；枸杞子泡软捞出。

② 在沙锅内加入猪蹄、胡萝卜、花生仁、枸杞子、姜片、料酒，注入高汤，加盖煲 45 分钟后调入盐再煲 10 分钟，撒上葱末即可。

功效

扶正补虚，滋养调气，促进乳汁分泌。

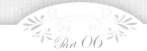
 产后第 11 天食谱 ❤

萝卜丝鲫鱼汤

原料

白萝卜 1 根（约 500 克），鲫鱼 2 条（约 600 克），虾皮 1 大匙，葱花少许，盐 1 小匙。

做法

① 鲫鱼洗净，擦干水后在背部斜划数刀，抹上盐，腌渍约 15 分钟。白萝卜去皮、切丝。虾皮洗净，沥干水。

② 锅中放入白萝卜丝，并加 5 杯水及虾皮，加盖，焖煮约 10 分钟，至白萝卜丝熟才可掀盖，中途不可掀盖，否则白萝卜丝会不好吃。

③ 白萝卜丝煮好后，加入鲫鱼，续煮至鲫鱼熟后撒上葱花即可。

功效

鲫鱼能补脾益气，配以白萝卜煲汤，有通乳健胃的功效，最适合月子里的妈妈食用。

红枣炖鲤鱼

原料

鲤鱼 500 克，红枣 10 粒，黑豆、枸杞子、盐各少许。

做法

① 将鲤鱼剖洗干净；红枣去核，洗净。

② 将黑豆放入锅中炒至豆壳微裂，再以水洗净备用。

③ 将鲤鱼、黑豆、红枣放入锅中，加入适量水，盖上盖子，隔水炖 3 小时，出锅前加盐调味，点缀枸杞子即可。

功效

具有补血益气、利水通乳的作用。

乌鱼通草汤

原料

乌鱼（黑鱼）1 条，通草 3 克，葱、盐、料酒各适量。

做法

① 将乌鱼去鳞及内脏，洗净。

② 将乌鱼、通草和葱、盐、料酒、水适量一起下锅炖熟即可。

功效

可以通经下乳，有助于新妈妈分泌乳汁。

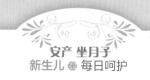

 产后第 12 天食谱

黄豆煲黑鱼

原料

黑鱼 1 条，黄豆 50 克，姜片、葱段、玫瑰露酒各适量，清汤 1 碗，枸杞子、盐各少许，香油 1 小匙。

做法

1. 将黑鱼处理干净，剁成块，和姜片一起放入锅中用中火煎透，盛出；黄豆、枸杞子分别用清水泡透。

2. 砂锅内放入煎好的黑鱼块、黄豆，倒入适量清汤、玫瑰露酒，用大火煲开后改用小火慢煲。

3. 待煲至汤汁稍浓时，加入枸杞子、葱段，调入盐调匀，再煲 15 分钟，滴入香油即可出锅食用。

功效

黄豆煲黑鱼适用于身体虚弱、脾胃气虚、营养不良的妈妈。

蜜枣菜干乌鸡汤

原料

乌鸡肉 500 克，白菜干、莲子各 50 克，蜜枣 5 颗，花生仁 100 克，陈皮 1 块，香油、盐各适量。

做法

1. 将乌鸡宰杀后清洗干净，去除头、爪、内脏，切成块，用开水烫煮后撇去浮沫；白菜干用温水浸泡后洗净，每块撕成数条；其余材料都洗干净；莲子去心；陈皮刮去内瓤。

2. 将适量清水倒入砂锅内烧开，再将以上材料倒进砂锅内，先用大火煲 20 分钟，后用中火煲 40 分钟，再用小火煲 2 小时，最后用香油、盐调味即可。

功效

莲子属于益气养血、健脾的食物；乌鸡是补虚劳、养身体的上好佳品；花生可补益肝肾、生精养血、下乳增奶的作用，中医也有"花生治乳汁少"的说法。此汤适合各种体质的妈妈食用。

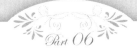
 产后第 13~14 天食谱 ❤

山药栗子鸡汤

原料

鸡脯肉 300 克，栗子肉 250 克，山药 200 克，姜片、葱段、盐、料酒、香油各适量。

做法

❶ 将山药去皮，洗净，切成小块，备用。

❷ 将鸡脯肉洗净，在沸水中余烫后捞出，切块，加盐、料酒腌渍 30 分钟。

❸ 将所有材料一同入锅，加植物油、盐，注入足量清水，用大火煮沸后，放入炖锅中，隔水炖熟，最后淋入香油即可。

功效

山药不仅有健脾益胃、助消化的作用，还有补虚劳、益气力的作用；栗子中的维生素 C、B 族维生素和胡萝卜素都很丰富，还有补肾功效，对产后腰背、四肢酸痛都有调理作用。

杜仲腰花

原料

猪腰 1 副，杜仲 9 克，麻油爆姜 15 克，黑麻油 15 毫升，米酒水 400 毫升。

做法

❶ 猪腰洗净后，在水中浸泡 2 小时，切开成两半，将里面的白色尿腺剔除干净。在猪腰表面斜切数条裂纹后，再切成 3 厘米宽的片。

❷ 杜仲洗净后于米酒水中加盖煮沸，转文火炖半小时，取汁备用。

❸ 黑麻油加热，然后放入麻油爆姜。转大火，放入腰花快炒至变色。

❹ 所有材料放入备用的汤汁煮开，立即熄火，趁热享用。

功效

猪腰有补肾利尿的作用。杜仲可促进人体骨骼和肌肉中胶原蛋白的合成和分解，有促进代谢、预防骨质疏松的作用，对产后体虚腰痛，骨质疏松症有很好的预防作用。本菜补肾强腰壮筋骨，促进新陈代谢，可减少产妇腰酸背痛，促进骨盆及子宫收缩。

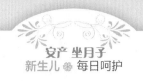

专家答疑 月子调养与新生儿呵护常见问题解答

Q 生下宝宝后，很注意补充营养，但是身体并不见好转，还经常拉肚子，越拉越瘦，这是怎么回事？

A. 妈妈产后两周，因身体各器官还未恢复至孕前状态，此时若吃下养分太高、难消化的食物，身体是无法吸收的，过多的养分反而会造成"虚不受补"的现象，主要有以下几种表现：

● 原本吸收力强、肥胖的妈妈，产后立刻进补容易造成产后肥胖症。

● 原本瘦弱的妈妈，无法吸收食物的养分，易拉肚子，越拉越瘦。过多的养分妈妈无法吸收，又无力代谢，就有可能导致体内激素不平衡，促使异常细胞生长，患子宫肌瘤、卵巢瘤、乳房纤维瘤或脑下垂体瘤等疾病。所以产后需按身体恢复的状况来科学正确地进补：

产后第一周，要以代谢、排毒为主，主要是排出体内的恶露、多余的水分及废气，可食用猪肝、猪心等动物内脏帮助排毒。

产后第二周，要以收缩子宫、骨盆腔为主，主要是补肾固腰，收缩内脏。可食用香油腰花、油饭等，促进内脏复位和子宫收缩。

真正的滋养进补，从产后第三周开始，以补充营养、恢复体力为主，主要是补中益气、滋养进补，可食用香油鸡、鱼汤、水果、花生猪蹄等。只有这样分阶段科学地调补，才能帮助各位妈妈尽快恢复美丽和健康。

Q 生下宝宝后，有些新妈妈的指关节和手脚常常有如触电一般麻木的感觉，这是怎么回事呢？

A. 产后关节和手脚麻木，是妊娠期间细胞外液和细胞内液增加导致手脚浮肿，血液循环不畅而引起的。可以尝试用以下方法进行调理：

●哺乳时应经常调整姿势，夜晚喂奶时最好躺着喂。如果麻木程度较重，可用冰袋冷敷。

●将干艾蒿洗净用纱布包好，放进热洗澡水中浸泡10分钟左右捞出后沐浴。

●将两手交叉握住，用手指互相摩擦指关节，每次5～10秒钟，可以缓解手指关节疼痛症状。也可请专业按摩师帮助。

Q 常听老年人说："产后多汗是体虚，只要补一补就好了。"这种说法对吗？

A. 产后汗症有些是体虚所致，有些则是正常的生理表现。也就是说，有的是病理性的，有的是生理性的，对于不同的病因造成的多汗，其调理方法也不尽相同。

生理性多汗：分娩后，母体的新陈代谢下降，不再需要那么多的水分，于是身体要进行自我调节，向体外排出一部分水分。这是一种正常的生理现象，不需要特别的治疗。但是由于新妈妈在分娩时出血过多，分娩后身心疲劳，体质有所下降，而在出汗时，毛孔往往是开放的，风寒侵袭后容易发生感冒、上呼吸道感染等疾病。故产后出汗多时，应注意保暖，勤换衣服。在换衣服前应用干毛巾擦去身上的汗液，使皮肤保持干燥。另外要补充一些温开水或稀粥，以补充水分。

病理性多汗：对于病理性多汗，除了要注意自身的清洁卫生外，还应进行科学调养。可取红枣皮、炒白术、生黄芪各15克，红糖、当归各30克。加水煎熬后待药汁稍温时，加入红糖溶化后口服。每天1剂，温服，连服5～7天。适用于气血两虚汗出，伴有心悸不安，面色苍白，口唇淡白的新妈妈。

Part 07

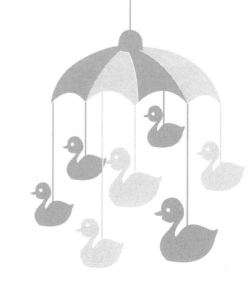

产后第 3 周
滋养泌乳，补充元气

经过前两周的精心调养，恶露已基本排尽，产后抑郁情绪自然消失，分娩时留下的伤口基本愈合，乳房因哺乳而变得充盈。妈妈身体各种机能都已经逐步恢复，母乳质量也趋于稳定，这个阶段的调补重点在于滋养气血，补充元气。这一段是进补的最佳时机，千万别在这时候松懈下来。

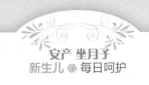
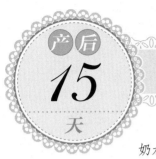

会吃让宝宝的"粮仓"不断粮

妈妈的奶水量多，质量好，宝宝就吃得饱，长得快，壮实健康；相反，若奶水不足，奶质差，宝宝则长得慢，瘦小虚弱，易于生病。

做好乳房护理，促进乳汁分泌

为了使妈妈在产后保持乳房的健康和最大的泌乳量，妈妈可在以下方面加强护理：

正常妈妈产后即可开始哺乳，这样可刺激乳房，使乳汁早分泌。在哺乳前妈妈应先洗手，然后将乳头和乳晕清洗干净。如果乳头污垢不易清洗，不应强擦，以免擦破皮肤引起感染，应先用棉签蘸取植物油浸湿乳头，使污垢软化，再用沐浴液及热水清洗干净，用软毛巾擦干后，再行哺乳。

乳头皲裂不仅使妈妈在哺乳时疼痛，且易引发乳腺炎，应注意保护和处理。局部涂香油或哺乳后将母乳涂在乳头上面可以促进乳头皲裂的愈合，哺乳前将药物洗去。

乳房的胀痛或出现硬结是由于乳汁分泌旺盛不能及时排空所致，应进行局部热敷并用吸奶器将乳汁吸出，直至硬结消散为止。

现在可以做一些轻松的家务了

此时身体的状况已大致恢复，可以开始做些家事，回到怀孕前的生活。由于夜间必须多次喂奶与更换尿布，妈妈经常睡眠不足。虽然产后容易睡眠不足，但因为激素的作用，身体的循环系统仍较相当顺畅。若感疲倦，可与宝宝一同午睡，恢复精神。

做家务本身也是一项运动，但家务活还是有轻有重的，搬东西、需要长时间蹲着的活儿就尽量避免去干。如果宝宝使用传统尿布的话，月子期间也最好不要承担洗尿布的工作，以免长时间接触冷水，伤害到身体。

扫扫地，晾晒一下衣服的工作是可以做的，但晾衣服的时候一定要注意身体摆动的幅度，切忌突然转身或者迅速蹲下，以免撕裂伤口。

到了现在，恶露即将结束，可以换用较小的护垫。不要提过重的物品，外出也不可劳累。尽量放松心情好好照顾宝宝吧！

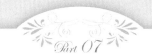

产后补充营养最好从第 3 周开始 ♥

产后新妈妈不宜从第 1 周就开始大量进补，最好从第 3 周开始。此时，新妈妈的补养重点在补气补血，以及预防老化。为防止新妈妈发生贫血，膳食中应多供给富含铁的食物，如红肉类、动物内脏等。

产后第 3 ~ 4 周，新妈妈的身体各个器官都逐渐恢复到孕前状态，需要更多的营养来增强体质、滋补元气、调整身体环境，所以要抓住这个关键时期吃好喝好，全面补充营养，使身体尽快恢复到产前状态。

不仅如此，产后第 3 周，新妈妈的生活已经规律了许多，适当活动一下身体，做一些简单的家务既能让新妈妈放松心情，又有利于新妈妈营养的消化和吸收。但是，要注意不要过于勉强自己，还是要以休息为主。

6 种催乳食物推荐 ♥

• 莲藕。能健脾益胃，润燥养阴，行血化瘀，清热生乳。新妈妈多吃莲藕，能及早清除腹内积存的瘀血，增进食欲，帮助消化，促进乳汁分泌。

• 黄花菜。有利湿热、宽胸、下乳的功效。

• 茭白。有解热毒、防烦渴、利二便和催乳功效。用茭白、猪蹄、通草同煮食用，有较好的催乳作用。

• 莴笋。有清热利尿、活血通乳的作用，尤其适合产后少尿及无乳的新妈妈食用。

• 豌豆。有利小便、生津液、通乳的功效，青豌豆煮熟淡食或用豌豆苗捣烂榨汁服用，皆可通乳。

• 豆腐。能补气血及增进奶汁分泌。可以豆腐、红糖、酒酿加水煮服。

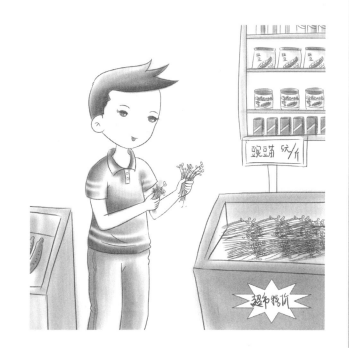

🍼 月子餐的烹调方法不可忽视 ♥

妈妈的月子餐应多样化，并要注意烹调方法，否则会造成营养素大量损失。比如蒸馒头不过量加碱，煮稀粥不得加碱，否则会造成 B 族维生素大量损失。做米饭以焖煮或蒸煮较好，捞米做饭会损失 B 族维生素和无机盐。

蔬菜应先洗后切，急火快炒，以减少维生素 C 的损失及破坏。动物性食物，如禽肉、鱼类以煮或煨、炖为最好，少用油炸。食用时要同时喝汤，这样既可增加营养，还可以补充水分，促进乳汁分泌。

🍼 妈妈乳汁偏少的辨证食疗 ♥

要使产后乳汁分泌充足，新妈妈应注意增加营养，食疗调节。

爱心提醒

应尽量缩短加温时间，控制烹调温度，烹调后的食物及时食用，不要放置过久，以减少各种营养素的损失。

芪肝汤

原料

猪肝 500 克，黄芪 15 克，黄酒、盐各适量。

做法

① 猪肝切片洗净，加黄芪，放入锅内加水适量同煮。

② 烧沸后加黄酒、盐等调味，用小火煮半小时，即成。

用法用量 1 日内食完。

功效

适用于气血不足之少乳者。

花生炖猪蹄

原料

猪蹄 2 个，花生 200 克，精盐、葱、姜、黄酒各适量。

做法

① 猪蹄 2 个，洗净，用刀划口，与花生同放锅内，加入适量精盐、葱、姜、黄酒和清水。

② 上述材料用旺火烧沸后，再转用小火煮至烂熟即成。

用法用量 佐餐食用，不限量。

功效

促进母乳分泌。适用于阴虚少乳者。

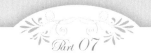
宝宝薄嫩的皮肤需要悉心呵护 ♥

新生儿的皮肤比较薄嫩，保护不当容易破损。保护新生儿的皮肤需注意以下几点：

●要保持宝宝皮肤的干燥，避免汗液、尿液等长期浸湿宝宝的皮肤，特别应留意宝宝的颈部、腋下、大腿根及臀部等处。

●存放宝宝的衣被等时不要用卫生球、樟脑丸，清洁宝宝衣物时不用含磷的洗衣粉。宝宝的衣服、尿布最好用纯棉布做，用肥皂清洗。

●宝宝的新陈代谢旺盛，易产生污垢，所以皮肤一定要保持清洁，尤其是耳后、颈下、腋窝、手指及脚趾缝内。

●要经常改变宝宝的体位，避免皮肤局部长期受压而影响血液循环。

●宝宝皮下有丰富的毛细血管网，一旦发生感染，会将感染迅速传播，有可能发生败血症。因此，妈妈每天都要检查宝宝的皮肤，看看有无皮疹、破损、糜烂。

新生儿低血钙的诊治与护理 ♥

新生儿低血钙症主要表现有不安、惊跳、震颤、惊厥，偶可出现喉痉挛和呼吸暂停。发作期间宝宝一般情况良好，但肌张力稍高，腱反射增强。低血钙症是新生儿惊厥的重要原因之一。新生儿低血钙发病因素有多种，其发病时间也有不同。

一是早期低血钙，指出生后72小时以内出现的低血钙症。多发生于低体重儿、曾窒息的婴儿、患呼吸窘迫综合征的婴儿及妈妈患糖尿病的婴儿，因他们的甲状旁腺功能比正常婴儿差，钙的储备量少，肾排磷功能低，因此容易出现低血钙症。

二是晚期低血钙，指出生后72小时至第3周以内发生的低血钙症。多见于人工喂养宝宝，因牛乳、黄豆粉制的代乳品和谷类食品中含磷高，超过肾脏廓清能力，于是血磷增加，致使血钙降低。

为本症患儿补充钙剂可有特效。如出现惊厥者用10%葡萄糖酸钙缓慢静脉注射，惊厥停止后改为口服钙剂。

该不该给宝宝剃胎毛

宝宝需不需要剃胎毛，应该看宝宝的情况而定。有些宝宝天生毛发浓密，夏天常因头发太多而出很多汗，甚至有些宝宝头部有脂溢性皮肤炎，这就有需要剃胎毛，能比较容易地保持清洁，从而避免皮肤病。

不过，如天生毛发比较稀疏，皮肤又很健康，宝宝剃不剃胎毛就无所谓。

有些爸妈认为，剃过胎毛再长出来的新头发会又黑又亮。其实未必，剃过再重新长出来的头发或许看起来会比较黑、比较硬，但是对头发的寿命及数量都没有影响，就算不剃胎毛，宝宝的头发也会新陈代谢自然掉发、再生，如果宝宝的生理状况不好，营养也不均衡，就算剃过胎毛，再长出来的头发也未必黑亮。

你的宝宝鼻塞了吗

鼻塞不一定就是感冒了。新生儿的鼻腔狭小，在鼻黏膜水肿或有分泌物阻塞时特别容易发生鼻塞。如果房间的温度太低，宝宝鼻塞会更明显，不用担心。

大多数宝宝鼻塞都是由于生理结构引起的，不是病。有的宝宝还常流出少量的鼻涕，干燥后成了鼻屎，颜色淡黄，也属正常。

看到宝宝鼻子里有鼻痂，妈妈可先用手指轻轻揉挤宝宝两侧鼻翼，等到鼻痂稍微松脱后再用干净的棉签卷出来。如果鼻痂不易松脱，可先向鼻腔里滴一滴生理盐水或凉开水，润湿后的鼻痂容易松脱。

日常照看宝宝时应该注意，宝宝鼻子呼吸不畅，如果不影响吸吮的话，可以试着垫高宝宝的头部，再观察一下情况。宝宝鼻塞严重时试着转变宝宝睡眠的体位，症状会减轻一些。

如宝宝吃几口奶就停一会儿用嘴呼吸一下，或者边吃奶边哭，很可能是鼻子被鼻涕或鼻痂堵住了，要注意帮宝宝清理。

给宝宝从头到脚的保护

刚出生的婴儿肌肤有 7 个特点：皮肤薄且柔嫩，易受损伤；皮脂分泌量低；皮肤维持 pH 平衡能力较弱；皮肤较易干燥；抗紫外线能力差；新生儿无眨眼反射；容易红屁股。

针对这些特性，一定要很小心地护理好新生儿的肌肤，应注意以下几点：

• 要经常给宝宝洗澡，保持皮肤干净，减少感染的机会。给宝宝洗护时动作要轻柔，避免摩擦和外力作用导致表皮破损。

• 宝宝的衣着、鞋袜等要得当，避免一切有可能损伤皮肤的因素，浴后涂上婴儿润肤露，对皮肤进行保护和润滑。

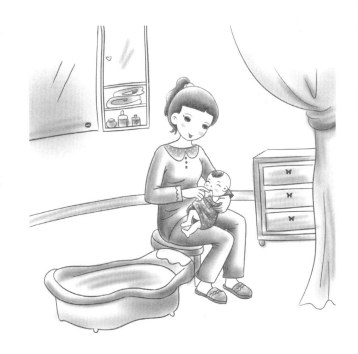

● 宝宝不但比成人更容易晒伤，而且也会被晒黑。婴儿接受过多阳光照射会影响皮肤的发育。最好根据季节不同，着重选择上午10时前和下午3时后的晴好天气，以晒臀部和腿部为主，每次晒太阳的时间控制在半小时内为好。

● 眨眼反射是人体保护眼睛免受强光和异物伤害而在后天形成的一种保护性反射，宝宝在1.5～2个月时才形成这种反射。出生仅一个月的宝宝的沐浴用品不能对眼睛有刺激。

● 宝宝的屁股要保持干燥，清洗时不宜使用含有酒精等溶剂或其他刺激性成分的清洗液和用品。

宝宝"红屁股"了如何是好

好多妈妈说宝宝怎么好好的就出现红屁股了，一到小便时，宝宝就开始哭闹，这可怎么办呢？要是不管宝宝的红屁股，它会自己好吗？

红屁股，也称为"尿布疹"。主要是因为尿布未洗净、对一次性纸尿裤过敏、大小便后未及时更换尿布使宝宝臀部处于湿热状态，尿中尿素氮被大便中的细菌分解而产生氨，从而刺激皮肤所致。如何预防"红屁股"呢？

首先，选用尿布要注意用细软、吸水性强的纯棉布，最好用白色或浅色的旧床单、棉布衣服制作尿布。如用纸尿裤，发现宝宝对一次性纸尿裤过敏应立即停止使用。不要用深颜色的布料，尤其是黑、蓝色的新粗布，这种布不易吸水，而且容易擦破新生宝宝的皮肤，不利观察大便颜色。

其次，尿布要勤换洗，每次尿湿后应立即更换。每次大便后，用温水冲洗臀部及外阴部，并轻轻擦干，涂上些爽身粉或消毒过的植物油。

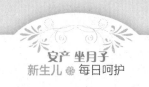

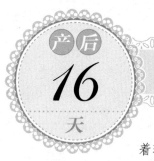

妈妈的营养饮食绿色通道

对婴儿来说，母乳是最有营养的食物，而哺乳妈妈摄入的营养素直接影响着乳汁的合成。妈妈的营养包含自身的营养需求和宝宝的健康需求。

根据妈妈体质特点进补

月子期的饮食调理，原则上应根据妈妈体质"多虚""多瘀"的特点进补，着重注意身体阴阳平衡及强化五脏六腑。

虚冷体质的妈妈，以温补气血为主；燥热体质的妈妈，则应多吃凉润滋补的药膳缓解上火症状。选择食物以属性平和、温暖、凉润为主，三者要均衡摄取，不要偏食、挑食，不要盲目忌口。

能量和蛋白质的供给要充足：应选择富含能量和蛋白质的食物，例如煮鸡蛋或蒸鸡蛋、排骨汤、牛奶、豆腐脑、红枣小米粥，面汤等，有助于妈妈的体力迅速恢复。

增加多种无机盐和维生素的摄入量：由于分娩和产后失血，妈妈的膳食中应增加肝脏、瘦肉、黑木耳、芝麻、绿叶蔬菜、柑橘等，这样的膳食有助于改善微量营养素的营养状况，使营养均衡。

妈妈乳少可吃黑芝麻

部分妈妈会面临奶水不足的问题，这时不妨在日常饮食中适量增加一些黑芝麻。

这里介绍一个产后乳少的偏方——具有催乳作用的黑芝麻粥，本方出自《本草纲目》，原料包括黑芝麻25克和适量大米。具体做法为：先将黑芝麻洗净晒干捣碎，淘洗干净大米，二者一起放入锅中加水适量熬煮成粥即可。每日食用2~3次，可当做早餐，也可经常佐餐食用。具有补肝肾、润五脏的作用，对于产后乳汁不足的新妈妈有较好的补益作用。

爱心提醒

黑芝麻、黑木耳等黑色食品给人以质朴、味浓、壮实的感觉，经常食用可以调节生理功能，刺激内分泌系统，促进唾液分泌，有益于胃肠消化与增强造血功能，提高血红蛋白含量，非常适合新妈妈食用。

妈妈宜用的 5 款清暑饮料

为了预防新妈妈中暑，除使居室空气流通清新、阳光充足、温度宜人外，还可经常吃些绿豆汤、番茄、西瓜等，清凉解暑，并多饮水以补充因出汗而消耗的水分，可做些清暑饮料给妈妈饮用。

● 鲜荷叶 1 张洗净撕碎，水煎代茶饮。如加冬瓜适量，效果更佳。

● 西瓜汁 1 杯，加白糖少许，频服。

● 生扁豆汁、嫩竹叶各适量，开水冲泡代茶饮。

● 绿豆 60 克、西瓜翠衣 60 克，水煎至豆熟汤成，加适量冰糖，饮服。

● 薏米 30 克、冬瓜 100 克，加水共煮至薏米熟加糖调服。

充分休息，防止产后情绪低落

初为人母，有的妈妈感到自己变得有些脆弱，甚至处于轻度的抑郁状态，哭泣、焦虑、睡眠障碍、易怒和情绪多变等。如果这种状况持续时间超过 2、3 周，新妈妈很有可能患上了产后抑郁症。高达 20% 的新妈妈会受到这种症状的困扰，此时如果能了解一些心理学知识和心理治疗的方法，就可以及时调整和改善自己的情绪。

● 自我实现法：生儿育女只是女性自我实现的一种方式，但绝不是唯一的方式，妈妈不要忘了自己还有其他自我实现的潜力和需要。尝试趁着休产假的时间关注一下自己擅长的事，产假结束后以新形象出现。

● 食物治疗法：新妈妈在月子里通常都会吃大量补品，殊不知这些食物很容易令人心烦气躁，失眠焦虑，严重的还会出现种种"上火"迹象。所以要多搭配一些清淡食物，多吃新鲜的蔬菜水果，多喝温开水，由内而外地调整身心状态。

● 放松充电法：适当调节生活内容，不要只时时刻刻关注宝宝而忽略了自己，将宝宝暂时交给其他人照料，让自己放个短假，哪怕是两小时、半天，也能达到放松和给精神充电的目的，从而避免和减少心理、情绪透支。

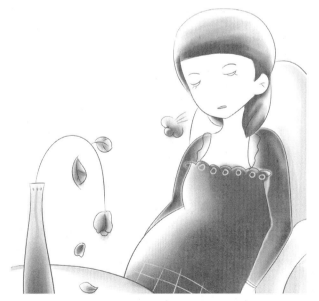

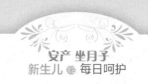

月子期间注意用眼健康

有的妈妈认为产后只要静养就可以，但纯粹坐着或躺着难免有些无聊，于是新妈妈就用看书、看电视、上网来打发时间。这样会对眼睛造成伤害。

用眼宜劳逸结合。新妈妈产后可以适当看书写字，但要注意别用眼过度。产后身体各个系统，包括皮肤、眼睛都需要一定的时间慢慢恢复，所以消耗精力的事情应等到产褥期结束后再去做。新妈妈在产褥期内一定要休息好，不要过于疲劳。用眼时间要把握恰当。经过头1周的充分休息，到第2周时，新妈妈若精神、体力恢复较好，可以短时间地看书看报。看电视应注意保持距离，时间不要超过1小时，防止眼睛疲劳。

有些妈妈在妊娠、分娩过程中体力和精力的消耗很大，对肝、肾都造成一定影响，因此会不同程度地出现气血两亏、肝肾两虚的现象；个别新妈妈因产后失血过多而造成贫血。这些对视力都会造成很大影响。很多妈妈可能会在产后出现眼睛不适的症状，更要注意眼睛的休息。

应对月子中睡眠不足

睡眠问题，往往是新妈妈的心头大患，自己白天睡不着，晚上宝宝又很晚睡，妈妈还要不时起床喂奶。应该如何解决睡眠问题呢？

● 跟随宝宝的休息规律。当宝宝睡觉的时候，不管什么时间，妈妈感觉疲劳，就可以躺下来休息。不要小看这些短短的休息时间，它能让妈妈保持充足的精力。

● 睡前做点放松活动。妈妈睡前半小时做点轻松的事情，譬如看看书、听听音乐、给自己做做按摩、敷敷面膜，这都可以使身心放松，而且更利于睡眠。

● 适量锻炼。适量的运动有助于睡眠，而且还能提高睡眠质量。选择在睡前睡前3小时左右适当运动，这既不会使人太过兴奋，又能使人安然入睡。

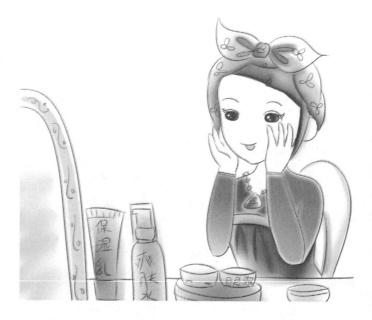

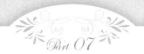
羊奶，没有那么神奇 ❤

羊奶是除母奶以外较好的代乳品，它的蛋白质含量比人乳高 1 倍以上，但其中有 4/5 是酪蛋白，酪蛋白中所含的必需氨基酸较白蛋白少，且在胃中遇胃酸常会结成较大的凝块，不容易消化，而较易消化的白蛋白只占 1/5。

有些乳品企业宣传羊奶比牛奶更适合宝宝，也有爸爸妈妈以为喝羊奶的孩子不容易过敏。这些并没有科学根据。需要注意的是，医学界普遍认为，羊奶里缺乏制造血红细胞的重要营养素——叶酸。如果想让宝宝喝羊奶，就要特别留意羊奶中有没有额外添加叶酸成分。所以，羊奶不能完全满足宝宝发育所需要的营养要求，妈妈最好还是给宝宝喝配方奶粉。

鲜牛奶，新生宝宝不爱你 ❤

也许有人会问，鲜牛奶中的蛋白质和钙的含量为母乳的 3 倍，能否用鲜牛奶来喂养新生宝宝呢？

从量上看，鲜牛奶中的蛋白质含量的确很高，但从质的角度来看，鲜牛奶中的许多蛋白质对人类没有用，而必需的蛋白质反而不足。

对 2 岁以内的宝宝来讲，过多的异种蛋白质难以吸收，过多的钙也可加重宝宝肾脏负担。如果将鲜牛奶稀释 3 倍，使蛋白质和钙的含量接近母乳的含量，糖分又会变得不足，必须加糖。用鲜奶喂养不仅费时费力，被细菌污染的机会还多，很容易使宝宝患上腹泻。

因此，2 岁以内的宝宝忌用鲜牛奶喂养。

爱心提醒

虽然牛奶不适合新生儿，但可为哺乳期的新妈妈提供必要的营养。不仅如此，牛奶还是新妈妈的美容好佳品，牛奶中含有维生素A和维生素B₂，可以防止皮肤干燥及暗沉，使皮肤白皙、有光泽。

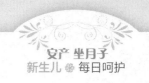

给宝宝更到位的**拥抱**

父母应该多抱抱宝宝，抱的时间越早，次数越多，越能更好地促进宝宝的大脑发育和智力发育，增进亲子情感，促进宝宝个性发展。当然，抱宝宝也是个技术活。

出生不久的宝宝，头大身子小，颈部肌肉发育不成熟，不足以支撑起头部的重量。如果竖着抱宝宝，他的脑袋就会摇摇晃晃；而且宝宝的臂膀很短小，无法扶在妈妈的肩上，无法取得平衡。因此，在抱宝宝之前，最好用包被将他的身体裹起来，只露出头面部，然后将宝宝斜抱在您身体一侧的肘部，一只手掌展开放在宝宝的腰臀部，护住宝宝下半身，让宝宝的头和肩部位于您的手臂和前胸之间，另一只手自然协助。这样宝宝会感觉比较舒服，也便于您和宝宝进行面对面的感情交流。

妈妈在抱宝宝时，最好能建立起"经常抱，抱不长"的态度。也就是说，经常抱抱宝宝，每次抱3～5分钟即可，让宝宝感受到您对他的关爱，使他有安全感。

新生儿便秘如何处理

每天大便1～2次的新生儿从出生后半个月开始，如果每天只便一次，宝宝快一个月的时候就不会一天便一次了。当2～3天便一次时，妈妈就会担心宝宝是否是便秘了。

实际上，便秘的大都是喝婴儿配方奶的新生儿，如一味给宝宝喂食大量钙化酪蛋白、喝水少，加之宝宝躺在床上缺乏活动，因而导致便秘。

• 母乳喂养的新生儿，较少发生便秘，这是因为母乳比配方奶更容易消化，不会给宝宝的胃肠功能带来太大负担，妈妈尽量选择母乳喂养，会减少宝宝便秘的可能性。

• 人工喂养的宝宝应在两次喂奶间加喂一次水。

• 宝宝便秘时，妈妈可以每天给宝宝添喂一点米汤。喂米汤前，一定要除去米汤中的饭粒。新生儿呼吸道十分狭窄，即使很小的米粒也会引起不适反应，甚至发生生命危险。或用少许薏米煎水，喂哺，但不宜用药。

如果宝宝数日未解大便或大便十分干结，应先用甘油栓或小儿开塞露通便。用开塞露时一般挤入肛门后要让药液停留在肠道内10～15分钟，让药液慢慢浸软粪便，待粪便变软后再帮宝宝排便。

如果新生儿在便秘同时伴有腹胀、呕吐等状，应及时去医院治疗。

切忌用闪光灯给宝宝拍照 ♥

宝宝经过半个月的适应之后，逐渐变得越来越可爱，小脸蛋像红苹果一样粉嫩粉嫩，圆嘟嘟，黑宝石似的双眼，十分逗人喜欢。爸爸妈妈都想要给宝宝拍些照片作为珍贵的纪念。

但是，此时宝宝的活动场地大多是室内，而室内的光线又比较暗，要保证拍摄效果就要借助闪光灯，但是闪光灯给宝宝拍照会对宝宝的眼睛不利。

宝宝的视网膜发育尚不完善，瞳孔对光的反射不灵敏，泪腺尚未发育，角膜干燥，缺乏一系列阻挡强光和保护视网膜的功能。这时候如果突然遇到电子闪光灯等强光直射，甚至有失明的危险。因此，为宝宝拍照时最好利用自然光，或采用侧光、逆光，切莫用电子闪光灯及其他强光直接照射新生宝宝的面部。

确保宝宝衣物的安全性 ♥

妈妈日日期待宝宝的降临，早就为小宝宝准备好了许多漂亮的小衣物。不过，给宝宝穿戴前，要认真检查一下这些衣服的安全性。

婴幼儿的抵抗力较弱，但由于皮肤细嫩，成长较快，婴儿对有害物质的吸收能力比成人要强，因此有害物质对宝宝的健康造成的危害更大。在为宝宝选择服装时，首先应考虑它的安全性。尽量选择颜色浅的内衣，在选择白色纯棉内衣时应注意，真正天然的、不加荧光剂的白色是柔和的白色或略微有点发黄。

另外，胸前有鲜艳的印花图案可能使衣服的甲醛含量超标，因此，绣花图案的选择应优先于印花图案。同时也要注意饰物的安全性。在选择有装饰物的服装时，穿前必须要检查饰物的牢固程度。尽量选择饰物少，特别是没有金属饰物的服装，否则可能划伤宝宝。

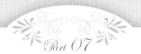

育儿小百科

小披风，保暖又防风

在新生儿的小衣物中，披风衣必不可少，带帽子的最好，它兼有保暖和防风的作用。市场上的披风有合成纤维的，也有棉花缝成的，太豪华的不一定适合宝宝。

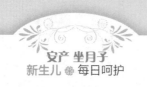

产后 17 天

四季坐月子，季季有讲究

一年四季中，气候不同，温度、湿度等都大有差异，新妈妈在不同的季节坐月子，都有不同的讲究。

春季坐月子注意防风

春季的风比较寒冷，"风为百病之长"，新妈妈在春季分娩后，身体非常虚弱，腠理空疏，百节空虚，风邪最容易乘虚而入，导致新妈妈出现感冒、头痛、四肢关节疼痛等症状。

因此，春季坐月子一定要注意防风。新妈妈可以比常人多穿一些衣服，最好戴着帽子，尤其是北方停止供暖后，更要注意保暖。

南方初春室内外的温度都较温暖，月子妈妈可根据需要穿着衣服，同样要注意保暖。

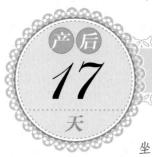

爱心提醒

春季空气干燥，室内外湿度较低，月子妈妈要注意补充水分，特别是母乳喂养的妈妈更应保证水分的摄入量，以补充因空气干燥流失的水分，保证乳汁的分泌。

夏季坐月子谨防产褥中暑

产褥新妈妈一般体质较为虚弱，如果炎夏却身着长衣长裤，盖被垫褥，体热无法传导出去。再加上关门闭窗，通风不良，新妈妈大量出汗又无法蒸发，体内余热不能散发而蓄积，致使人体处于高温高湿的小环境，体温调节功能发生障碍，导致产褥中暑。

产褥中暑重在预防，新妈妈及家属必须破除陈规陋习，科学坐月子：

● 居室应通风凉爽，可以通过开窗、使用电风扇和空调来降低室温，但应注意不要让风直接吹在身上，以免着凉。

● 衣着要合适，不要穿厚衣服、盖太厚的被子，要勤换衣服。内衣应选择吸汗且透气的全棉布料。

● 每天淋浴或用温热水擦洗全身，保持汗腺通畅。

● 保证睡眠充足，饮食清淡且富于营养，易于消化。冬瓜汤与西瓜汁有清热解暑功能，可多食。

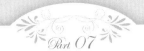

秋季坐月子要注意防燥

秋季，气候温和，室内温暖宜人。但是，秋季天干物燥，灰尘很多，新妈妈长期待在室内，会感到鼻干咽燥，这时可以用加湿器来调节湿度。

为了防止鼻干咽燥，应多喝水或清淡的汤，对花粉不过敏者可以在卧室摆放盆花，一方面能够调节心情，另一方面可以调节室内湿度，净化室内空气。

秋天是收获的季节，新妈妈应多吃应季的瓜果、蔬菜和谷物，对于机体的恢复和宝宝的健康成长非常有益。

秋季盛产的绿叶蔬菜中，对于新妈妈来说最好的要数菠菜和甘蓝了，因为菠菜含有丰富的叶酸和锌，甘蓝则是很好的钙源。

秋天收获的坚果种类也很多，比如花生、栗子、核桃等。脂肪确保是产后女性健康和乳汁质量所必需的营养，每天适量吃些坚果以获取不饱和脂肪，并代替油脂和肉类中的饱和脂肪。但由于坚果的热量较高，每天的摄入量不要超过28克。

冬季坐月子做好四项工作

●勤洗澡、勤换衣：冬季应至少三天洗一次澡，最好每天换内衣。洗澡时和洗澡后要注意保暖。

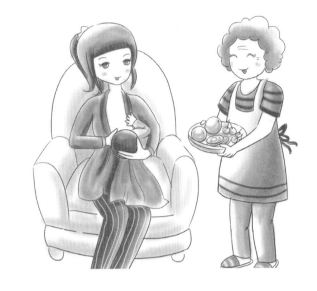

●室内空气要新鲜：每天至少开窗15～20分钟，每天一两次，但要注意通风时应将新妈妈与宝宝换到另一个房间，或盖好被子、戴好帽子，不要让风直接吹到母婴。

●不冷不热的环境：居住的环境温度要适中，一般以22～24℃为好，北方冬天在没供暖前（或南方冬天）较冷的一段时间里，可以用空调、电暖器等，使室内的温度保持在比较理想的状态。

●不干不燥的月子：室内相对湿度以55%～65%为好，北方最好使用加湿器；南方可以使用烘干器，将母婴的衣物、被褥、毛巾、浴巾等烘干后再使用。

🍼 秋季"月子不要吹风"不等于 "捂月子" 💗

秋季坐月子气候不冷不热，但温差昼夜较大，月子妈妈很容易走"贪凉"和"捂"月子两个极端。

有的妈妈喜欢大开门窗，有的妈妈喜欢开足电扇或将空调温度调得很低，或者睡觉时不盖被子，这些贪凉的方式都容易引发伤风感冒。

有些妈妈受"月子不要吹风"这种"捂"月子的观念影响，为避免受凉，就紧闭门窗把自己捂得严严实实这不利于体温的散发，容易导致中暑。

因此，妈妈坐月子不能捂得太厉害，一定要注意保持空气流通。妈妈的房间可适当吹风扇或开空调，保持室内恒温，但切忌对着新妈妈和宝宝吹。

🍼 坐月子时服药应慎重 💗

因为哺乳期服用的药物大多数能够通过血液循环进入母乳，经宝宝吸吮会使药物进入宝宝体内，因此，在选择服药时一定要谨慎，应在医生指导下合理使用。

哺乳期不宜使用的药物有：红霉素、氯霉素、四环素、卡那霉素、庆大霉素、林可霉素、诺氟沙星等抗生素，因为这些药物会对宝宝的骨髓细胞、听力、骨骼等造成影响，因此不宜使用。

另外，如苯巴比妥、阿米托、安定、安宁、氯丙嗪之类的镇静催眠药和吗啡、可待因、美沙酮之类的镇痛药对宝宝有直接作用也不宜使用；碘剂、甲巯咪唑、硫氧嘧啶等抗甲状腺药能引起宝宝内分泌紊乱，也不宜使用。

孕育小百科

新妈妈要注意脚的保暖和防寒

寒从脚底生，新妈妈最好穿棉袜及包脚后跟的厚底软拖鞋。同时穿一条加长的、高腰的长裤，将整个腹部包裹起来，保护肚脐，以免受风。

新生儿出现这些情况应立即就医

- 体温过高或过低。如体温超过 38℃ 或低于 36℃，应视为异常。
- 不哭、不吃或少哭，哭声低弱以及哭时面色青紫或苍白。
- 排便异常，包括腹泻，便秘（3 天不解大便）、少尿或无尿以及排血便等。
- 频繁地溢奶或发生吐奶现象。
- 黄疸出现过早、消退延迟或消退后又重新出现。
- 呼吸过深、过促、面色发灰、口吐白沫或咳嗽。
- 口腔中出现白色片状物，伴有吃奶困难。
- 皮肤出现皮疹或皮肤发硬。
- 发生抽搐现象，如宝宝出现憋气、四肢抖动、口角抽动或阵发性眨眼、全身强直等情况，应视为抽搐发生。
- 脐部红肿、分泌物过多。
- 臀部皮肤发红、起疹或出现脱皮现象。
- 肢体肿胀、活动受限或触弄某处肢体时，宝宝即发生剧烈哭闹。

不要让宝宝含着乳头入睡

有的妈妈喂养宝宝不定时，宝宝什么时间哭就什么时间喂。有时夜里妈妈躺着喂奶，如果妈妈自己睡着了，宝宝还在吸乳汁，即使宝宝已入睡，嘴里也还含着乳头，这种喂奶方式会引起以下问题：

- 宝宝在睡眠中经常有吸吮动作，可吸出乳汁，而处于睡眠状态的新生宝宝吞咽反应差，当乳汁进入咽喉部时，轻者引起呛咳，重者吸入气管，易发生吸入性肺炎或窒息，严重者可因窒息而死亡。
- 母亲入睡过深，乳房会压住新生宝宝的口鼻，使宝宝发生窒息，特别是那些体弱的宝宝。所以，这种喂奶方式不可取，应引起妈妈的重视。

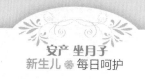

为宝宝房选择恰当的色彩

色彩对初生的宝宝具有很大的影响。宝宝的居室采用活泼的颜色和谐，有利于培养宝宝乐观向上的个性。一般女宝宝的房间宜选用那些比较淡雅的色调，如粉红色或鹅黄色，适合培养女宝宝温柔、乖巧的性情；男宝宝的房间则应以选用淡绿色、淡蓝色来装饰较为适宜，绿色对宝宝视力有益，蓝色可令初生的宝宝安静。

活泼、艳丽的色彩不仅有助于塑造宝宝开朗健康的性格，还能改善室内亮度，形成明朗亲切的室内环境，给宝宝安静、舒适的感觉。所以淡粉红、淡绿色、淡蓝色都是很好的墙面装饰色彩，太过亮丽的颜色只适合局部的使用。

初生的宝宝的眼睛对色差较大的图案印象颇深，尤其喜欢看鲜艳的颜色。为了利于宝宝的视觉发育，妈妈可随意地将色泽鲜艳的花、水果之类的画装饰于墙面、屋顶上。由于宝宝喜欢看人，也可在宝宝的小床周围放置一两件带有色彩的玩具，或者在墙上挂带有人脸或图案的彩色画片，以吸引宝宝的注视。另外，造型可爱、色泽鲜艳的小饰品可为居室带来活泼的气氛。

保存好宝宝的"出生医学证明"

"出生医学证明"一般在宝宝出生的医院领取。这是宝宝的第一份具有法律效力的文件。

出生医学证明上写有出生日期、宝宝性别、出生地点，并印有表明宝宝特征的足印，是宝宝的法律文书档案。它是中华人民共和国境内出生人口出生的健康自然状况、血缘关系的一种证明书，是新生儿依法获得保健服务的凭证及获得国籍的医学依据，在宝宝出生后要及时办理和领取，并妥善保存，不得遗失。

《出生医学证明》为户籍管理机关进行出生人口登记提供医学依据，也为其他必须以"出生医学证明"作为有效证明的事项提供依据。也就是说为宝宝在以后的社会活动，如入学、升学、就业、出国深造等提供不可缺少的证明依据。因此，必须注意领取和保存。

孕育小百科

新生儿户口的申报

新生儿出生1个月内，应申报出生登记。一般需要携带父母亲的户口本、婴儿出生证，大多数地区还要求带计划生育指标证明。婴儿落户可自愿选择随父随母。

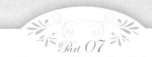
宝宝睡眠时不宜通宵开灯 ❤

家长有时候为了方便照顾宝宝，会让宝宝房里的灯通宵开着。可以在房间里面准备一盏小夜灯，但是应该让宝宝体会黑夜与白天的不同。

如果新生宝宝昼夜不分地生活在明亮光照下，可能会出现睡眠和喂养方面的不适，并因自发的能源性昼夜变化节律受影响而停止或减缓生长发育速度，对宝宝的健康极为不利。

不可给宝宝频繁换奶粉 ❤

由于初生宝宝的消化系统发育尚不充分，对于不同食物需要一段时间来适应，因此，用婴儿配方奶粉喂养的宝宝，妈妈万不可给宝宝频繁换奶。不仅不同牌子的奶粉不宜更换，相同的牌子不同的阶段的奶粉，或相同牌子、相同阶段，但不同产地的奶粉的更换也都属换奶。

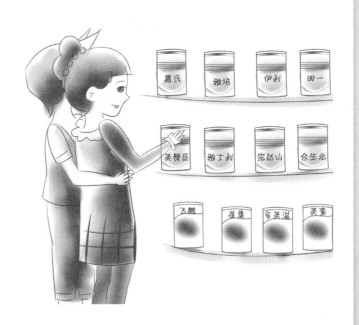

宝宝不适合喝之前牌子的奶粉，可以考虑转换品牌，但要换奶需要一个过程，需要循序渐进，以免宝宝出现"换奶不适"，出现拉肚子、不爱吃奶、呕吐、便秘、哭闹、过敏等。其中拉肚子最为严重，而过敏则表现为皮肤痒，出红疹等。

每种配方奶都有相对应的阶段奶粉，因为宝宝的肠胃和消化系统没有发育好，而各种奶粉配方不一样，如果换了另外一种奶粉，宝宝又要重新适应，就容易引起宝宝拉肚子。家长要边给宝宝换奶粉边观察宝宝的适应状况。

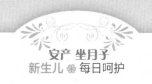

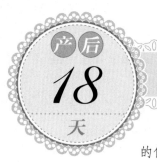

产后 18 天

月子里的进补有讲究

产后有虚证，也有实证，如果妈妈不注意体质，盲目进补很可能起到相反的作用。月子进补，应根据自己的身体情况，合理地选用食品和药物。

月子进补要辨证

每个新妈妈体质不同，产后情况更是千变万化，应辨证进补。

● 瘀血内阻型：多表现为下腹痛、腰痛、恶露不绝、量多色暗等，常用药材有当归、桃仁、川芎、益母草、三七、丹参等。食补方可选择三七鸡汤、当归益母草猪骨汤、川芎鱼头汤等，药方有生化汤等。

● 肝郁型：多表现为情绪淡漠、郁郁寡欢、易胸闷，或烦躁不安、紧张、睡眠差等，治疗的关键在于心理疏导。平时也可在饮食中加入疏肝解郁之品，如萝卜、刀豆、芥菜等。常用药材包括山楂、合欢花、茯苓、白芍等。常用的方剂有逍遥散等。

● 气血亏虚型：较多见，多表现为疲乏少力、易气短、面色苍白、饮食不香、睡眠较差或乳汁不足等。进补时可选择食补或药补，常用的药材有党参、黄芪、当归、川芎、杜仲、枸杞等。如果选择食补，可考虑黄芪乌鸡汤、杜仲鲫鱼汤、当归猪蹄汤、当归羊肉汤等。较有代表性的调理中药方有八珍汤、归脾汤等。

产后炖母鸡汤下奶为什么不科学

自古就有吃炖母鸡汤催奶的说法，但有的新妈妈产后营养很好，但为什么仍然乳汁不足或无奶呢？这是因为新妈妈在分娩后体内雌激素与孕激素明显减少，催乳素开始发挥泌乳的作用，使乳汁开始分泌。由于母鸡体内的卵巢、蛋中含有较多的雌激素，这时如果新妈妈吃炖母鸡汤，体内雌激素的含量就会增加，从而抑制了催乳素的作用，不但不能催乳，反而抑制了乳汁的分泌，可能使新妈妈乳汁不足。

公鸡的睾丸中含有雄激素，有对抗雌激素的作用，有利于催乳素发挥泌乳的作用，达到催乳的效果。

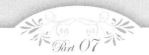

产后不挑食胜过"大补" ♥

从营养的角度看，新妈妈每天需要11760千焦左右热量，饮食量也应比怀孕前有所增加，应增加含有丰富蛋白质、碳水化合物以及适量脂肪的食物。新妈妈不要忌口或挑食，应充分摄入各类食物。一般只要不挑食，不偏食，也就不需要过多地"进补"。

• 主副食种类要多样化：新妈妈不能只吃精米精面，还要搭配杂粮，如小米、燕麦、玉米粉、糙米、赤小豆、绿豆等。这样既可保证各种营养的摄取，还可使蛋白质起到互补的作用。

• 多吃蔬菜水果和海藻类：新鲜蔬菜和水果中富含丰富维生素、矿物质、果胶及足量的膳食纤维。海藻类可提供适量的碘。这些食物既可增加食欲、防止便秘、促进乳汁分泌，还可为新妈妈提供必需的营养素。

• 多渠道补充蛋白质：新妈妈不一定要天天大鱼大肉才可以获取充足的蛋白质。肉类、乳酪与鱼类、坚果类、蛋类、谷物类、豆类、牛奶等都富含蛋白质，新妈妈可以选取多种食物补充蛋白质。

• 别忘吃含钙、铁的食物：哺乳中的妈妈对钙的需求量很大，需要特别注意补充。另外吃一些含血红素铁的食物，如动物血或肝、瘦肉、鱼类、油菜、菠菜及豆类等，有助于防止产后贫血。

坐月子为什么小米粥更适合 ♥

有人说坐月子吃鸡蛋好，有人说喝小米粥好，有人说鸡汤更有营养……到底吃什么更适合坐月子？其实，这个问题没有固定的答案，适合自己的就好。

《本草纲目》认为，"粟米味咸淡，气寒下渗，肾之谷也，肾病宜食之……降胃火，故脾胃之病宜食之"。也就是说肾及脾胃不好者都可以吃小米。小米还有健脾的功效，女人生产后，体内气血很虚，而脾胃为气血生化的源泉，这时喝小米粥就能给身体增添动力。小米营养丰富，是产后调养的佳品。如果在粥中调入红糖，还能补脾胃，活血脉，促进恶露排出。

孕育小百科

南方女性坐月子更适合吃麻油鸡

相对于北方来说，南方气温较高，因其阳气总在体表飘着，收不回去，因此阳虚的情况比较多。阳虚就是"寒底"，所以应吃一些补阳的食物。麻油鸡就是不错的选择。

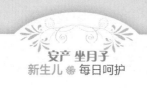

月子里吃新鲜、应季的食材最健康 ❤

挑选月子餐的原料时，首先要选择新鲜的、应季的食材，且应组合多种原料，避免偏食与营养摄入不均衡。

吃应季的食物会让新妈妈的身体跟上四季的节奏。从蔬菜来看，夏季的应季蔬菜能让身体凉爽，冬季的蔬菜会让妈妈身体温暖。应季的食物都会提供当季人体必需的营养成分，新妈妈的饭桌上应多上一些应季食物。

现在，我们吃的许多蔬果已无论季节，想吃什么就吃什么。有朋友会问，吃反季节的食物怎么了，为什么不能多吃？

反季节蔬果是在违反自然规律的生长条件下栽培出来的，不仅在口感和味道上比应季食物差一些，此外，为了缩短蔬果的生产周期或保鲜，反季节蔬果会在种植中施加农药、化肥乃至催熟剂等，对新妈妈和宝宝不利。所以，新妈妈为了自己和宝宝的健康，要管住自己的嘴，选择应季的食物。

纠正母乳喂养中的错误观点 ❤

母乳不足最常见的原因是宝宝的吸吮时间不够，因此，妈妈应该保证足够的时间来喂养自己的宝宝，特别是新生宝宝，每天的哺乳时间可能长达 8 个小时。

母乳是新生宝宝的最佳食品和饮料，完全能满足新生宝宝生长发育所需的全部营养，不必添加牛奶、果汁、水。

联合国儿童基金会提出的"母乳喂养新观点"认为，母乳喂养的宝宝在 4 个月内不必增加任何食物和饮料，包括水。

母乳内含有 4 ～ 6 个月内宝宝所需要的全部营养物质，如蛋白质、脂肪、乳糖、维生素、水分和铁、钙、磷等微量元素。母乳的主要成分是水，这些水分对宝宝来讲已经足够了。所以，母乳喂养的宝宝一般不需要喂水。

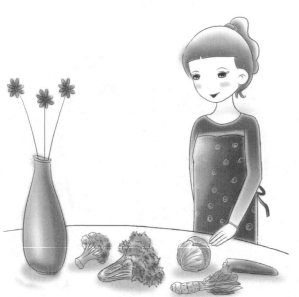

新妈妈夜间喂奶应注意的几个问题

对新妈妈来说，夜间喂养既是件辛苦的事，又是一件非常必要的事。夜间喂奶需注意：

• 不要让宝宝整夜含着乳头睡觉。这样会使宝宝养成不良的吃奶习惯，不仅不利于其对营养的消化吸收，还会影响睡眠，更重要的是如妈妈喂奶时自己熟睡了，翻身时如乳房盖住宝宝的鼻子，很容易导致宝宝呼吸困难甚至窒息，这是一件很可怕的事情。

• 夜间喂奶谨防宝宝着凉。在喂奶时一定要注意把宝宝四肢裹严，严防冷风侵袭让宝宝受凉。

• 宝宝睡熟时不宜喂养。可以延长喂奶时间的间隔。待宝宝醒来时，判断其是否饥饿，确定其饥饿时再喂奶。

• 夜间喂奶灯光要暗，不宜与宝宝进行互动。喂奶时尽量不要刺激宝宝，因为宝宝刚从熟睡中醒来，此时互动对宝宝后面的休息有影响。妈妈应安静地给宝宝换尿布，喂奶，然后放宝宝上床睡觉即可。

母乳喂养无需定时

为了能够满足母婴生理的需求，对新生儿应该遵循按需哺乳的母乳喂养原则，即宝宝想吃时就喂，妈妈奶胀时就喂。

对于新生儿来说，他的吸吮力在出生后是最

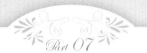

孕育小百科

用母乳哺育宝宝是母亲的天性

一些女性为了保持苗条的身材，不愿意母乳喂养。要知道，女性的乳房就是被大自然设计好用来哺育宝宝的！不使用这项功能，就好比没有使用子宫孕育一个生命。事实上，子宫已经发挥了它的功能，接下来该使用乳房来完成母乳喂养！

强的，这也是让他学习和锻炼吸吮能力的最佳时刻，因此没有必要硬性规定喂奶时间和次数，如果机械性地定时喂奶，很容易使他想吃时吃不着，由于饥饿哭闹不停，影响其生长发育。

按需喂奶、勤喂奶，能促进母乳分泌，让宝宝吃饱喝足，促进宝宝生长发育。实验证明，每天喂奶12次，每天平均分泌乳汁约达725毫升，还能消除乳房胀痛，减少患乳腺病的概率。

0～2个月的宝宝应按需哺乳。宝宝发生饥饿性啼哭时，即予哺乳。2个月以后的宝宝则应定时定量哺乳，哺乳间隔一般是母乳间隔3小时，奶粉4小时，混合喂养3～5小时。

宝宝房间不宜放花草

婴幼儿对花草（特别是某些花粉）过敏的比例大大高过成年人。广玉兰、绣球、万年青、迎春花的茎、叶、花都可能诱发婴幼儿皮肤过敏；而仙人掌、仙人球、虎刺梅等浑身长满尖刺，极易刺伤婴幼儿娇嫩的皮肤，甚至引起皮肤、黏膜水肿。

某些花草的茎、叶、花含有毒素，例如万年青的枝叶含有某种毒，入口后直接刺激口腔黏膜，严重的还会使喉部黏膜充血、水肿；又如，水仙花的球茎很像水果，误食后即可发生呕吐、腹痛、腹泻等急性胃炎症状。

许多花草，特别是名花异草，会散发出浓郁奇香，让婴幼儿长时间地待在浓香的环境中，有可能减退婴幼儿的嗅觉敏感度并降低食欲。

一般来说花草在夜间吸入氧气同时呼出二氧化碳，可导致室内氧气不足。

不要频繁地亲吻新生宝宝

人们喜欢新生宝宝，喜欢亲吻孩子的方式来表示，用嘴去亲吻宝宝的脸或嘴，这对宝宝的健康是有不利影响的。

大人亲吻孩子的时候，很可能把自己口腔里带有的病菌、病毒，尤其是呼吸道传播的病毒、病菌传给新生宝宝，使免疫功能尚不健全的新生宝宝患上结核、脑膜炎、感冒等传染病。有些人表面上是健康的，实际上已带有乙型肝炎等病毒，在亲吻宝宝的时候，他们会在不知不觉中将病毒等传染给新生宝宝。

另外，爸爸及其他男性亲朋长胡须，在亲吻宝宝时可能会刺伤宝宝细嫩的皮肤，从而导致感染。

爸爸、妈妈喜爱新生宝宝可以在与宝宝保持一定距离逗一逗，也可以对宝宝表示出喜爱，切不可用频繁亲吻宝宝的方式表达对宝宝的喜爱。

爱心提醒

宝宝的出世会受到很多亲朋好友的关注，甚至有亲人坐长途汽车、火车等远道而来，特意探望。父母对此要心怀感激，但长途汽车、火车是病毒和细菌聚集的地方，因此应请他们先洗手再抱宝宝，最好与宝宝保持安全距离。

🍼 不要频繁地抱起新生宝宝 💗

有的爸爸、妈妈对新生宝宝爱不释手，经常抱起宝宝，甚至宝宝睡着了也不放下，但频繁地抱起宝宝是对宝宝不利的。

宝宝一天需要 20 ～ 22 小时的睡眠，频繁地抱起宝宝会影响他睡眠的时间和质量，使其不能进入深睡眠状态，睡眠质量不高，免疫功能下降，增加了患病的机会。

宝宝不会说话，遇冷、热、渴、饿、痛等不适时，通常都用啼哭和活动来表示，如果总是把宝宝抱在怀里，就难以准确观察到宝宝的各种感觉。

宝宝除睡眠外，也会适当地活动，全身活动有利宝宝的消化和血液循环，增加各器官的新陈代谢，促进宝宝的正常发育。如果宝宝总是被大人抱在怀里，其全身和局部活动都会受到限制，使四肢活动明显减少，血液流通受阻，严重妨碍骨骼、肌肉的正常发育。

抱孩子是对宝宝的爱，不适当地频繁抱孩子则是对宝宝的伤害。

🍼 宝宝正常的啼哭有益健康 💗

对于新生宝宝来说，啼哭是一项全身性的健康运动。这是因为，宝宝哭时呼吸系统运动量必然增大，增加了肺活量，而肺活量的增加有利于肺的发育。

同时，宝宝啼哭还可促进血液循环和新陈代谢。一般来说，宝宝啼哭会本能地调节全身的血液循环和新陈代谢。宝宝哭到一定程度，就会疲劳，啼哭自然停止。

但是也要密切注意，有时新生宝宝饥饿或身体不适时也会啼哭，这时应喂食，并仔细观察宝宝是否有其他异常。有的宝宝大小便后由于感觉不舒服也会啼哭，这时应根据具体情况换尿布。

如果发现宝宝是由于疼痛、不舒服或疾病引起的啼哭，就要去医院诊治。

无论因为什么，宝宝哭得厉害或哭的时间过长，就要把宝宝抱起，轻轻拍拍背部，使之安静下来。

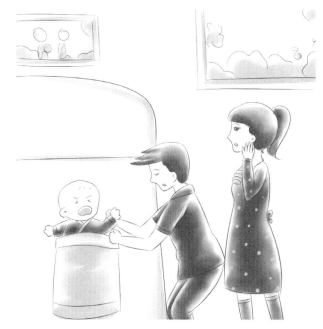

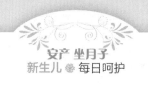

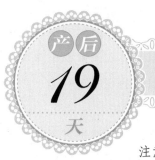

产后
19
天

优化膳食搭配，提高母乳质量

哺乳妈妈的营养状况是影响泌乳量和乳汁质量的重要因素。妈妈的饮食要注意粗细搭配、荤素搭配。因为没有一种食物能包含所有的营养。

月子饮食宜精、杂、稀、软 ♥

"精"是指食量不宜过多。过量的饮食除了会导致妈妈肥胖外，还不利于产后恢复。母乳喂养的妈妈如果乳汁分泌充足，则食量可比孕期增加20%；如果乳量正好够宝宝吃，则食量与孕期等量即可；如果没有母乳或不准备母乳喂养，则食量和孕前差不多即可。

"杂"是指食物品种应多样化。应尽量保证品种丰富多样，并注意荤素搭配。

"稀"是指饮食中水分要多一些。由于产后要分泌乳汁哺育宝宝，再加上出汗较多，妈妈对水的需要量有所增加。

"软"是指食物的烹调应以细软为主。妈妈产后体力透支，往往会牙齿松动，过硬的食物对牙齿不好，也不利于消化吸收。

均衡摄取平和、温暖、凉润的食物 ♥

月子期间，食物应以"平和、温暖、凉润"

为主。

平和的食物具有补血益气、凉润解毒等功效，不寒不燥，适合所有体质的妈妈；温暖的食物具有温补气血、助阳散寒、改善疲劳、强壮骨骼、增强抵抗力等功效；凉润的食物，具有生津止渴、润肤美颜、改善脱发、安眠及促进乳汁分泌的功效。

如果新妈妈每餐的食物中都有三种不同属性的食物，如果盘里既有葡萄（平和），又有莲藕（凉润）、石榴（温暖）等，食物性味相对平衡，身体会比较舒服。

进食宜遵循"平和、温暖热食—凉润蔬菜—水果"的顺序，即进食时应先吃平和与温暖的热食，让肠胃温暖，再吃凉润的蔬菜，吃完饭后20～30分钟后吃水果。若空腹就吃凉性或纤维较粗、难消化的蔬菜水果，容易打嗝、吐酸水、胃痛胀气或腹泻。

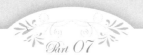
如何提高母乳质量 💛

● 要加强营养，多吃营养丰富且易消化的食物，如瘦肉、鱼、蛋、牛奶、豆类及其制品，还要多吃富含维生素和微量元素的新鲜蔬果。经常煲骨头汤、鱼头汤饮用以补充钙质。还要多喝豆浆，以促进乳汁分泌。

● 首次哺乳时间越早越好，而且初乳营养最丰富，免疫物质含量很高，通常以产后立刻哺喂为宜。

● 培养宝宝的早期吮吸能力，以刺激催乳素的产生，提高乳汁分泌量。

● 增加宝宝的吮吸次数，可以刺激乳汁分泌。

● 母乳喂养应当不定时地按需哺乳，新生儿期的宝宝喂奶次数可以多些。

● 哺乳期间，妈妈要充分休息，否则会降低乳汁的分泌量。

● 乳汁分泌的多少与妈妈的精神状态有密切关系。哺乳期间，妈妈一定要保持心情愉快、平静，这样才能保证乳汁的正常分泌。

产后要注意预防子宫脱垂 💛

预防产后子宫脱垂，应该注意以下几方面：

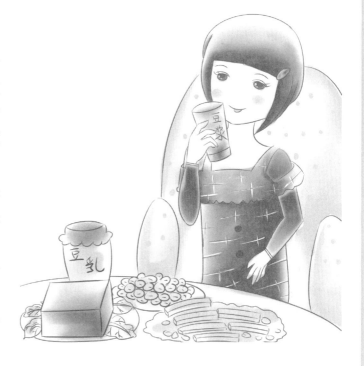

● 产后注意休息，避免过早活动和从事过重的体力劳动。生殖器官恢复正常一般需要 6 周时间，在此期间不宜参加重体力劳动和其他大大增加腹压的劳动，如提、挑、背等。要避免久站、久坐、久蹲，对防止发生子宫脱垂颇有好处。

● 产褥期不要持续仰卧位，而要时常更换体位，如侧卧或俯卧，以免子宫后倾。产后半个月可进行胸膝卧位锻炼。

妈妈用药注意事项 ♥

为了宝宝的健康，妈妈用药需注意以下几点：

● 不可自己随意用药。有些药物对宝宝是安全的，有些药物却会产生不良甚至非常严重的反应，如病理性黄疸、发绀、耳聋、肝肾功能损害或呕吐等，所以一定要慎用药物。

● 应给予最低的有效量。乳汁中药物的浓度和服药剂量有关，在必须服用药物的情况下，应给予最低的有效量，尽可能降低乳汁中的药物浓度，减少对宝宝的影响。

● 不要随意中断哺乳。一般来说，乳汁中的药量很少超过摄入量的 1%～2%，通常不会给宝宝带来危害。所以，妈妈服用的药量不大或药物副作用不太大时，不应中断喂奶。

● 服药后调整哺乳时间。如果哺乳期需要用药，而且是相对安全的药，应在哺乳后立即服药，并尽可能推迟下次哺乳的时间（最好间隔 4 小时）。

月子病重在预防 ♥

对"月子病"，不能消极地怕和躲，而应积极地预防。科学合理的饮食起居和豁达健康的精神情致，是预防产褥期疾病的关键。

产后，新妈妈既要注意保暖防止受寒，也要注意室内通风换气，保持室内空气清新。新鲜空气是妈妈和宝宝的第一"营养素"。月子里，多数妈妈和宝宝基本上不出门，在适宜的时间开窗换气就更为重要。

有的妈妈生怕自己受风着凉，平日里门窗紧闭，室内空气污浊，衣服捂得严严的，内衣总是湿漉漉的。生活在这种环境里，很容易得病。

有的妈妈生怕自己累着，日后留下腰酸背痛的"病根"，产后迟迟不敢下地活动，使得全身肌肉和关节的张力不能很好地得到功能上的锻炼和恢复。通常，产后 6 个小时即可下地排尿，24 个小时后即可坐起哺乳和下地洗漱，10 天左右就可适当地做一些产后保健操之类的活动，这对防止腰腿痛很有好处。

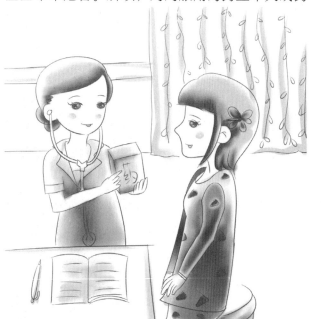

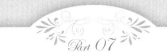
改变错误的家居设置 ♥

针对坐月子的新妈妈，这里介绍几种不合理的家居设置和相应的改正办法，以供参考：

● 让妈妈经常去饮水机弯腰去接热水，或频繁蹲下来从放在地板上的暖水瓶中倒水。

改正：准备一个高低刚好、不用妈妈弯腰的台子或柜子，在上面放置一个电热水器或暖水瓶。

● 把宝宝的喂奶用具放置在厨房中较低的地方，这样，妈妈在取用时经常弯腰，甚至不得不下蹲才能拿到。

改正：最好准备一个多层架子或柜子，这样，妈妈很容易找到一个适宜的层次高度，把奶锅、奶瓶、奶刷等喂奶用具放置在里面。

● 宝宝的婴儿床或童车过低或过高，使妈妈不得不经常弯腰抱起或放下宝宝。

改正：最好购买可以升降的婴儿床和高度适宜妈妈照料的童车，这样，妈妈每次从睡床或童车里抱宝宝或放宝宝时，就不用太弯腰。如果弯腰过频或过度，妈妈日后可能会经常腰痛。

宝宝不宜用或慎用的药物 ♥

宝宝肝脏解毒功能极差，肾脏排泄功能也低，身体各器官未发育完善。因此，给用药要特别注意。以下药物新生儿不宜使用。

● 链霉素、卡那霉素、庆大霉素，对听神经有影响，且对肾功能不利，尽量不用。若使用，疗程不要超过10天。

● 氯霉素，可引发灰婴综合征，并抑制骨髓造血功能，导致再生障碍性贫血、血小板减少等。

● 磺胺类药物，会引起新生儿黄疸，还会影响肾脏功能，6个月以内的宝宝，尤其是新生儿慎用或不用。

● 阿司匹林会引起新生儿生理性黄疸加重，宝宝发热不宜用阿司匹林退热，新生儿及有出血症的宝宝忌用。

● 维生素K、磺胺类药物、新生霉素等，可使新生儿出现高胆红素血症、溶血性贫血等，应慎用。

● 新生儿皮肤细嫩，涂药易被吸收，要慎用涂敷药。

宝宝也要坐月子

●平息出生恐惧：当宝宝还是7个月大的胎儿时，他就有心理活动了。宝宝出生，弱小的生命从一个环境进入到另一个环境，并为此做艰难的挣扎，承受巨大的痛苦。尽管他不知道发生了什么。但这种痛苦在他心灵深处打下了烙印。这就是宝宝的"出生恐惧"。他通过哭的方式来排解这种痛苦。

●"藏匿"和母子相依：这两点是"坐月子"的关键，在经历了出生的考验之后，宝宝还要经过一个关键的、使各种能力得以苏醒的时期——不受任何外人打扰，充分休息。各种哺乳动物都有藏匿新生幼仔的本能，目的就是使幼儿与群体分离一段时间。

另外，宝宝和妈妈还是一体的，只不过来到了妈妈的体外，他们之间仍然互相需要——他们的心灵仍然有本能的交流。所以，妈妈要尽早地跟宝宝在一起，妈妈的拥抱和陪伴能给宝宝无形的力量，为他适应外部世界提供帮助。

给小耳朵更多保护

听觉功能是语言发展的前提，为此妈妈必须保护好宝宝的小耳朵。

●避免噪声。宝宝听觉器官的发育还不完善，外耳道短、窄，耳膜很薄，不宜接受过强的声音刺激。各种噪声对宝宝都不利，会损伤宝宝柔嫩的听觉器官，降低听力，甚至引起噪声性耳聋。

●防止疾病发生。麻疹、流脑、乙脑、中耳炎等疾病可能损伤婴儿的听觉器官，造成听力障碍。因此，要按时接种预防这些传染病的疫苗，积极治疗急性呼吸道疾病。

●防止细小物品如豆类、小珠子等异物进入耳朵。这些异物容易造成外耳道黏膜损伤，如果出现此类问题，应该去医院诊治，千万别掏挖，以免损伤耳膜、耳鼓，引起感染。

孕育小百科

宝宝都爱"妈妈腔"

妈妈用特别的语音、语调、语气与宝宝说话，称为"妈妈腔"。宝宝都喜欢听"妈妈腔"，这有利于宝宝智力开发与语言的学习。需要指出的是，"妈妈腔"并非妈妈的专属，爸爸及其他与宝宝亲近的人使用"妈妈腔"也会让宝宝开心愉快。

勤给宝宝换尿布

宝宝的尿中常溶解着一些身体内代谢产物的废物，如尿酸，尿素等。尿液一般呈弱酸性，会形成刺激性很强的化合物。吃母乳的宝宝大便呈弱酸性，吃牛奶的宝宝大便呈弱碱性；吃母奶的宝宝大便会稍微稀一点，吃牛奶的宝宝大便会稍干一些。

无论是干、稀便，或酸、或碱性物质都对宝宝的皮肤产生刺激。这个时期的宝宝吸收快，排泄快，每天大约要排便 10 次以上。每次尿湿尿布后，若没有及时更换，尿液中的刺激成分会刺激宝宝臀部细嫩的皮肤，如果不及时更换尿布，娇嫩的皮肤就会充血，轻者皮肤发红或出现尿布疹，严重者可能腐烂，溃疡，脱皮。

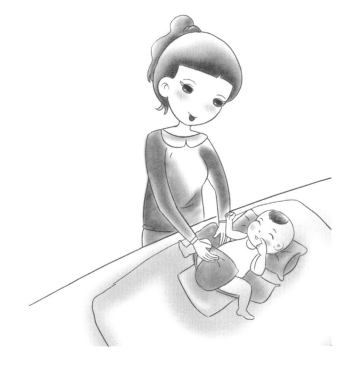

不宜常用一次性尿布

一次性尿布一般有多层结构，内衬纯绒毛纸浆及高分子吸水材料，吸水性相当强．在吸了许多尿液时．贴皮肤的一面不很潮湿。宝宝不会哭闹。

一次性尿布的缺点是透气性较差，故使用时不宜超过 6 ～ 8 小时，以免刺激宝宝娇嫩的皮肤，并使皮肤表皮脱落而发展为"红臀"。一旦形成红臀，就可能继发细菌、霉菌感染。另外，粪便中含有很多大肠杆菌等细菌，可侵入宝宝尿道而引起尿路感染。女婴的尿道比男婴短得多，尤应注意，故在用过一次性尿布后，应用温水清洗宝宝的外阴部。

所以，白天在家的时候．宝宝还是使用传统的布制尿布为宜。一个月以内的新生儿因皮肤过于娇嫩，也使用布制尿布为好。等带宝宝出门时，偶用一次"尿不湿"，既方便父母，也不会使宝宝生病。

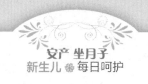

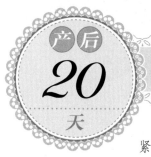

产后
20
天

产后疾病的按摩保健法

妈妈产后身体未复原，加之喂养宝宝低头时间较长，身体各部位长期处在紧张状态，易发生颈肩痛等不适，学会按摩保健法可以帮你无痛一身轻。

产后防治手腕痛

产后手腕痛也叫做桡骨茎突狭窄性腱鞘炎。妈妈虽然不做重体力劳动，但长时间重复单一的劳动，如冷水洗尿布、洗衣服、抱孩子等均容易引起此病。另外，妈妈内分泌激素的波动也可能与本病有关。怎样防治产后手腕痛？

妈妈应该注意合理安排家务劳动，尽量避免重复劳动的时间过长。当感到手腕部发酸发胀时，应注意休息，同时用两手交替按摩腕部，直至不适感消失，然后换一种劳动方式。在冬季不可长时间用冷水洗涤，每次以洗后腕部无酸胀感为度。

妈妈一旦出现手腕痛，首先应避免腕部活动和冷水刺激，尤其是手腕部有肿胀时，更应注意。局部可用热敷，或用红花油涂于患处，轻轻揉擦，每日4～6次。避免腕部过多活动。注意局部不要揉捏，越是揉捏情况越严重。

产后腰痛的按摩法

产后腰痛是分娩后内分泌未恢复到孕前状态，雌激素分泌较多，骨盆韧带松弛，腹部肌肉软弱无力，子宫未能完全复位造成的。另外，产后腰痛也与产后运动较少有关。

有的女性产后立刻投入劳动和工作，不注意休息，身体过于疲劳诱发腰痛。为了缓解产后腰痛，可以通过按摩手法增强腰腹部肌肉。

妈妈取俯卧位。按摩者站在妈妈身侧，单手食指、中指、无名指、小指的第一指关节背侧突起部分着力，按定在妈妈腰部，以腕关节的屈伸运动带动着力部位滚动，使产生的力持续不断地作用在疼痛处，顺骶棘肌纤维方向在腰部往返滚动3～4遍。滚动到腰部的腰阳关穴、肾俞穴时，以掌心稍稍用力揉动2～3分钟。

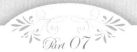
缓解产后阴部痛的按摩法 ♥

产后阴部疼痛较为常见，这是因为分娩时阴道及周围区域扩张，导致肌肉肿胀，阴道以及直肠周围区域产生痛感。如果在分娩时进行了侧切缝合，或者使用了真空吸引术和产钳，疼痛会加剧。为了减轻新妈妈的疼痛，促进康复，可以利用按摩来缓解疼痛。

● 妈妈取仰卧位，双腿伸直。按摩者以拇指指端着力，按在妈妈一侧大腿部的阴包穴处，先稍用力按压后轻轻揉动，时间持续 1 ～ 3 分钟。完后换另一侧重复相同的手法。然后，以相同手法作用于阴包穴下端的血海穴处，时间为 1 ～ 3 分钟。

● 按摩者站在妈妈足侧，一手扶住足端，另一只手以拇指指端着力，按定在足背部太冲穴处，其余四指相对扶在脚心处，拇指按揉太冲穴 1 ～ 3 分钟。完后按摩另一侧。按摩者以拇指指腹按揉下腹部的中极穴 1 ～ 3 分钟。

缓解产后腕关节痛的保健按摩 ♥

刚生产的妈妈由于长时间双手怀抱宝宝。腿部负重较大且姿态相对固定，腕关节易产生劳损。加之产后体虚或使用冷水也容易发生腕关节痛。

● 用一手按摩另一只手的腕关节 2 ～ 3 分钟。

● 用拇指点按另侧腕关节痛点，同时另侧腕关节做旋转运动 1 ～ 2 分钟。

● 双手五指相互交叉，做摇腕运动约两分钟。

● 用一手拇指按另一手侧腕关节四周，按压 2 ～ 3 次后，再做另一侧腕关节。

平时应注意腕部适当放松，用抖腕法、腕部屈伸法等，使腕关节得到放松以减少疼痛的发生。

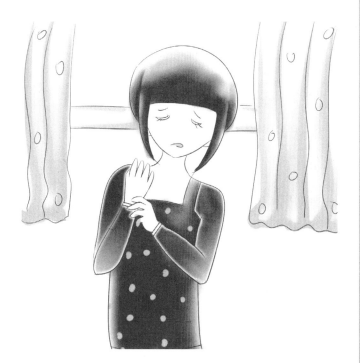

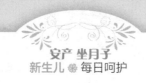

加强阴道和骨盆肌肉练习 💗

对妈妈来讲，造成产后便秘的原因很多。分娩完后因为黄体素的作用，肠道较为松弛，腹压也较低，容易导致排便不易，进而发生便秘，甚至会生痔疮。如果待产中曾灌肠，产后一两天没有什么大便可解。如果长了痔疮，或是因为分娩过程造成的伤害、服药的影响、水分摄取不足、分娩疼痛、怕痛不敢上厕所、产后没有运动等，都是造成便秘常见的原因。

而黄体素也会使肠胃的蠕动变慢，加上怀孕

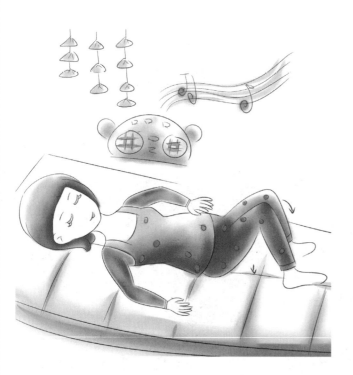

时变大的子宫压迫到直肠、背肌及腹肌，让妈妈解便时无法使力，这种排便不畅的现象就会延续到坐月子时。如果长期便秘和咳嗽，导致腹内压力不断上升，甚至还会造成子宫脱垂。

月子期间，建议新妈妈延续怀孕时的阴道和骨盆肌肉练习，不仅对缓解便秘有好处，还可以通过多做此运动来紧实阴道。

喂养乳糖过敏的新生宝宝 💗

乳糖是奶类食品特有的糖类，但有的新生儿肠道先天就缺乏乳糖酶，导致乳糖在小肠不能被水解而直接进入大肠，在大肠细菌的作用下刺激肠道而引发腹痛、腹胀、肠鸣甚至腹泻等反应。一般称为乳糖不耐受或乳糖过敏。

无论是母乳喂养还是人工喂养，新生儿都可能发生乳糖过敏，如何喂养先天性乳糖酶缺乏的新生儿？

● 少量多次。每个新生儿对乳糖不耐受的反应是不同的，宝宝们出现反应的分量也不同。如果把一杯奶采取少量多次的方法喂，也可以化解乳糖不耐受的情况，或者可以使过敏的新生儿不发生任何症状。

● 喝酸奶。酸奶是加入一定乳酸菌后经过发酵而生成的奶制品。发酵过程使原奶中的乳糖分解成乳酸，蛋白质和脂肪分解成小的分子，钙、铁、锌等矿物质也从大的分子中分离出来，使其更易消化吸收。所以，酸奶对乳糖不耐受的新生儿来说最适宜。

● 喝奶时吃一片乳糖。这样有利于预防不舒服的症状出现。因为外援性的乳糖酶也可提高乳糖的消化和吸收。

怎样给宝宝的腹部保温 ♥

新生宝宝出生后。肠胃就一直不停地蠕动着，如果新生宝宝的腹部再受到寒冷的刺激，肠胃就会加快蠕动，内脏肌肉也会呈现阵发性强烈收缩，因而引发阵发性疼痛。腹部出现阵发性疼痛，生宝宝就会表现一阵阵啼哭，吃奶减少，腹泻稀便，并常带有乳瓣。由于寒冷刺激，男婴还会发生提睾肌痉挛，使睾丸缩到腹股沟或腹腔内，这时宝宝腹部疼痛会更加剧烈，表现为烦躁啼哭不止。

因此，妈妈要格外关注新生宝宝平时的腹部保暖问题，即使是在夏天气候炎热时，也不要让新生宝宝的腹部受凉，不要让宝宝睡觉和玩耍时光着身子，最好给宝宝穿一个单层三角巾（兜肚），用以护腹，冬天更应注意宝宝的腹部保暖问题。

保护好宝宝的耳道 ♥

新生宝宝的鼓膜比较肥厚，耳道的上下壁几乎连在一起，看上去是一条狭窄的缝，但里面极易存留羊水、皮脂腺分泌物及脱落的上皮组织、细菌等，如果护理不当，如洗澡后未将流入耳道的水清除干净，就有可能诱发炎症，给娇弱的宝宝带来不必要的痛苦。

因此，保护宝宝的耳道是万万不能忽视的一件事情。在日常护理中应做到以下几点：

● 给宝宝洗澡时要格外注意保护宝宝的耳朵，一是不能进水，二是进水后要及时用卫生棉清理干净，还要经常观察宝宝的耳道有无红肿的现象。

● 如果宝宝已经患了湿疹，要特别注意观察宝宝耳部的情况，如果湿疹已经蔓延到耳部，要及时进行治疗。方法是先将宝宝的耳道清洗干净，然后用消毒棉棍将治疗湿疹用的药膏轻轻捻进宝宝的外耳道，防止感染。

● 宝宝吃完奶或者刚刚喝过水，要保持侧卧位，这样即使有奶液或水流出，也不会进入宝宝的耳朵里。

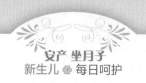

妈妈必知的宝宝5种问题"臭臭"

新生宝宝大便的状态，会随宝宝的消化功能的变化或疾病而改变，仔细观察宝宝大便的性状有助于及早发现宝宝身体的异常情况，给予正确处理。

大便性状	表现	疾病提示	处理
淘米水样	排便无腹痛，宝宝迅速出现脱水、抽搐等症状	霍乱	应立即到医院就诊，以免延误病情。
白色或陶土色	伴有黄疸、瘙痒等症状	肠道梗阻	及时到医院做进一步检查。
绿色黏液状	量少，次数多	喂养不足，这种大便也称"饥饿性大便"	只要给予足量喂养即可。
血便	大便呈红豆汤样，色暗红并伴恶臭；果酱色或鲜红色，或呈柏油样黑	出血性坏死性肠炎；肠套叠；上消化道出血	均需立即到医院诊治。
汤样	大便呈稀水样，或有黏液或泡沫，粪便中水分多，排便次数增多	肠炎、秋季腹泻	易引起脱水，立即到医院就诊

哪些疾病会影响宝宝的智力

● 新生儿核黄疸：新生儿体内胆红素过高，可和脑细胞结合，使脑功能受到影响，影响宝宝的智力。

● 新生儿脑膜炎：细菌及毒素直接侵犯到脑细胞组织，使脑功能受到严重破坏。

● 产伤引起颅内出血：颅内受压使血管破裂出血，出血部位脑细胞血液循环受阻，使细胞变性坏死，从而影响宝宝智力。

● 新生儿低血糖：由于神经组织在几乎完全利用糖作为代谢能源。若反复发生低血糖或低血糖发生时间过长，会持久性脑功能障碍，从而影响智力发育。

● 新生儿营养不良：营养不良，特别是蛋白质的供应不足会影响脑细胞的生长。大脑发育的关键时期是怀孕后期3个月到出生后的6个月。脑细胞有一个特点，就是其增殖是"一次性完成"的，错过这个机会就无法补偿了。

有趣的宝宝"气质"

刚刚出生的宝宝就表现出不同的"性格"特点。在宝宝吃奶的时候，我们把奶瓶轻轻地挪走，不同的宝宝会有不同的反应，这是由宝宝的气质类型决定的。

	表现	分析	呵护要点
多血质	奶瓶被夺走后哭，再送回来就不再哭了	反应快而且准确。这样的宝宝能对环境做出适度的反应，容易与外界协调一致	让他周围充满新鲜刺激，满足他的好奇心
胆汁质	奶瓶被夺走后大哭，再送回来边哭边吃。反应快速、强烈，但不够准确，易改变	这样的宝宝易被激怒，不好安抚，容易与环境形成对抗，然而在正确的引导下，也容易妥协	以柔克刚，以奖励引导他不断进步
黏液质	奶瓶被夺走后隔一会儿才哭，送回来后还哭，过一会儿才吃	反应总是慢半拍，但很准确，情绪体验深刻，难以平复。反应习惯一旦形成，很难改变	"小火慢熬"，他的进步建立在不断重复的基础上
抑郁质	奶瓶被夺走，等一会儿哭，再送回来也不肯再吃了	反应慢且不明显，但情绪体验深刻。很小的刺激都能引起他强烈的情绪反应	要及时满足宝宝的心理需求，不断鼓励他

该和宝宝聊点什么

面对只会啼哭或咿咿呀呀的宝宝，妈妈有些疑惑，怎么才能让宝宝理解自己的心思？自己又如何体察宝宝所想？该和宝宝聊点什么呢？

宝宝还不会说话，但会用哭声和肢体动作来表达想法，他会通过呀呀叫嚷甚至啼哭来引起注意，传达需求，希望大人能够帮他达成目的。妈妈要对此多加注意，积极与宝宝沟通，给予相应的回应。

妈妈一旦了解宝宝的想法，就应该用行动为宝宝解决问题、满足他的需要，如及时哺乳、帮他换上干爽的尿布等。此外，用平和悦耳的语调为他唱歌、和他说话，给他温柔的抚摸和拥抱，也是很好的沟通方式。

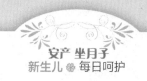
产后
21
天

产后第3周食谱：补气养血

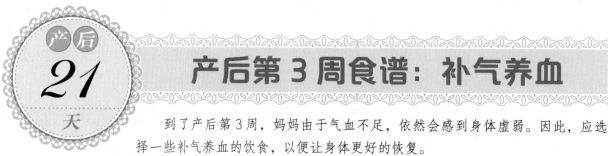

到了产后第3周，妈妈由于气血不足，依然会感到身体虚弱。因此，应选择一些补气养血的饮食，以便让身体更好的恢复。

 产后第15天食谱 ♥

黑木耳红枣粥

原料

黑木耳15克，粳米200克，红枣10枚，冰糖适量。

做法

① 黑木耳浸泡在温水中，变软后去掉根部的硬梗，撕成小片，备用。红枣洗净去核，备用。

② 粳米洗净，加适量水与红枣同煮，待煮至软烂时加入木耳和少许冰糖，再略煮5分钟左右即可食用。

功效

补益气血，养血止血。适用于气血虚弱、血虚失血、产后体虚、恶露不尽的妈妈。

田七红枣炖鸡

原料

鲜鸡肉200克，田七5克，红枣8个，生姜少许，盐、鸡精各适量。

做法

① 红枣用清水浸软，去核，洗净；把田七切成薄片，洗净；将鸡肉去皮，洗净。

② 把所有原料放入一个洗净的炖锅内，加入清水，置于炉火上，以大火隔水炖2小时，加入盐、鸡精调味，捞出田七即可。

功效

止血，镇痛，强身。对女性产后流血不止有辅助治疗作用。

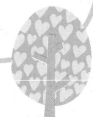

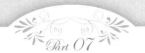
 产后第 16 天食谱 ♥

甘薯益气汤

原料

甘薯 200 克，苹果 1 个，海带 10 克，枸杞子 6 克，芹菜适量，盐 1 小匙。

做法

① 将苹果洗净后切块；甘薯去皮后洗净，切成小块；海带用清水浸泡 5 ~ 10 分钟，捞出切丝；枸杞子洗净，泡透；芹菜洗净，取芹菜梗并切末，备用。

② 将甘薯块、苹果块放入电饭锅内，加入 2 格水，按下开关。

③ 待开关跳起后焖 5 分钟，加入海带丝、枸杞子，再次按下开关。

④ 等开关再次跳起后，加入芹菜梗末、盐调匀即可盛盘食用。

功效

甘薯和苹果所含的膳食纤维和果胶有利于促进妈妈肠胃蠕动，预防和改善产后便秘，而从减轻痔疮的发病概率。

黄芪山楂羊肉汤

原料

羊肉 200 克，黄芪 15 克，山楂（去皮）、红枣、枸杞子各 10 克，姜片、蒜瓣各少许，盐、花椒各适量。

做法

① 将羊肉洗净，放入沸水锅内余烫，切片；将羊肉放进加入花椒粒煮过的热水中浸泡 30 分钟，捞出沥干，待用。

② 将羊肉片放进汤锅内，倒入适量清水，下入黄芪、山楂、红枣、枸杞子、蒜瓣、姜片，用大火煮沸后转为小火烧约 40 分钟，再调入盐即可。

功效

黄芪具有补气升阳、固表止汗、行水消肿的功效，对产后四肢乏力、汗出不止等症有调理作用。枸杞子也有补气的作用，加上红枣能补血养阴，可帮助产后妈妈补充气血。

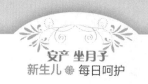
 产后第 17 天食谱 🖤

乌鸡白凤汤

原料

新鲜乌鸡 1 只，白凤尾菇 50 克，黄酒、葱段、姜片、盐、味精各适量。

做法

① 将乌鸡洗净，锅里倒入清水，加入姜片煮沸，放入乌鸡、黄酒、葱段，以小火焖煮至熟。

② 在鸡汤中放入白凤尾菇、味精、盐，调味后煮 3 分钟离火。

功效

乌鸡具有滋补肝肾的作用，长期食用可以生津养血，养益精髓，促进泌乳。

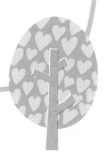

锅巴肉片

原料

锅巴片 150 克，猪肝、火腿、猪里脊肉各 30 克，鸡蛋（取蛋清）1 个，姜片、葱段、盐、料酒、白糖、干淀粉、水淀粉各适量。

做法

① 将猪肝、火腿、猪里脊肉分别切片；将猪肝片入沸水中，加盐、料酒汆烫；将里脊肉片加盐、蛋清、干淀粉抓匀，入沸水中汆烫。

② 爆香姜片，下入猪肝片、火腿片、猪里脊肉片、葱段翻炒，添少许水，加盐、料酒、白糖调味，用水淀粉勾芡。

③ 锅巴片装盘，将烧开的肉片连汤淋于其上。

功效

猪肝性味甘温，补益作用强，很适合产后虚弱的妈妈食用。此菜可醒脾开胃、补血养肝，适用于产后气血不足，经常眩晕的妈妈。

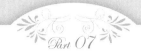

 产后第 18 天食谱

海带香菇腔骨汤

原料

腔骨块 500 克，水发海带 150 克，枸杞子 10 克，红枣 10 个，干香菇、姜片、盐、料酒、醋各少许。

做法

1. 将腔骨块汆烫一下；海带洗净切段；香菇泡软，去蒂，切片；枸杞子、红枣洗净。

2. 锅中倒入适量清水，将各种材料（除枸杞子外）及料酒、醋一起放入，炖煮至熟，出锅前放入枸杞子、盐，再煮 5 分钟即可。

功效

此菜有强筋壮骨、补血行气之功效，是产后滋补的佳品。

鸭血豆腐

原料

鸭血块 150 克，豆腐 200 克，葱花、姜末、酱油、白糖、料酒、盐、胡椒粉各适量，鲜汤少许。

做法

1. 将鸭血块洗净，切成 2 厘米见方的丁；豆腐切成与鸭血相仿的丁，分别将豆腐丁、鸭血丁放入沸水锅中略汆烫，捞出，沥去水分。

2. 砂锅置火上，倒入色拉油、豆腐、料酒、姜末、酱油、白糖、鲜汤烧开，用大火煮沸后，撇去浮沫，再盖上盖，转小火焖 10 分钟，加入鸭血块、盐再烧 3 分钟，撒上葱花、胡椒粉即成。

功效

此菜具有养血补血、清除体内垃圾的功效，适合产后体质虚弱、血虚贫血的妈妈食用。

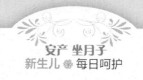
 产后第 19 天食谱 ♥

豆豉猪肝汤

原料

猪肝 250 克，鸡蛋 2 个，葱白、盐、料酒、水淀粉、豆豉、清汤各适量。

做法

① 猪肝洗净，斜切成片，沥干，用水淀粉抓匀上浆；鸡蛋打散成蛋液；豆豉用清汤调匀，滤去粗渣；葱白洗净，切成细丝。

② 锅内倒入清水，用大火烧开，再加入料酒、豆豉汁、葱白、猪肝，待滚起后，倒入鸡蛋液，用盐调味即成。

功效

猪肝可补肝养血、益气强身，性甘温，很适合产后虚弱的妈妈。此菜可醒脾开胃、补血养肝，适用于产后气血不足、眩晕的妈妈。

桂圆山药炖乌鸡

原料

乌鸡 1 只，山药块 200 克，桂圆肉 20 克，枸杞子、姜各适量，盐少许。

做法

① 将乌鸡处理干净；山药块洗净；桂圆肉、枸杞子浸泡至透；姜切片，备用。

② 将乌鸡、姜片放入沸水中余烫片刻，捞起，备用。

③ 将乌鸡、桂圆肉、山药块、姜片、枸杞子放入炖盅内，加入适量清水炖煮 2 小时，调入盐调匀即成。

功效

乌鸡具有补肝肾、滋阴补血、退虚热等功效，可帮助妈妈恢复身体，促进乳汁分泌。桂圆具有补益心脾、养血宁神等功效。山药可强健机体。此汤可补气血，很适合妈妈调养身体。

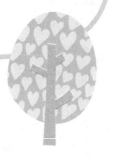

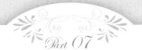
 产后第 20~21 天食谱 ❤

香菇鸡

原料

鸡腿 1 只（约 70 克），干香菇 10 朵，枸杞子、黄芪、人参须、香油各少许。

做法

1. 鸡腿洗净，汆烫后捞出；香菇泡软，去蒂；枸杞子、黄芪、人参须均以水浸泡至软后捞出。
2. 锅中放入全部材料，加水没过鸡肉，炖煮 30 分钟，再淋入香油，端出即可。

功效

可促进妈妈气血循环和新陈代谢，提高免疫系统功能，增强妈妈抗病力。

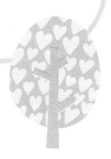

茶树菇煲乳鸽

原料

净乳鸽 2 只，鲜茶树菇 50 克，葱段、姜片、精盐、味精、料酒各少许，植物油适量，清汤 2000 克。

做法

1. 茶树菇用清水洗净，沥干水分，切成小段。乳鸽剁去爪尖，掏出内脏，放入清水中洗净，捞出沥水。
2. 锅中加入清水烧沸，放入乳鸽焯烫 5 分钟，捞出沥水。用冷水过凉，捞出擦净水分，剁成大块，放入碗中。加入少许精盐和料酒调拌均匀，腌渍约 15 分钟。
3. 锅置火上，加入植物油烧至六成热，下入葱段、姜片炒出香味。
4. 放入乳鸽块，用旺火翻炒 5 分钟至出香味，再加入茶树菇和清汤，用小火炖煮 2 小时至熟烂。拣出葱段、姜片不用，加入精盐、味精调好口味，用旺火煮 10 分钟，即可出锅，装碗上桌。

功效

鸽肉调精益气、补气血，这道汤不但能为妈妈调理气血，还能提供丰富的蛋白质，有助于体力恢复。

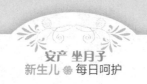

专家答疑 月子调养与新生儿呵护常见问题解答

Q 宝宝在我肚子里时就特别好动，生出来也一样，睡着了也在扭来扭去的，经常把小袜子蹭掉。我想问一下，现在多给她听柔和的音乐，能使宝宝的个性变温柔吗？

A. 多给宝宝听柔和的音乐，会对她的个性产生影响。可选择一首摇篮曲和一首优美柔和的乐曲定时给她播放，摇篮曲在睡前播放可起到催眠的作用；另一首乐曲在播放时妈妈可拿着宝宝的手轻轻地按着节拍摇动，如果妈妈能跟着音乐轻轻哼唱就更好了。

白天在宝宝活动或给宝宝做抚触时可以放些儿童音乐或者有节奏的舞曲。不要把胎教音乐作为背景音乐，以免分散宝宝的精力。

Q 怎样与婆婆就喂养问题达成一致？

A. 妈妈首先不要着急，要慢慢同婆婆交流。要向婆婆解释清楚，宝宝出生后头3天的母乳很黏稠，4~10天母乳就会变得清稀如水，这是正常现象，到第10~11天后会变成白色，能让宝宝吃饱了。

不要用奶瓶给宝宝喂配方奶，以免宝宝产生乳头错觉。如果宝宝只愿意吸吮橡皮乳头，不肯费劲吸吮妈妈的乳头，就会使母乳喂养失败。婆婆疼爱宝宝，会同意母乳喂养的，只要跟婆婆说明情况就可以了。家庭内多一点交流，大家就会意见统一。妈妈上班后，婆婆就成为照料宝宝的主力，因此要多同婆婆一起读读育儿书，找机会让婆婆参加一些有关育儿的家长会，丰富婆婆的育儿知识。

Q 奶粉宝宝和母乳宝宝有差别吗？

A. 不能绝对地说奶粉宝宝一定比母乳宝宝健康水平差，只吃配方奶的宝宝与母乳喂养大的宝宝比毫不逊色。

从营养学的角度来说，母乳和配方奶大致相同。因此，吃配方奶不会对宝宝的发育不利。就是要注意喂养的方法。所以，如果母亲不能给宝宝提供母乳，或者是无论如何努力都难以分泌母乳，就不要有任何顾忌，大胆地给宝宝喂配方奶吧。

不要觉得这不利于建立亲子关系，与宝宝的交流，即使不通过母乳喂养也可以实现。给宝宝喂配方奶的时候，只要抱着他，注视着他，和他说话，换尿布或者洗澡的时候，给他爱抚，就可以保证感情沟通。

从免疫学的角度来讲，也不能说宝宝不喝母乳就获得不了免疫力。宝宝的抗体在胎儿期就已经获得一多半了。只是出生后三天之内，妈妈的初乳中含有较多的抗体。如果没能让宝宝喝到初乳，也不要沮丧。随着宝宝的生长发育，宝宝自身的抗体会逐渐增加。

Q 怎样知道宝宝吃饱了？

A. 在喂养宝宝的过程中，由于经验尚浅，妈妈不知道怎么判断宝宝是否吃饱一直没有一个标准的答案，其实，妈妈可以按以下的标准来判断宝宝是否吃饱。

● 吃饱的宝宝每天至少要尿6次，即需换6次湿尿布。

● 宝宝的体重1周可长125克以上。

● 宝宝吃饱后表情愉快，显得很满足，安详，眼睛发亮，愿意离开乳房并很快睡觉。

● 每天大便1～2次或更多，颜色均匀质地稠，有轻微的酸味。也有的宝宝要1～2天才大便1次，只要大便性状正常就无需担心。饥饿的宝宝大便量小，色发绿，混有黏液。

虽然每个宝宝食量不等，但只要平时多加观察，就可以断定，宝宝是否吃饱。

Part 08

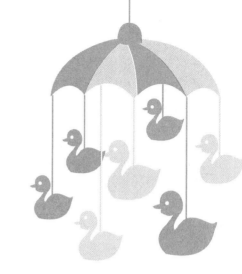

产后第 4 周
调节体质，迎接正常生活

　　到了这一周，妈妈已经能很轻松地应对产后的生活了。从现在开始，要增强体质，进入身体恢复关键期。坐月子可不是到本周末就结束了，妈妈产后需要 6～8 周的调养，身体才能完全恢复，所以还是不能大意，以免留下病根。

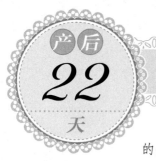

进入身体恢复关键期

经过前几周的调养，妈妈的身体大为好转，但宝宝仍需要母乳喂养和妈妈的关爱，妈妈要当心产后抑郁悄悄来袭，并注意进入体质恢复的关键期。

定时量体温避免产褥热

产后发热是大事。妈妈在产后一定要养成定时量体温的好习惯，如果发现体温超过38℃就要当心了。

妈妈在分娩后的24小时内，由于过度疲劳，体温可能会达到38℃，但过后体温就会恢复正常。如此时出现发热，应查清原因，适当处理。

引起产褥热的原因很多，如阴道感染、泌尿系感染、乳房感染等。女性产后体力要比平时差，再加上流血，子宫口松弛，细菌容易侵入阴道，蔓延到生殖道或侧切伤口，出现恶露有味、腹部压痛等不适，如果治疗不及时，可能转为慢性盆腔炎，长期不愈。

因此，妈妈要注意观察自己的体温，多喝水，注意营养摄入，高热不退应及时就医。

产后恶露过期不止的食养方案

• 若产后恶露淋漓不断，超过20天仍不干净，量多，颜色淡红，质清稀，无臭气，同时感到疲倦无力，要请医生诊治，采用食疗法，食用山药粥、红豆粥、芡实粥、人参粥、人参山药乌鸡汤等。

• 若体质强壮，产后恶露多，过期不净，颜色鲜红或紫红，质黏稠，有臭气味，自觉发热，口干咽燥，除求医用药外，饮食尤其要注意新鲜、清洁卫生。因为妈妈阳气亢盛，血分有热，饮食应清淡，多食新鲜果蔬，如梨、橙、柚子、苹果、萝卜、藕、冬瓜、丝瓜等，可常吃苋菜粥、藕汁粥。忌吃辛辣、煎炒、油腻的食物。

• 若在月子中过于悲伤、忧愁，过于思虑、操劳，造成恶露过期不止，除要避免他人言语刺激，应帮妈妈排解忧愁，给予开导、安慰外，还可用益母草50克，煎水，加适量红糖，每日1剂，分3次服，连服1周。

产后口渴不要一味清凉降火 ♥

产后口渴是临床上常见的症状，不少妈妈因口渴难解而不得不求诊。产后会口渴，是因为失血和流汗多，或长期处于空调房中体内水分被夺所引起，治疗当以补充体液为主。

如产后不但咽干口渴，还烦躁，兼有小便不畅顺，除可能是因为失血、流汗多引起外，也可能和血瘀、恶露流出不畅有关。

产后口渴的治法较为复杂，首先要调整肠胃，肠胃好，肺气足，加强胃的吸收能力，让食物的精华、水分，能为身体所用。如此一来，人体的津液自然会充沛，口也不渴。

如果不知其理，或治疗方法错误，一味地认为口渴是火气大，一味食用寒凉的食物——像梨子、西瓜、丝瓜、冬瓜等来降火气以解口渴，或认为小便不多是因为水分停留在体内，忽视了体内津液不足的可能性，而吃一些利尿的蔬果，像蛤蜊、冬瓜等，强迫利尿，只会使体液更为亏损，口更渴。此时应用滋阴利血和增强肠胃功能的药食以补气血，使全身得到滋润，从而缓解症状。

防止乳房下垂 ♥

哺育宝宝是母爱的体现。身体健康的妈妈，都应以母乳喂养自己的宝宝。只要是科学保养，乳房是不会因为哺乳而下垂的。哺乳期间应注意以下几点：

• 哺乳时不要让宝宝过度牵拉乳头，每次哺乳后，用手轻轻托起乳房按摩 10 分钟。

• 每日至少用温水洗乳房 2 次，这样不仅有利于乳房的清洁卫生，而且能增加悬韧带的弹性，从而防止乳房下垂。

• 乳罩要选择松紧合适的，令其发挥最佳提托的效果。

• 哺乳期不要过长，孩子满 10 个月时，就应该断奶。

• 坚持做俯卧撑等扩胸运动，促使胸肌发达有力，增强对乳房的支撑作用。

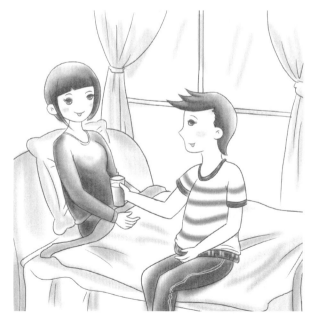

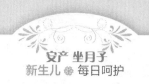

预防乳腺炎，保持乳头清洁是上策 💜

许多人都以为"乳腺炎"是胀奶引起的，事实上单纯的胀奶并不会引起发炎甚至发热。不过一旦乳头破皮接触到宝宝口中的细菌，就有可能导致乳头发炎、乳汁淤积或金黄色葡萄球菌感染，进而造成"乳腺炎"。

有的妈妈，明明乳房已经严重发炎，却还是坚持喂哺母乳，而带着伤口让宝宝吸母乳，只会让乳腺炎越来越严重。

所以，妈妈若是发现自己乳房有红肿、硬块或疼痛等症状，要立刻就医治疗，而且要带宝宝一起，以便医生观察宝宝是否有感染。

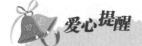

爱心提醒

建议妈妈们在哺乳前、后都清洁乳头并将双手洗干净，若发现乳头有破皮现象，就请换边喂奶，千万不可逞强！

妈妈气血虚弱，需对症调理 💜

新妈妈产后缺乳，通常是体质实者乳胀、虚者乳软。实者以通为主，一般需要一些疏肝理气活血之品；虚者则需补气血，以增生化之源。虚者最常见的体质有以下 4 种，新妈妈应在中医的指导下对症调理。

缺乳的新妈妈常见 4 种体质

气血虚弱型	面色苍白，头晕眼花并伴心悸，无腹痛或腹部喜按，恶露量少，色淡红，质稀无块，产后乳少，乳清稀或全无
气血瘀阻型	面色青白，形寒肢冷，小腹疼痛拒按，恶露不下或很少，色紫暗有块，乳少或乳汁不下，乳房胀满疼痛，心窝饱胀作痛，容易激怒
津亏血少型	面色萎黄，心悸少寐，肌肤不润，大便干燥并滞涩难解
脾胃虚弱型	面色无华，神倦食少，乳少并清稀，乳房柔软

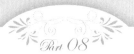
父母要学会利用生长监测图观察宝宝成长 ♥

判断宝宝是否健康的一个重要标准是宝宝的体重，测量宝宝体重可以衡量宝宝近期的营养状况，观察宝宝的体重变化可以了解宝宝的生长情况。生长监测图就是在这一基础上绘制而成的。

宝宝的体重每月都会有规律地增长。在生长监测图上画点记录宝宝的体重，一个月后，连接这些点，就会得到一条线，使妈妈清楚地看到宝宝的成长，向上升的线说明宝宝生长状况良好；看到平坦的线应警惕是否存在问题；向下斜的线则表明宝宝肯定出现了问题。

定期连续地测量宝宝的体重，就会帮助妈妈观察宝宝的生长趋势，早期发现宝宝生长缓慢现象和发现宝宝生长过程中所存在的问题，及时找保健医生检查，采取有针对性的干预措施，使宝宝健康成长。

新生儿要预防哪些意外 ♥

新生儿基本上每天都在睡眠中度过，醒了后吃，很多父母往往会以为孩子很安全，不会有什么意外发生。有这种想法的父母要注意了，父母稍不留神，就可能发生意外事故。

●防呛奶：新生儿吮吸乳汁后易发生反流引起吐奶，乳汁呛入气管就造成呛奶。为防呛奶，人工喂养用的奶嘴开孔要适度，一次喂奶量不宜过大，喂奶过程中奶瓶应稍立，奶应完全充满奶嘴，避免宝宝吃奶同时吃进空气。

●防窒息：不要睡太软的床，不要用大而软的枕头。最好给宝宝备一张小床，小床上不要堆叠衣物、玩具，挂玩具的绳索和窗帘绳也不能靠近小床，以免套住宝宝的颈部。

●防丝线缠绕指端：每天都要检查宝宝的手指、脚趾是否被袜子、手套或被子上的丝线缠绕，以免被缠住而血流不通、组织坏死。

●防动物咬伤：养猫、狗等小动物的家庭，应将宠物移到别处。平时要关紧门窗，以防宠物钻进室内伤害宝宝。

●防溺水：有时宝宝还在洗澡盆里，父母就起身去接电话或开门，这非常危险，只要你在给孩子洗澡，就别分心做其他事情。

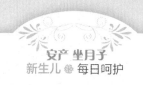
🍼 小宝宝是否需要**穿裤子** 💛

新生儿期为了保暖，家长往往把孩子从上到下包裹得很严实。但由于孩子小便次数多，尿布换得勤，大多数家长只给孩子穿上衣，用厚厚的尿布所代替裤子，这样做是不好的，因为随着年龄的增长，宝宝运动能力逐渐增强。1～2个月的宝宝手脚的活动较初生儿更有力，更灵活了，小腿三下两下就把被子踢开了，如果宝宝没穿裤子，很容易着凉。

还有些家长虽说注意给宝宝穿裤子了，但穿的是连衣裤，在一定程度上也限制了宝宝的正常活动。

正确的做法是：应该给宝宝穿上衣和裤子分开的衣服，要注意不能太厚，太厚的衣服宝宝活动起来会很吃力，而孩子由于活动受限，会变得急躁，情绪不好。我们不能小看孩子的穿衣服问题，它和孩子整个身心健康和发育都有着密切的关系。

🍼 在宝宝床栏边**悬挂玩具**
　要注意什么 💛

新生儿好像不会玩玩具，其实，玩具对新生儿来说，意义不在于玩，而是帮助他们接收对视觉、听觉、触觉的刺激。宝宝可以通过看玩具的颜色，听玩具发出的声音，摸玩具的软硬等，向大脑输送各种刺激信号，促进脑功能的发育。

很多家长喜欢在宝宝的床栏悬挂五颜六色的玩具，把宝宝床布置得非常漂亮，宝宝也很喜欢这些色彩鲜艳的玩具，躺在床上盯着玩具看。

但如果悬挂玩具的位置不当也会出问题。如有的家长在床的中间系一根绳，把玩具挂在这根绳上，结果宝宝总是盯着中间看，时间长了，双眼内侧肌肉持续收缩就会出现内斜视，也就是我们俗称的"对眼"；而若把玩具只挂在床栏的一侧，宝宝会总向这个方向看，可能会出现斜视。

宝宝的各部位功能都正处于生长发育之中，外界的不良影响就会改变原有的正常状况。因此，玩具应悬挂在床栏的四周。

另外，也不要总让孩子看离自己很近的物体，应经常把宝宝抱到户外或帮宝宝隔窗远望，使小儿视力得到良好的发育。

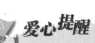

爱心提醒

新生儿的玩具颜色要鲜艳，最好以红、黄、蓝三原色为基本色调，并且能发出悦耳的声音。悬挂在婴儿床上的玩具最好每周更换1～2次。

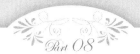

"三步"睡眠法纠正宝宝"醒夜"

父母总希望婴儿晚上能睡得长一些，但婴儿夜间经常醒来，这主要是他们的睡眠周期与成人不同造成的。

夜醒很容易发展为夜啼，其中环境因素起着很大的作用。婴幼儿夜醒后，往往会睁开眼睛找母亲或哭泣。

对婴儿来说，每隔 1、2 个小时哭闹几分钟是正常的，一晚有几个睡眠周期，哭闹几次也不奇怪。一般到 3 个月以后，宝宝深睡眠时间变长，浅睡眠时间缩短，容易醒来的敏感时期减少，即使醒来，也能很快进入深睡眠。

这里介绍三步睡眠法则，可有效帮助父母使宝宝享受到优质的夜间睡眠。

第一步：使宝宝白天和夜间所处的环境有"显著区别"。到了晚上房间光线要暗下来，尽量营造一个安静的氛围，这样宝宝就会养成"到时就睡"的好习惯。

第二步：晚上宝宝有困意时，直接把他放到床上或摇篮里，让他自然睡眠，而不是把宝宝抱在怀里轻轻拍或让他边吃边睡。

第三步：宝宝夜里醒来的原因，并不是只是饿了，也可能是因为尿了不舒服，所以妈妈不要马上喂奶，而是要"有意"地用换尿布或其他事情分散他的进食注意力，这样宝宝就不会认为"醒了马上就能吃奶"。

夜间不要用哺乳的方式哄宝宝睡觉

夜晚，妈妈给宝宝洗完澡，宝宝安静地躺在妈妈怀中吃奶，不久就进入了甜美的梦乡。3 小时之后，宝宝会醒来，妈妈再喂一次，接着宝宝又睡着了。妈妈每天都遵循着这样的模式，但这对宝宝非常不利。

夜间哺乳影响宝宝的睡眠。所有的宝宝在晚上都会醒来数次，而且大多数都可以再次入眠。如果你习惯性地用哺乳让宝宝睡觉，他就会不断地需要哺乳来帮助他入睡。如果晚上你和宝宝一起睡，哺乳会比较容易，但这会增加你和宝宝晚上醒来的次数。

多次醒来和多次哺乳，会使宝宝的肠胃得不到足够的休息。

所以，尽量在每一次哺乳时，让宝宝多吃，以增加他的消化时间，延长他的睡眠。

产后23天 建立与宝宝的亲子依恋

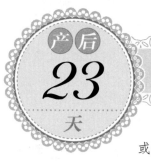

有证据显示，孩子出生后有一段关键时间，不论是建立了亲子依恋关系，或是未能建立亲子依恋关系，都会对母子产生很大的影响。

对新生儿说话要表情温柔、慢声细语 ❤

新生儿的听力很敏锐，对爸爸妈妈的声音更敏感。当宝宝还在妈妈子宫里时，就熟悉了爸爸妈妈的声音，因此，宝宝会立即对爸爸妈妈快乐的声音作出反应，并表现出兴奋的样子，有时是双手双脚不停地舞动，有时是头来回扭动，甚至眼睛追随着你，嘴巴还一张一合的。

年轻的爸爸妈妈们千万不要错过和宝宝交流的机会，宝宝一出生，就要和宝宝说话，为宝宝唱歌。当你用抚慰的语气和宝宝讲话时，宝宝会变得很安静；当你说话的声音很大时，宝宝会很惊恐；当宝宝受到惊吓时，会伸展开手臂、五指和腿做拥抱状来保护自己。

因此，千万不要大声对宝宝说话，而要表情柔和、慢声细语。在与宝宝说话的时候，眼睛尽量看着宝宝，不但要用语言，更要用心灵与宝宝交流。

多对宝宝笑一笑 ❤

爸爸妈妈不要认为宝宝还小，不理解大人的情绪，要知道大人微笑和发脾气对宝宝的影响是截然不同的。本来睡觉就已经几乎占据了宝宝的绝大部分时间，所以在宝宝醒着时，爸爸妈妈应该尽量多照顾宝宝，多跟宝宝说话，对宝宝露出笑容。

另外，妈妈与宝宝接触的时间最多，喂奶的时候多跟宝宝说话，多微笑，逗逗宝宝，宝宝可以感觉到妈妈的情绪，这对他的身心健康极为有利的。

愈早会笑的宝宝愈聪明。新生宝宝一般在出生后的第10～20天时学会笑，如果到1～2个月时还不会笑，就需要检查了。笑是需要学习的，笑也能够感染，大人要经常逗宝宝笑，多用乐观的情绪来带动宝宝，与宝宝说话。宝宝学会笑的那天，可以记入宝宝的成长记录。

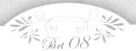

怎样增进与宝宝的情感 ♥

依恋是宝宝和母亲或其他亲人之间的一种特殊的、持久的感情联结，是宝宝的一种重要的情感体验。它的形成与母亲或亲人经常满足宝宝的需要，给宝宝带来愉快、安全的感觉有关。妈妈与宝宝尽快建立甜蜜的情感关系非常重要。

● 给宝宝按摩：按摩可以帮助宝宝加快新陈代谢、减轻肌肉紧张。让宝宝的身体产生更多的激素，促进对食物的消化、吸收和排泄，加快体重的增长。按摩能让宝宝长得更健壮。按摩还能帮助宝宝睡眠，减少烦躁情绪。

● 写宝宝日记：写宝宝成长日记，收集宝宝的手模、脚模、胎毛等，都会让你发现"妈妈"这一角色充满发现和惊喜。

● 多和宝宝说话：妈妈每次给宝宝喂奶、洗澡时，都应利用这些时机与宝宝聊聊天，如"宝宝吃奶了"、"宝宝乖，马上就洗得干净了"等，以此增进母子间的交流。

不要为了保持身材而放弃母乳喂养 ♥

妈妈大多希望能迅速恢复昔日苗条的身材，一些妈妈甚至因此拒绝给宝宝哺乳。其实，造成妈妈身材走样的并非母乳喂养，恰恰相反，母乳喂养能促进母亲形体的恢复。

妈妈的身体为了制造乳汁，会将怀孕期间所储存的脂肪组织很快消耗掉。研究发现，蓄积在母亲臀部的脂肪几乎是专为哺乳准备的，妈妈每天分泌乳汁，都要消耗大量的热量。因此，自己哺乳的妈妈能比较快地恢复身材。这是新妈妈瘦身的一大关键。产后哺乳还能促进子宫的复原，且母乳喂养对新生儿的生长发育大有益处，可谓一举三得。

坚持母乳喂养，妈妈所消耗的热能及各种营养素便增加。宝宝的吸吮过程还能反射性地促进妈妈催产素的分泌，促进子宫的收缩，有利于子宫的恢复及孕期体内堆积的脂肪的消耗，有利于体形的恢复。

爱心提醒

不少妈妈除了喂奶时抱过宝宝外，帮宝宝洗澡、换尿布、做抚触操等等，都交由月嫂或保姆去做，这会影响妈妈与宝宝的情感交流。最好将一些与宝宝能保持身体接触的事情接过来自己来做，如替宝宝洗澡、为宝宝哼唱等。

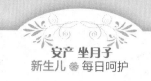
用全部的身心爱护宝宝 ❤

每个宝宝都是独特的，有的宝宝哭个不停，有的咕嘟咕嘟地吃奶，宝宝哭闹不止时，不一定是因为你缺少育儿经验所造成的，可能是每个宝宝的个性不同引起的。

要照顾好宝宝，就要多发现宝宝的优点，人们常会这样夸自己孩子，"看这孩子的眼睛多像我啊。""黑黑的头发多漂亮啊"、"胖乎乎的脸蛋，多像一个小天使"等等。像这种好的特征还能找出好多，如果孩子爱哭，你就想这孩子多有精神，将来肯定会有出息。发现宝宝优点，自然会面带笑容。母亲笑，孩子也会跟你笑，这样育儿就会充满欢乐。

与此相反，总拿自己的宝宝和别人的宝宝做比较，就会增加心理负担，父母亲会时常闷闷不乐。你应顺其自然地、愉快地与新生儿相处。能否愉快地度过每一天，父母的心态最重要。

新生宝宝要多抱 ❤

许多人认为宝宝不能抱，抱久了成了习惯，对宝宝没好处。实际上，这是一个错误的想法。

每个人都有对皮肤接触的要求，这关乎安全感的满足与否。皮肤上面的触摸感受器对接受刺激有一定的需求。如果不能满足这个需求，就会出现"饥饿感"，引起全身不适甚至情绪不安。

如宝宝出生后就被独自放在小床上，没有得到足够的拥抱和爱抚，就会感到皮肤饥饿，产生不安和恐惧，这种情绪体验甚至会影响宝宝日后的性格发展。因此。宝宝需要拥抱是他本能需求的表现，他需要妈妈抱。

"抱"会让宝宝感到安全，三岁以前的孩子不要考虑什么锻炼独立性的问题，应尽量满足宝宝的需求，帮助宝宝获得最大的安全感是妈妈的使命。对一个几十天的生命，妈妈完全不用担心"惯坏"他，相反忽视宝宝的身体和情感需求会影响宝宝的心理健康和对妈妈的信赖。

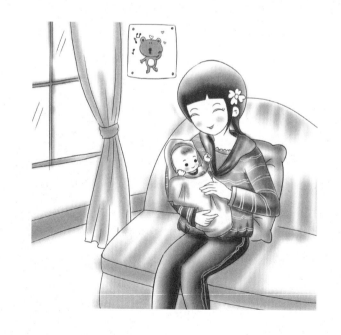

千万别让宝宝的肚脐着了凉 ♥

新妈妈要在日常生活中应注意防止宝宝的肚脐受凉。防止肚脐受凉的方法有很多，比如：

妈妈可以给小宝宝做一个肚兜，盖住他鼓鼓的小肚皮。这样即使裤子往下褪，肚脐仍在肚兜的覆盖下。连身衣也能够很好地保护宝宝的肚脐。

此外，夏季开空调也要得当。空调温度设置得过低、夜里开空调睡觉都会对宝宝产生一定的影响。过低的温度会让宝宝感冒，那就不只是腹泻那么简单了。

家长可以将空调的温度设定得稍高一些，

26～28℃就很适合宝宝睡眠，只需给宝宝盖层毯子就能让他安然入睡。

此外，空调或电风扇都不能对着宝宝直吹，即使他再热，也不能采用这种方法降温，新妈妈可以用扇子轻轻地给宝宝扇风，逐渐降温。

母亲的声音和气味影响哺乳 ♥

母亲身体的气味是最初与宝宝建立联系的一种媒介。宝宝对母亲身体发出的气味十分敏感，并会做出天然的反应。每当母亲走近宝宝时宝宝就会转过来，而父亲进入他的睡房时宝宝并不敏感。这是因为宝宝可闻到母亲身上独特的化学物质"外激素"，宝宝的意识中，母亲等同于舒适、喜悦和食物，这是一种潜意识的反应。

母亲和宝宝的身体接触，母亲的声音和身体的气味，在宝宝生活中十分重要。在这段时间里宝宝和母亲紧密的亲子互动将有助于宝宝乐观、自信、勇敢品质的形成。

孕育小百科

母乳喂养的2个禁忌

忌一边喂奶一边逗宝宝。有的妈妈喂奶时为了让孩子高兴，会故意哄逗孩子。但要注意，如果孩子被逗笑，可能导致奶汁误入气管，引起呛奶甚至诱发肺炎。

忌浓妆喂奶。妈妈的体味对孩子有特殊的吸引力，但浓妆艳抹会掩盖妈妈的气味，而且还容易无意间让孩子接触甚至吃下一些化妆品。

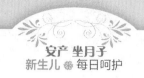
加强宝宝口腔护理 ♥

由于婴儿既不漱口也不会刷牙，故容易口腔发炎；若宝宝体弱多病，进食、饮水减少，更易发生。因此，婴儿期做好口腔护理十分重要。

• 不要让宝宝含着奶嘴入睡。宝宝含着奶嘴入睡，不仅限制宝宝口腔内正常的唾液分泌，还会对宝宝日后牙齿的生长造成影响。

• 莫忘喂温开水。保持宝宝口腔清洁，在整个婴儿期，应勤喂温开水，以清洗口腔。无论是母乳或是人工喂养，喂奶后、喂奶过程中均应养成规律的吮水习惯，特别是当宝宝发热、感染时更应勤喂温开水。勤喂温开水不仅可以去除宝宝口腔内的奶渣，避免因口腔中细菌的发酵产生异味，也有利于体内循环，防止便秘的发生。

• 保持乳头、奶具的清洁。母乳喂养的婴儿，保持妈妈乳头的清洁甚为重要。母乳喂哺前，母亲应清洗双手和乳头，擦拭乳头的毛巾应给予消毒后应用。吃奶粉的宝宝，奶瓶及奶嘴均应彻底冲洗干净，消毒后使用。

• 保护宝宝柔嫩的口腔黏膜，不能擦拭宝宝口腔。由于婴儿口腔黏膜柔嫩，禁止任意擦拭口腔。有些家长在宝宝患病（如低体温、感染等）不愿进食时，误以为宝宝口腔有问题，用不洁之物擦拭宝宝口腔，引起口腔黏膜上皮及黏液腺增

生。宝宝出现异常，应及时就医，避免不当的护理增加宝宝的痛苦。

如何预防新生儿感染 ♥

• 要有卫生意识，给新生儿提供良好的环境和清洁的用具。

• 要减少亲朋好友的探望，更要减少外人和宝宝接触——抱孩子、亲孩子最好都免了。

• 医护人员或家人接触新生儿前一定要洗手。

• 避免交叉感染，劝阻亲友探访。

• 一旦发现新生儿有感染，必须立即上医院，绝不可抱着侥幸的心理。

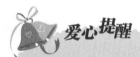

爱心提醒

守护宝宝的口腔健康，不仅有利于宝宝的肠道健康，更可为以后乳牙萌出创造有利条件。

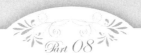
不要让宝宝睡在父母中间

有时为了哺乳方便，宝宝和母亲往往睡在同一张床上，妈妈在睡卧时要注意不要压着宝宝。宝宝的自我保护能力很差，可能会因为被子包裹及妈妈的乳房遮住口鼻而发生窒息。如果母子同睡一个被窝，也可能因母亲翻身而压伤宝宝。

让宝宝睡在父母的中间，父母呼出的二氧化碳气体，使宝宝难以得到正常的含氧量，久而久之，可能因缺氧而使宝宝睡不稳或半夜哭闹，严重的还会影响宝宝的正常发育。因此，最好让宝宝睡在自己的婴儿床上。

宝宝睡在自己的小床上，有很多好处。宝宝有了自己的小空间，会发现更多的乐趣。此外，这对宝宝的睡眠习惯的养成以及今后的独立成长都有帮助。

营造好的睡眠环境

宝宝睡觉时父母总是轻手轻脚的，生怕惊动宝宝。其实，宝宝一般都具有适应外界环境的能力。如果总是让宝宝在过分安静的环境中睡眠，那么以后只要一点响动都可能把宝宝惊醒。

专家建议，可以小音量地播放一些轻柔优美的音乐，这样既能促使宝宝安然入睡，锻炼宝宝在周围有轻微声音时照样睡得安稳的能力，增强宝宝适应环境的能力。宝宝在夜间睡眠时，不要用高度数灯光照明，可使用可调灯或地灯，避免影响宝宝的睡眠质量。

当宝宝惊醒或哭闹时，不要急着去抱，可以坐在床边，温柔地拍拍他，抚摸一下宝宝四肢，轻声哄哄，赶走宝宝的恐惧，让他重新进入甜蜜的梦乡。同时也能帮助宝宝慢慢习惯这种方式，对以后独自入睡有好处。

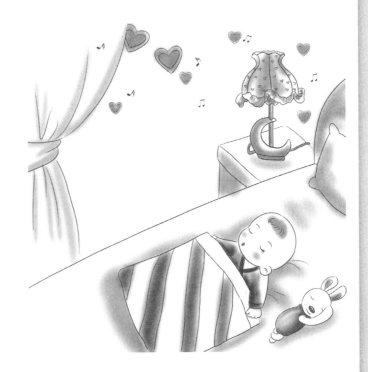

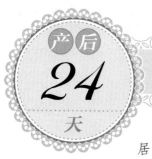

产后 24 天

吃喝拉撒睡，一个不落下

产后，妈妈需要6～8周的时间才能完全复原，月子过半，妈妈更应注意起居，照顾好宝宝。

月子坐得好，产后没烦恼

一般坐月子的处方，如：八珍汤、当归等药散、济生肾气丸、人参养荣汤、龟鹿二仙胶等，都有以下功效：加强腰部肌腱的韧性，恢复子宫壁肌肉群的强度与伸展性，帮助子宫颈复旧，预防阴道发炎或感染，会阴裂伤复旧，缓解失血过多导致的头眩晕、口渴等不适现象，让妈妈的身体慢慢进入最佳状态，对身体的复原及免疫力、血液循环等，皆有相当大的助益。

妈妈仍要注意下面事项：

• 在饮食方面，少吃冰凉、生冷、油炸、辛辣的食物；多食蔬菜、水果及富含营养的高蛋白质的食物。

• 常做子宫按摩及热敷，有利于恶露排出，以帮助子宫恢复。

• 保持精神愉快，避免精神刺激。

• 忌房事。月子里行房，常易感染盆腔炎，最好能于产后60天，待子宫完全复元后再行房。

• 忌接触冷水及风吹头发，以免日后头痛。

妈妈的居室宜通风

妈妈的居室除要求温度适宜、阳光充足、清洁整齐以外，还要保持空气新鲜。

在不通风的屋内，有致病力的细菌和病毒，如金黄色葡萄球菌、溶血性链球菌、流感病毒等可以长期存留、繁殖，加之探望的亲友也会带进细菌，易使母婴感染疾病。

保持室内通风可以借风的流动将病原微生物吹到室外，使室内空气净化。通风时，妈妈、宝宝可暂时移到另外房间；或开门窗通气，将母婴从直接被风吹到的位置移开。

冬季如用煤炉取暖，更要多通风换气。窗上安装风斗，常开门窗，保证空气新鲜和人身安全。

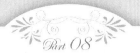

月子期宜勤换洗衣服 ♥

产后皮肤代谢功能旺盛，妈妈出汗多，在睡眠和初醒时更多，汗液常浸湿衣服被褥，这种情况常常需要持续几天的时间。

与此同时，乳房开始泌乳，有的妈妈听到宝宝哭声或到了喂奶时间乳汁就会条件反射性地流出，有的新妈妈漏奶，乳汁不断外流，使乳罩、内衣湿透一大片。此外产后阴道排出的血性恶露最初几天量大，常污染内裤、被褥，所以产后第一周内，妈妈的内衣、内裤、床单最好天天更换，一周后也要勤更换，被罩、床单要勤换洗，保持清洁、干燥。

换下来的衣物上的汗渍、血渍、奶渍要洗净。乳汁留在衣服上时间久了，会变成酸性物质，损蚀织物纤维。内衣内裤最好选用吸水力强的棉织品，外衣外裤要宽松柔软，易于散热。更换衣物时要避免感冒，但不要因怕感冒而穿着脏而湿的衣服，产褥期和平日一样，要注意清洁卫生。

月子期间不宜长时间看电视、上网 ♥

月子里可以看电视，也可以上网，但是要控制好时间。妈妈产后身体尚未康复，很虚弱，长时间看电视、上网，不仅双眼易疲劳、视觉模糊，而且易患眼病。长时间看电视、上网，使眼部肌肉长期处于紧张状态，会出现头痛、胸闷、恶心、眼睛胀痛等症。

妈妈看电视、上网应注意以下几点：

● 最好看等离子电视，上网使用的显示器最好是液晶屏。

● 每次看电视最好不超过 1 小时，以保证眼睛得到充分休息，无聊的时候可以看看娱乐或科教节目，再散散步休息一下。在看电视的间隙可以做眼保健操。

● 月子期间家里上网方便，可以偶尔上网浏览一下新闻，搜搜资料，与朋友聊天放松心情。但是每次上网的时间不能超过半小时。

爱心提醒

新妈妈在分娩2周后，只要不感到疲劳，可以适当看电视、报纸，上网。为保护视力，妈妈可以服一些维生素E和维生素B_{10}保护眼睛。

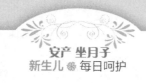
新生儿眼屎多怎么办

新生儿眼屎多不容忽视，它可能导致新生儿泪囊炎等疾病，如果不及时治疗会影响到新生儿的视力发育。

有的母亲发现刚生下来几天的宝宝眼睛分泌了很多黄黄的眼屎，以为宝宝太"热气"了，就给宝宝喂凉茶。结果没有起到什么作用，后来宝宝连奶水也不想吃了。这种情况很可能是宝宝的泪囊出现了问题。

眼屎多由于细菌入侵到泪囊，在泪囊中繁殖、化脓引起，脓性物填满整个泪囊，无法往下排泄，只有沿着泪囊、泪小管向上排到眼睛里。如果不及早治疗，就有可能并发角膜炎。角膜可能由黑变白形成白斑，进而影响宝宝的视力发育。

妈妈应该特别注意观察宝宝眼屎的多少，如果出生一周后还有眼屎，应尽早去眼科医院治疗。同时夏季是泪囊炎多发季节，新生儿眼屎多，年轻的父母应引起重视。

如何安抚爱哭的宝宝

多数新生儿在出生后的第一天哭闹时间就会超过 2 小时，有 1/5 的新生儿会无休止地号啕大哭，让爸妈束手无策。安抚新生宝宝的哭闹也是有小窍门的。

● 包裹。胎儿在妈妈子宫里被紧紧包裹着的，恰当合适的"襁褓法"可以让宝宝感觉像是重新回到了妈妈的子宫里，获得被保护的安全感。

● 声音。对成年人来说有点响的声音对新生儿来说可能刚好合适。家长可以为宝宝营造以下这些声音环境，如哗啦啦的流水声。

● 摇晃。当宝宝还在妈妈的子宫里的时候，无论妈妈走路还是坐着，甚至是翻身，宝宝都会感觉像坐船一样舒适。宝宝喜欢这种轻轻摇晃的感觉。要注意，摇晃宝宝的幅度要小，节奏要慢。

● 吮吸。给宝宝使用安抚奶嘴，不仅能缓解宝宝的饥饿感，还能激活大脑深处的镇静神经，使宝宝进入平静、放松的状态。但是，不建议长期给孩子使用安抚奶嘴。

孕育小百科

给宝宝适当的"抱抱"

有人说："小孩子哭就是想要人抱，不能惯着他。"这是极其错误的看法。如果放任宝宝哭很长时间，易使宝宝养成内向、回避现实的个性。因此，要分清原因，适当抱抱宝宝，给他温暖和安全的感觉。

新手父母要学会观察新生儿的体温

新生儿必须依靠自己的神经系统调节保持体温的恒定，这样才能确保全身代谢、各器官系统功能的正常发挥。观察新生儿体温变化对保证他的健康发育非常重要。

如果家里有体温计，可以通过腋下、口腔和肛门三个部位来测量宝宝的体温。其中，腋下是常取部位。测试前先把温度计的水银柱甩到35℃以下，用棉花蘸少许酒精擦拭消毒。之后，将体温计尖端放在宝宝腋窝内，3～5分钟后取出。看体温计刻度时，应横着拿体温计，缓慢转动几下。体温计用完后，要用75%酒精消毒后存放，以备下次使用。

如果宝宝出现发热情况，用体温计测量后发现宝宝的体温超过37℃，就要密切观察宝宝的情况，并及时向医生请教，采取适当的降温措施。如果宝宝手脚发凉，体温可能低于36℃时，要立即采取措施，因为新生儿体温过低，严重时可发生硬肿症，必须予以及时、有效地处理。

让宝宝适应不同的照料方式

爸爸应当参与对宝宝的照料，经常抱起宝宝、替他洗澡、换尿布、穿衣服、逗他玩等。宝宝会发现爸爸的抱法与妈妈不同，爸爸动作快捷有力，爸爸脸上粗糙、不如妈妈光滑，爸爸抱起

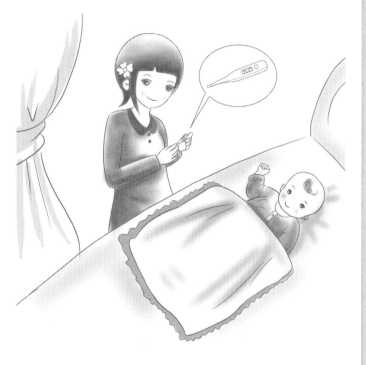

来举高高，使宝宝又害怕又高兴。此外，爷爷、奶奶、姥姥、姥爷还有阿姨每个人都有不同的照顾方式，妈妈应放手、放心，大胆让其他人参与到照料宝宝中来。

宝宝需要慢慢适应不同的照料方式，从小得到不同方式照料的宝宝适应能力好，而且能慢慢学会和照顾他的人互动交流，容易产生感情，宝宝长大后也能与周围的人感情更加融洽，有利于宝宝情商的发展。

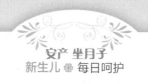

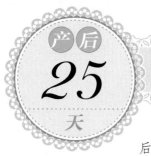

这样做，轻松远离产后疼痛

坐月子的时候气血亏虚了，尤其是肾气大亏，会给外邪可乘之机。出现产后疼痛的人不少。如何减轻产后疼痛？

妈妈产后风湿痛的防治

产后风湿属风湿寒性关节痛范畴，产后风湿之所以难治，一是由于凡风湿病本身就病程长，治疗见效慢。二是因为女性产后正气亏虚、气血不足，不能协助药力，抗拒病邪。

产妇风湿的预防很重要，治疗亦宜早。预防方面主要是保暖、避风寒、防感冒。需要室内通风时，必需避开产妇和婴儿。月子里屋内温度不可太高，否则，出汗越多，越易感寒。体质较差的产妇，出汗时可适当用干净毛巾擦揉肌肤，以增加皮肤的耐寒力。并要摄入丰富营养，保持充足睡眠，保证情绪安定，避免贪凉露风，过早劳作，或接触冷水冷物。

病初可通过一些简单的办法缓解，如给新妈妈增加衣被、喝葱姜汤、局部热熨或热烤让体表微微发汗，使风寒湿邪由表而退。如发病时疏忽，病久则病邪入里，病情复杂，治疗难度增大。

月子里如何正确使用空调

传统观念认为，产妇在月子期间是决不能受风的，否则以后可能会出现关节炎，造成骨痛，空调自然更是吹不得。而西医则认为，夏季炎热，如果一味地"捂"，只会造成室内温度过高，对大人小孩均不利，还可能会中暑。为了保证温度适宜和空气流通，夏季坐月子是可以开空调的。那么，如何正确使用空调呢？

• 别总待在空调房间。女性怀孕后，多会发胖，而且会有不同程度的水肿，要靠产后"出汗"排出水分。所以，不要总待在空调房间，适当走出房间，让身体出出汗。同时，家人可在这段时间通风换气，以此来保证空气清新。

• 不要急于吹空调。妈妈最好先把身体擦干，再进空调房间。对于妈妈来说，对温度的感觉会比普通人高上 1 ~ 2℃，所以空调温度不能调得太低。

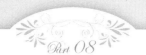
●适当排湿。房间的湿度也非常关键，一般来说 55% 的湿度最适合妈妈和宝宝，人体感觉特别舒适。如果湿度太大，就开启空调的排湿功能吧！

产后耻骨疼痛是怎么回事？怎样防治

耻骨疼痛多发于阴毛的上端，常在蹲着、排便时疼痛，严重时，行走迈不开腿，用不上劲。左右两块耻骨在骨盆前正中连接，形成耻骨联合。怀孕时体内分泌的激素使得耻骨联合处部位逐渐分开，韧带也随之松弛，妈妈分娩时，激素会使耻骨联合的软骨溶解开，以让胎儿顺利通过，但常常会损伤骨头和韧带，产生疼痛。

防治产后耻骨疼痛方法如下：

●若胎儿超过 4 千克，分娩时应考虑剖宫产，以免造成耻骨联合分离和韧带严重损伤。

●疼痛轻者休息一段时间就可痊愈，疼痛严重的产妇需卧床休息，用弹性腹带固定骨盆，在医生指导下服用止痛药物。

●多吃虾、牡蛎等食物，也可以在医生的指导下服用补肝肾类药物。

别在月子期埋下产后头痛的隐患

月子期间，妈妈经常会感到头痛或头重，一般情况下和产后失血过多，身体中气血不足有关。血不养脑，或体质虚弱受寒，寒邪侵脑，或者瘀血经络，阻滞脑络都会导致产后头部不适。大致分为三种情况：

●血虚：产后由于失血过多、气血不足，脑髓比较空虚，血不养脑而致头痛。此时最好让妈妈放松精神，头痛症状会逐渐随着体内激素分泌恢复正常而消失。如果头疼得比较严重，可以适当地吃一些止痛药。

●血瘀：产后子宫恶露不下，体内瘀血上冲，脑络受阻，血行不畅而导致头痛。应注意营养的

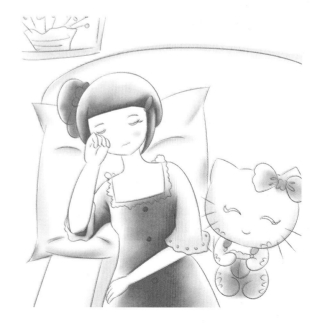

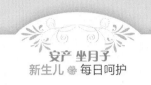

补充，只有体内贫血的情况得到改善，头痛才会有所好转。

● 寒邪：产后身体得不到修养，冒风受寒，寒邪侵入脑而致头痛。只要精心护理，完全可以预防。

产后有高血压或剖宫产时使用过量麻药的人，有时也会感到头痛或头重。此时如果保持睡眠的充足，其症状就可以得到缓解。

给新生儿保暖有讲究

新生宝宝的身体还比较脆弱，抵抗能力较差，尤其是冬天出生的宝宝保暖是一个大问题。一般新生儿卧房的室温在 22℃ ~ 24℃ 比较合适，最好不低于 20℃。

新生儿需要频繁地更换尿布、洗澡、喂奶，需要被妈妈动来动去，宝宝身体散热也比较快。室温稳定后，对宝宝的护理相对方便些，不易导致宝宝受凉。

如果家里温度不够高，要采取合理的取暖方式，比如用电热灯、电暖器、热空调风等辅助取暖工具，尽量不要使用电热毯。

另外，要给宝宝准备好衣服。宝宝的衣服、被子最好选用新棉花和柔软舒适的棉布制成的，以保证其保暖性。而且新生儿衣服穿得过于宽松或是太紧都不利于保持体温，有的家长带宝宝外出的时候，给宝宝穿上几层衣服，感觉是很暖和了，其实保暖效果不一定好。最好在内衣里面穿件背心，让身体与衣服之间有一定间隙，更易保暖。

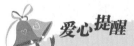

爱心提醒

父母及家人有条不紊地看护宝宝，给他井然有序的生活，不仅能更加轻松地照顾宝宝，对宝宝将来养成好习惯和好性格也有潜移默化的影响。因此，父母绝不要只为一时方便省事乱放东西。

宝宝物品的分类与生活安排

新生儿护理有两个不可忽略的内容：

● 新生儿用品分类摆放是让家庭整洁有序的好方法。可将新生儿用品分为三大类：与吃有关的物品；与穿有关的物品；常用药物，如：酒精、棉签、鱼肝油、钙粉等。

● 新生儿的生活安排应井然有序，宝宝绝大部分时间都在睡眠，其次就是吃奶，洗澡、换尿

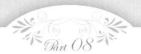
布应尽量选相对固定的时间。这样。可帮助宝宝慢慢地形成良好的生活规律。

家有宝宝必然会引起全家的兴奋和忙乱，但你准备越充分，忙乱的时间就越短。母子间的相互适应建立得越快，孩子也会越好带。

护理新生宝贝"五不要"

● 给宝宝洗澡的次数不要过多。宝宝的皮肤娇嫩，洗澡时会使用沐浴露，这些产品用多了对宝宝的皮肤有一定损害。夏天每天给宝宝洗一次澡、冬天一周给宝宝洗两次澡就可以了。如果冬天给宝宝洗澡次数过多，可能导致宝宝感冒。

● 不要在婴儿房喷香水。宝宝对某些香味会过敏，如果父母喷的香水过浓，轻则导致宝宝哭闹，重则影响宝宝的呼吸。

● 不要给宝宝剪眼睫毛。有的父母为了宝宝拥有长睫毛，会给宝宝剪睫毛。这样做可能使灰尘进入宝宝的眼睛，导致宝宝眼部感染。

● 不要捏宝宝的脸颊。捏宝宝的脸颊会让宝宝的腮腺受到挤压而导致宝宝流口水或出现其他问题。

● 不要把买来的衣服直接给宝宝穿。新买的衣服和鞋子上可能有残留的染剂或是其他脏的东西。父母应该把新买的衣服洗净后再给宝宝穿。

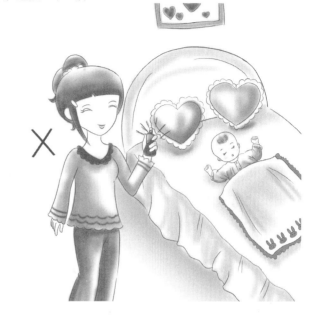

不要让宝宝在烟雾和嘈杂中生活

从母亲子宫内突然降临到一个新的环境，宝宝会感到有很多不适，如果宝宝的居室中烟雾弥漫，会给宝宝带来很大的伤害。

宝宝的嗅觉、味觉都比成人敏感，香烟等的异味可刺激宝宝的迷走神经，导致宝宝胃肠道发生痉挛性收缩，使宝宝剧痛而尖声啼哭。

另外，宝宝需要一个安静而舒适的生活环境。嘈杂的环境对宝宝正常发育极为不利。长期受噪声刺激，会使脑细胞受到损害，导致大脑发育不良，使孩子的智能、语言、识别、判断和反应等能力的发育受到阻碍。噪声还影响宝宝的睡眠，损害听力，造成宝宝"噪音性耳聋"。

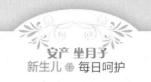
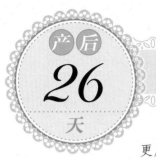

产后 26 天

月子病关键在预防

很多新派妈妈对于坐月子很不重视，以至于患上了月子病。现代的女性，更应该会保护自己，用科学的方法远离月子病。

产褥热关键在于预防

分娩后子宫恢复到非孕状态，这种生理变化约需42天才能完成，这段时间称为产褥期。产褥热是由于产后致病菌侵入生殖器官而引起的疾病，医学上叫产褥感染，是产妇在产褥期易患的比较严重的疾病。

产后产妇子宫腔内胎盘附着部位遗留下一个很大创面，子宫颈、阴道和外阴部都可能遭受不同程度的损伤。这些创伤都给致病细菌提供了侵入的机会。产后抵抗力下降，如果没有充分休息及补充足够的营养，都会导致伤口及子宫发炎而造成产褥热。因此，专家建议月子期间妈妈一定要充分地休息并补充足够的水分和营养，加强锻炼以提高自身免疫力，预防感染。

妈妈应加强月子期间的卫生，比如勤换内衣内裤、每天用温水冲洗外阴、经常淋浴等，月子期间绝对不能过性生活。

如果已经得了产褥热，就需要去医院诊治。

怎样摆脱产后的压力

• 不要整天闷在家里，带着宝宝一起出门散步吧。新鲜的空气和户外的环境不仅会让妈妈感觉放松，宝宝也会开心。

• 不要想太多，也不要妄图单凭自己一双手，就可以既照顾好宝宝，又料理完所有的家务。你不是全能的，不要用太高的标准来要求自己。尤其是在宝宝出生后的头几周，把家务都交给爸爸或者婆婆吧。

• 多和爸爸交流沟通，记住，爸爸可能也有睡眠缺乏和无助感，要设法保持努力工作赚钱和新家庭需要之间的平衡。

• 夫妻齐心合力、共同努力，才能让家庭生活更和谐！

• 请月嫂或婆婆来帮忙照顾宝宝，让自己有充分的时间学习新事物，轻松适应产后工作需要。

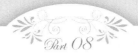
雾霾天气如何健康坐月子

雾霾已经成为人们普遍关注的话题。雾霾天气不仅影响人们的交通出行，还会对人的健康造成危害。妈妈和宝宝对环境更加敏感，在雾霾天，妈妈如何坐好月子？

应时刻保持室内空气清新，在室内，妈妈要注意及时补充水分，多喝水，保持呼吸道黏膜的湿润。控制好室内温度和湿度。另外，在雾霾天，要在中午阳光充足的时候，给房间"换换气"。

妈妈要多吃新鲜蔬果，以润肺除燥、祛痰止咳、健脾补肾，多吃些梨、枇杷、橙子、橘子等清肺化痰的食品。此外，因空气污染严重，妈妈减少了外出晒太阳的时间，减少了维生素 D 的吸收，要注意从鸡蛋、牛奶等食物中补充。

妈妈怎样预防产后腰痛

• 从孕期开始预防腰痛：避免体重增长幅度过大而增加腰部负担，以免造成腰肌和韧带的损伤。坐时可将枕头、坐垫一类的柔软物垫在腰后，以减轻腰部的负荷；睡眠时最好取左侧卧位，双腿屈曲，减少腰部的负担；平时避免弯腰等腰部活动过大的举动。

• 给宝宝喂奶时注意采取正确姿势：坐着或躺着喂奶都可以，只要让自己感到轻松和舒适即可。把宝宝放在腿上，让宝宝头枕着妈妈的胳膊，宝宝的脸和胸靠近妈妈，下颌紧贴乳房，这样可减轻妈妈抱宝宝的重压，缓解腰痛。

• 生活中注意防护腰部：保证睡眠充分，经常更换卧床姿势，避免提过重或举过高的物体，不要过早跑步、走远路。经常活动腰部，使腰肌得以舒展。如果感到腰部不适，可进行按摩、热敷疼痛处或洗热水澡，以促进血液循环。平时要注意腰部保暖，避免受冷风吹袭。

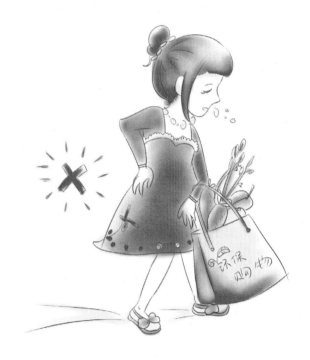

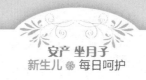
 产后发热者的食疗 ❤

　　产后发热者饮食宜清淡，富有营养，易于消化，要吃既能补充因发热而消耗的水分和营养，又有清热解毒作用的食物，如粥类、汤汁、藕粉羹、莲子汤、银耳汤、甘蔗汁、果汁等。外感发热的产妇在食用解表饮食时，需辅以养血补气之品，如北芪粥、当归羊肉汤等，不可太过辛辣。血虚发热者，应佐以滋阴补血之品，如甲鱼、桂圆肉、红枣、银耳等，

食疗方

赤小豆红糖汤

原料

赤小豆 100 克，红糖 50 克。

做法

将赤小豆洗净，放入锅中，加入适量清水，大火烧开。大火煮 20 分钟后，加入红糖，改用小火煮至烂熟即可。

功效

除湿清热、散血消肿，帮妈妈预防和缓解产后发热。

姜葱红枣汤

原料

生姜片 10 克，葱白段 5 克，红枣 10 枚。

做法

将红枣洗净，砸烂。将所有食材放入锅中，加一杯清水，烧开即可。

用法用量

用法用量：饮汁。

功效

疏风清热、解肌发表，适用于外感风寒所致的产后发热。

山药桂圆炖甲鱼

原料

山药 30 克，桂圆肉 20 克，甲鱼 1 只（约 500 克）。

做法

甲鱼净膛、洗净、切碎后入锅，加清水与山药、桂圆肉一起清炖至肉熟烂即成。

用法用量：佐餐食用。

功效

滋阴清热、健脾补血，适用于产后血虚发热。

给宝宝适当的视觉刺激

许多人以为宝宝出生时什么也看不见，其实并非如此。新生儿由于视神经未发育成熟，刚出生时只能区分明暗、感受光亮的程度，之后逐渐能分辨父母的脸形，分清光亮和黑暗，凝视光源，追随物体。

新生儿调节视焦的能力差，太远或太近，均看不清。看物体时，物体距眼睛的距离最好约20厘米。抱宝宝喂奶时，母亲的脸和宝宝的脸之间的距离大约20厘米。因此，喂奶时母亲应多与宝宝进行目光交流，增进母子感情。

大多数宝宝喜欢看人的面孔，尤其是妈妈的脸；喜欢看有黑白对比的照片；喜欢看花样繁杂的物体和光亮。所以，在新生儿期可以给宝宝准备几幅黑白挂图或彩色小玩具，让他的眼睛跟踪有色彩、光亮、移动的物体——适当的刺激能丰富宝宝的经验，促进视觉发育和心理发育。

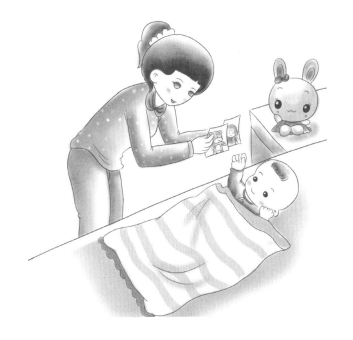

怎样给宝宝洗手、洗脸

家长要养成每天给宝宝洗脸的习惯，早晚各洗一次。给宝宝洗脸，以温水为宜，将纱布或薄毛巾浸湿后拧干，轻轻为宝宝擦洗。擦洗的顺序是先擦宝宝的眼睛，再擦鼻子、嘴、面颊、耳朵及耳后，然后再擦洗颈部（尤其要擦洗颌下的颈部）和头部。每擦完一个部位，都要重新清洗毛巾，防止交叉感染。

有的妈妈喜欢用自己的乳汁给宝宝洗脸，认为经常用乳汁洗脸可使宝宝的皮肤又白又嫩，其实这种做法对宝宝是有害无益。因为母乳中含有丰富的蛋白质、脂肪和糖，这些营养物质为细菌生长繁殖提供了良好条件，不利于宝宝健康。

宝宝的小手多呈紧握状，手指夹缝和手掌时常藏有污垢，给宝宝洗完脸后一定不能忘了给宝宝洗手。家长可以握着宝宝的手，先将一只小手放入水盆中，一面拨动水一面轻轻扒开宝宝的手指，并用婴儿香皂搓洗，再在水中洗干净，用毛巾擦干。给宝宝洗手、洗脸时，动作一定要轻柔、利落，让宝宝觉得这样很舒适。

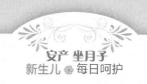

宝宝的"胎记"不要大意 ❤

刚出生的宝宝身上会有"胎记"，从外表看就是皮肤色素异常斑，但有些胎记可能是令人担忧的疾病。

● 棕色胎记，又称为"咖牛奶斑"。它和周围皮肤的界限清楚，不凸起，不痛不痒，成不规则的椭圆形状，分布于宝宝的躯干和四肢。这种斑在宝宝身上发现 5 块以上，最大处直径超过１５厘米，要考虑将来有可能出现神经纤维瘤病。

● 白色胎记，为色素脱斑，呈椭圆形，像一片片尖尖的树叶，有的呈不规则的多边形。身上有这类胎记的宝宝，可能会抽风、癫痫，出现智力发展障碍。

● 红色胎记，常常在宝宝的前额部分或颈、背部看到。有的会凸起在皮肤外面，一般没有危险。但有一种面部血管痔的红色胎记，这种面部血管痔常长在宝宝面部一侧，可导致脑膜血管瘤，使宝宝抽搐，产生智力障碍。

● 蓝色胎记比较常见，大多分布在宝宝的背、腰、臀部，有时面积比较大，数量较多，这样的胎记会随着宝宝年龄的增加逐渐消退，不必担心。

宝宝的眼、耳、鼻、口的护理 ❤

眼、耳、鼻、口腔的护理十分重要，每位新妈妈都应熟练掌握以下技巧。一般情况下，按程序操作是不会伤及宝宝的。

● 宝宝经产道出生时，细菌有可能污染眼睛，所以要及时点眼药水。

● 宝宝眼部清洁，应用消毒棉球、洁净水从眼内向外轻轻地擦拭。

● 洗澡水不能流入耳道，万一流入要及时用棉签擦干。

● 鼻部有干痂时，可用少量水或油润湿后用布捻取出，不要用棉签去抠。

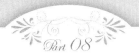
轻松读懂宝宝的手语

刚出生的宝宝，虽不会说话，但是会用手指来表达自己的要求，如果父母能用心地观察，就能轻松地领悟其中含意。

• 宝宝张开小手，手指向前伸展。宝宝愉快地醒来时，通常会做这样的动作。

• 指头放松地弯曲着。宝宝累了想睡觉时，不再东张西望，手臂也松软地耷拉下来，小手指很放松地弯曲着。

• 松松地握着小拳头。宝宝在睡眠中会有这种手势，说明他正在做梦，他的眼球在轻轻地转动，有时他还会发出轻轻的鼾声。其实，梦中的宝宝睡得并不深，随时可能醒来。

• 紧紧地握着小拳头。宝宝紧张时会这样，宝宝是害怕某个陌生环境或人，也可能是他的小肚子有些不舒服。

• 手臂放松、轻轻地握着小手。此时的宝宝正心满意足地享受着美妙的时光，不喜欢外来的干扰。

学会从宝宝的尿液颜色了解宝宝的健康

宝宝一天要尿很多次，如果晚上不用纸尿裤，每次都把宝宝抱到厕所是不大现实的。所以，妈妈通常要准备一个尿盆、放在宝宝的床

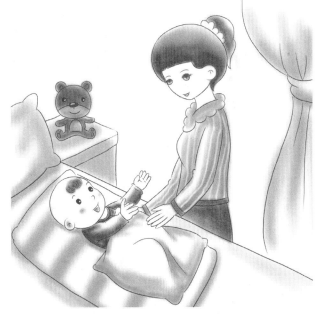

边，方便把尿。

正常尿液的颜色：尿液是体内代谢的产物，在正常的情况下会保持一定的浓度，所以尿液颜色也较为固定。但同时正常尿液的颜色会因为饮水，出汗和活动量不同而出现深浅变化，一般从淡黄色至深琥珀色。

• 透明或浅柠檬色：尿液越透明越健康，这表示宝宝体内水分充足。

• 不透明的浅色：说明积聚时间比较久或者体内缺水，通常第一次晨尿是这样，而且气味也比较重。

• 放置久了变成浑浊的白色：说明尿液中一些不稳定的代谢废物产生了氧化反应，是正常的。

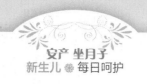

产后心理调适做到位

妈妈要从分娩后的不适、疼痛、焦虑中恢复，要接纳宝宝，要面对生理和心理的种种压力，需要积极地进行心理调适。

用缓解焦虑的饮食吃出快乐

产后，妈妈很容易陷入焦虑不安的负面情绪中，虽然不至于是产后抑郁症，却也着实影响心情。此时，妈妈可以通过饮食来缓解焦虑情绪。

妈妈可以选择能带来好心情的食物，比如贝类、鱼、巧克力、香蕉、柑橘、全麦面包等，在摄取营养的同时也改善心情。通过以下的饮食策略，妈妈可以赶走焦虑。

● 多吃烤土豆和全麦面包：碳水化合物可以使人变得镇定，对情绪起到调节作用，和糖果比起来烤土豆、全麦面包或低糖全谷类食品等需要更长的消化时间，镇定作用也更持久。

● 多吃鱼和坚果：食物中所含的必需脂肪酸有助于缓解焦虑和沮丧情绪，让人迅速快乐起来。亚麻籽油、坚果和鸡蛋都含有大量"快乐因子"，多吃这些食物能让妈妈快乐。

月子里爱发脾气，其实很正常

月子里的妈妈常常会焦虑、烦躁，对家人做出过分的行为，严重者可发展为产后抑郁症。大约有 50% 甚至更多的妈妈被产后坏情绪困扰。丈夫和婆婆可能认为妈妈娇气、事儿多，有的家庭从此产生矛盾。

其实，妈妈的这种反常行为是由身体激素变化引起的，并不是娇气任性的结果。家人应给予充分的理解，对妈妈关怀备至，以使妈妈能有良好的情绪，同时也为宝宝创造一个良好的家庭氛围。

妈妈产后如何不失去"自我"

看着宝宝娇小柔弱的模样，妈妈很容易忧郁。这么小的宝宝什么时候才能长大成人？生活要被这个小家伙完全打乱了：半夜起来喂奶，随

时准备换尿片，冷不丁响起的哭闹实在让人头疼，身材走形厉害，穿着邋里邋遢……妈妈们沮丧地发现，自从宝宝来到这个世界，自己就变成了只知付出的人，原来的"自我"没有了。

妈妈应该承认自己的生活发生了很大的变化，要处理许许多多以前从未遇到过的事情，而且很多时候，面临的困难和承受的心理压力的确前所未有。新妈妈不妨试着把自己的感受告诉其他年轻的新妈妈或年纪较大的"过来人"，通过交流宣泄，并能得到切实的帮助。

🍼 养心安神，安度月子42天 💛

妈妈产后血虚，肝阳偏亢，血不养心，最易伤动七情。故需调畅情志，随时保持精神恬愉，无妄想、无牵挂、无忧虑、无悲哀、无恐惧、无烦恼，凡一切引动情怀之事均宜避免，以免因情志受伤而产生各种妇科疾病。

妈妈要学会自我克制，清心寡欲，恬淡静养，忌嗔怒以养性，守清静而养心，寡思虑以养神，寡嗜欲以养精。勿将外来刺激牵挂在心，如此则精足神旺，正气充沛，能抗御病邪的侵袭。

亲友尽量顺应妈妈的要求，不要违背她的心愿，若有不合情理之处，也当耐心解释。不可在妈妈面前道说是非，更不该因喜男恶女或喜女恶男而表露愁容，心生怨气。若妈妈有喜恶男女之心，家属应多作劝解工作，使其心情舒畅。

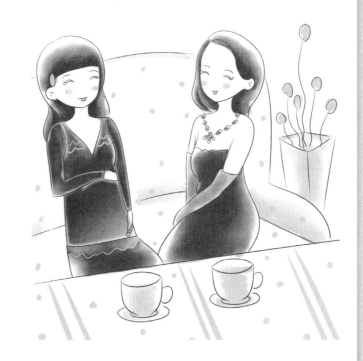

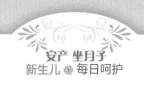
吃出好睡眠

心理和身体的变化以及小宝宝的加入都让妈妈应接不暇，很难睡好。不过，聪明的妈妈要有自己的对策，要有规律的作息时间，定时睡觉。除此以外，注意饮食，吃对食物也能让妈妈睡上好觉。

远离让你失眠的食物

● 胀腹食物：甘薯、玉米、豌豆等胀腹食物在消化过程中会产生较多的气体，睡觉前，消化未尽的气体会产生腹胀感，妨碍正常睡眠。

● 辛辣、味咸食品：麻辣食品、香蒜面包等容易造成胃中有烧灼感和消化不良，从而影响睡眠。

● 油腻食品：在消化过程中会加重肠、胃、肝、胆和胰的工作负担，刺激神经中枢，让它们一直处于工作状态，导致睡眠时间推迟。

● 睡前喝过多水：妈妈睡前喝水过多，总想排尿，也会让妈妈本来不太好的睡眠状况变得更糟。

进食有利于睡眠的食物

● 燕麦片、全麦面包：含有水溶性膳食纤维，可降低胆固醇，促进睡眠。

● 莲子：莲子含有莲心碱、芦丁等成分，具有镇静作用，可促进胰腺分泌胰岛素，使人入眠。

● 核桃：是一种很好的滋补营养食物，能治疗神经衰弱、健忘、失眠、多梦。

● 牛奶：是理想的滋补品，临睡前喝 1 杯，可催人入睡，对新妈妈尤为适合。

● 水果：水果中含有果糖、苹果酸以及浓郁的芳香味，可诱发人体产生一系列反应，生成血清素，从而有助于进入梦乡。

警惕，学历越高越容易发生产后抑郁

研究表明，妈妈学历越高，掌握与了解的相关知识就越多，越容易为宝宝稍微的异常状况担心，而且也比较容易质疑医护人员和家人的工作，导致抑郁。

高学历女性多会在孕期故意压抑情绪。当压力积累到一定程度时，便会在产后这一特殊时期爆发，出现自卑、自责、注意力不集中、情绪低落、睡眠障碍等症状。同时，她们也更容易受到生理上的不适，如内分泌不调、胃病、心血管病、乳腺增生等疾病的困扰。

在孕期无法发泄情绪的妈妈，产后经常会伤害身边最亲近的人，理性所产生的自责愧疚让妈妈更加痛苦不堪。

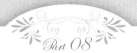
与产后精神病绝缘

产后精神病常表现为非常关注自己的宝宝或过度忧虑宝宝的健康。临床显示，谋杀子女的产后精神病者常会有不正常的关注或忧虑宝宝健康的行为的前驱症状。表现为看儿科急诊次数增加，就医时表现出对宝宝健康情况的极度不确定。虽然对宝宝的检查未见任何异常，妈妈仍以为"宝宝有问题，宝宝的呼吸不太正常，宝宝的脸色看起来不太对劲……"

这些早期症状很容易被忽略，尤其是给宝宝看病的不是同一个医生，人们很难发现妈妈正在患病。

多数产后精神病患者是狂躁抑郁型，突出的临床表现是困惑和定向障碍，病程多持续 2～3 个月。

坚持母乳喂养需要家人的支持

哺喂宝宝期间，妈妈情绪、营养等都很重要，需要家人的支持和帮助。

不少妈妈有这样的经历，一旦心情不好，奶水就会减少。所以家人要让妈妈感觉愉快、轻松。此时，丈夫的作用至关重要，丈夫应当体贴妻子、爱护妻子。

在整个哺乳期间，妈妈都需要较多的营养供给，家人应当在经济上尽量给予支持，妈妈需要较多的流质食品，就多给她做一些，妈妈容易饥饿，就为她适时地加餐。

育儿是个繁重的工作，为了保证妈妈将有限的时间用在抚育宝宝上，家人应主动分担一些外围的工作，如购物，洗刷、准备食品等。

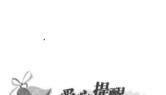

爱心提醒

丈夫要起积极作用，应当成为母乳喂养的坚决支持者、鼓励者。因此，要主动向妻子表示希望她自己哺喂宝宝，帮助妻子树立母乳喂养的信心，帮助她克服哺喂过程中遇到的困难和问题。

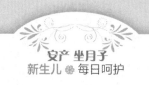

爸爸要学会与新生儿交流

爸爸常与宝宝交流大大有利于宝宝智能的发育。

自从有了宝宝后，爸爸就要给自己制定一份以宝宝为中心的工作、生活日程表了，要将一切可能的时间都留给宝宝。上班时爸爸不能想着宝宝，下班后就不要经常往外跑。

爸爸平时要注意观察宝宝的哭声，设法理解宝宝哭的原因；妈妈喂奶的时候，爸爸尽量在一旁陪着；宝宝身体不舒服的时候，爸爸要关切地抚摸宝宝。

总而言之，做爸爸的不要认为护理宝宝都是妈妈的事情，宝宝可以在和爸爸的接触中，学会坚毅、果断、自信、独立、宽厚、大方、热情。

最简单的逗宝宝的招数是：把一样东西放在头顶上让它掉下来，同时喊："哎呀，又掉下来了！"就这样，哭闹的宝宝先是盯着家长看，然后就会咯咯笑起来。不断重复做，看腻了，宝宝就会安静下来。

孕育小百科

爸爸不是局外人

爸爸和妈妈一样，需要时间学习育儿，不要把爸爸排除在育儿之外。爸爸妈妈可以共同学习，共同进步。不要推辞爸爸的帮助，不要责备和命令爸爸。两个人一起学习做父母，双方都会觉得更轻松，也能通过互相学习，掌握更多的技巧。

唇腭裂宝宝的喂养

唇腭裂的新生儿因吸吮时口腔内负压不够，吸吮力不强，有时乳汁会误入气道或鼻腔，甚至发生窒息。所以，喂养这种宝宝时应让新生儿垂直坐在妈妈的大腿上，妈妈可用手挤压乳房促进喷乳反射。如系唇裂，患儿妈妈可用手指压住唇裂处，增加新生儿的吸吮力。

由于唇腭裂患儿吸吮力低下，每次吃进的乳汁可能相对较少，故在每次哺乳后应用手挤空乳房中的乳汁，然后再用小勺子或滴管喂给新生儿吃，使得新生儿能健康地成长。

预防新生儿意外事故

造成新生儿意外事故几乎全是父母的粗心大意。因此爸妈应了解新生儿意外事故的特点，在日常生活中保持警惕。

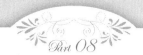

● 窒息：新生儿没有自卫能力，无力解除堵住鼻孔和口腔的东西。如妈妈给宝宝喂奶，乳房堵住宝宝的鼻口。若妈妈这时睡着了，宝宝便会窒息。有时睡眠中大人的手或被子角也可堵住宝宝的口鼻而引起窒息。

● 烫伤：新生儿烫伤多由热水袋保温引起，水温太高，又紧贴宝宝躯体造成烫伤或热水袋没拧紧盖子，以致热水外流而烫伤。给宝宝洗澡，水太热，也可引起烫伤。

● 喂错药物：现在许多人家中都有常备药品，小伤小病可以不上医院，但服错药的事时有发生。

● 跌伤及动物咬伤：宝宝跌伤比较少见，多是母亲摔倒而跌伤孩子，或不懂事的孩子弄翻摇床，将新生儿跌伤。

预防新生儿肺炎

● 新生儿感染性肺炎：宝宝感染发病的时间不一。患儿的反应差、食欲不佳、吸吮无力、口吐泡沫，常有呼吸艰难、青紫等表现。有的患儿出现咳嗽症状，有的则出现呼吸暂停。大部分患儿肺部有细水泡音，但也有部分患儿无明显体征，需经 X 线检查。除根据病原体选用抗菌药物外，气急、青紫的宝宝需要供氧，同时营养维持和保暖也很重要。大部分患儿要住院治疗。

● 吸入性肺炎：是由于吸入羊水或胎粪引起的肺炎。胎儿在宫内或娩出过程中如缺氧会出现呼吸运动，以致吸入羊水或带有胎粪的羊水。一般在出生后即有气急、青紫等症状，肺部听诊可闻及水泡音。胎粪吸入者易并发气胸。病情轻者 1 ~ 2 天内症状即可减轻，重者会出现呼吸衰竭。避免宫内缺氧是预防本病的关键，若已有羊水或胎粪吸入，在刚娩出时应尽量将吸入物吸出。

需要提醒的是，宝宝的肺炎并不一定是因为天气冷而"冻"出来的，每当天气刚转凉，爸妈会把宝宝穿得很厚实，把空调温度调得很高。殊不知，由于关得严严实实的窗户和空调热量，室内空气干燥，宝宝更容易发生呼吸道黏膜感染，导致肺炎等疾病。

因此，预防宝宝肺炎，不仅要防止宝宝着凉，还不能让宝宝热到。当然，在寒冷的冬天应注意保暖，宝宝的室温一般控制在 22 ~ 24℃ 比较合适。开空调的时候可以在室内放一盆水，以增加室内的湿度。

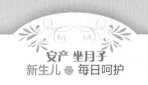

产后28天

产后第4周食谱：增强体质

产后妈妈的身体会非常虚弱，因此，饮食调理是妈妈增强体质、恢复体能的首要任务。

 产后第 22 天食谱 ♥

素什菌汤

原料

猴头菌、草菇、平菇各 50 克，干香菇 3 朵，白菜心 50 克，葱、盐各适量。

做法

① 干香菇泡发后洗净，切去蒂部，划出花刀；平菇洗净切去根部；猴头菌和草菇洗净后切开；白菜心掰成小块。

② 锅内放入清水或素高汤、葱段，大火烧开。

③ 放入香菇、草菇、平菇、猴头菌、白菜心转小火炖煮 10 分钟即可。

功效

这款素什菌汤味道香浓，有利于妈妈放松因疼痛而变得异常敏感和紧绷的神经，具有很好的开胃作用，很适合产后虚弱、食欲不佳的妈妈。

蜜枣桂圆粥

原料

桂圆、大米各180克，红枣10个，姜适量，蜂蜜 1 大匙。

做法

① 红枣、桂圆洗净；姜去皮，磨成姜汁，备用；大米淘洗干净，放入锅中，加入 4 碗水煮开。

② 倒入姜汁、红枣、桂圆，以小火煮至软烂，再加入蜂蜜调匀即可。

功效

妈妈多食此粥能使脸色红润、增强体力，还可预防贫血及失眠。

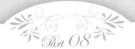

 产后第 23 天食谱 ❤

红枣羊骨糯米粥

原料

羊胫骨 600 克，红枣（去核）20～30 个，糯米 100 克，白糖适量。

做法

① 将羊胫骨洗净，剁成块；红枣洗净；糯米淘洗干净。

② 在瓦煲中放入适量清水，用大火烧开后放入羊胫骨、红枣、糯米，改用中火煲约 35 分钟，再调入白糖继续煲 8 分钟即可。

功效

补脾益血、滋肾健骨、健胃固齿，对产后腰膝酸软乏力有良好的调理作用。

木瓜猪骨花生煲

原料

木瓜 500 克，花生仁 100 克，排骨 250 克，姜片、红枣、盐各适量。

做法

① 木瓜去皮、籽，洗净切块；排骨洗净，切大块；花生仁洗净；红枣去核洗净。

② 锅内放水，放入排骨、花生仁、红枣、姜片，大火烧沸，撇去浮沫，转小火煲 1 小时。加入木瓜，继续煲 20 分钟，放盐即可。

功效

此汤具有舒筋活络、软化血管、抗菌消炎、增强体质之功效。妈妈产后食用，有助于预防和缓解产后腰背酸痛及关节痛。

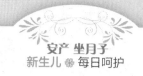

 产后第 24 天食谱 🫐

枸杞子黄芪煲肝汤

原料

驴肉 100 克，黄芪 50 克，枸杞子 30 克，盐适量。

做法

① 将黄芪、枸杞子挑去杂质，洗净；驴肉洗净，切块。

② 将驴肉块放入开水中氽烫 2 分钟，除去浮沫，然后加入黄芪、枸杞子，煮至肉烂，加入盐调味即可。

功效

本品空腹食用能补气升阳、滋补肝肾，适用于肾气不足的妈妈。

白玉肥肠煲

原料

肥肠 200 克，豆腐 150 克，葱段、姜片、蒜粒各适量，料酒、白糖各 1 大匙，酱油 2 大匙，清汤适量。

做法

① 肥肠用小苏打揉搓后洗净，切段，用洁布吸去水分；豆腐切小块，氽烫后备用。

② 锅中油烧热，放入肥肠段，炸至金黄色，用漏勺捞出。

③ 将肥肠段和豆腐块、姜片、葱段、蒜末同放入砂锅中，舀入清汤，加酱油和料酒，大火烧沸后加白糖，改用小火炖至酥烂捞出肥肠与豆腐即可。

功效

肥肠可调理肠道功能，产后便秘的妈妈可以多食用。

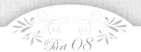

 产后第 25 天食谱 ❤

山珍焖嘎鱼

原料

嘎鱼 150 克，口蘑 20 克，滑子菇 15 克，草菇 10 克，姜、胡麻油、米酒、盐各适量。

做法

1. 将嘎鱼去黏液、去内脏洗净备用；蘑菇切片用水焯一下，姜洗净切片。

2. 锅烧热后倒油，老姜煸香，加入米酒，放入蘑菇、嘎鱼、盐，煮到鱼肉变白即可。

功效

嘎鱼鱼肉雪白、少刺、口感嫩鲜，在《本草纲目》中被列为滋补品，具有很高的营养价值；口蘑是良好的补硒食品，具有补中益气、养胃健脾的作用，对因脾胃虚弱而少奶的产妇有很好的辅助作用。

乌鸡鲜藕汤

原料

鲜乌鸡 1 只，鲜藕 500 克，香菇 2 只，盐、料酒、葱、姜各适量。

做法

1. 将乌鸡去内脏洗净，用刀把鸡头鸡脚切下；将鸡头、鸡脚和洗净的鸡心、鸡肝、香菇放入鸡腹内；将鲜藕洗净后刮去表皮，切成长块 (2 寸左右长)。

2. 鸡、藕放入砂锅，放入盐、料酒 2 小勺、葱姜丝适量。

3. 放水至浸没鸡身，烧开后用文火炖 1 个半小时即可。产妇可吃肉、藕、喝汤。

功效

乌鸡有补肝肾、益气强精的功效，此菜有助于产妇生精养血、增长力气、养颜强身，是产后滋补的一道好菜。

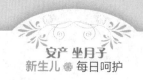

 产后第 26 天食谱 ❤

牛蒡小排鲜汤

原料

牛蒡 50 克，排骨 350 克，葱段、姜片各少许，料酒、清汤、盐、鸡精各适量。

做法

① 牛蒡去皮，洗净，切段；排骨斩成段，放入沸水中氽烫片刻，捞出洗净，放大碗中，加料酒、葱段、姜片，上笼蒸烂。

② 锅置火上，放入蒸熟的排骨，加入牛蒡、清汤，烧沸后撇去浮沫，加入盐、鸡精，拣去葱段、姜片即可。

功效

补气血，续筋骨，可缓解气血亏损引起的产后身体疼痛。

裙带豆腐鱼头汤

原料

新鲜鱼头 2 个，嫩豆腐 1 盒，裙带菜少许，葱花、盐各适量。

做法

① 将鱼头去鳃，清洗干净；豆腐用清水冲洗干净，切厚片；裙带菜洗净，捞出沥干，备用。锅内加入适量清水烧开，放入鱼头。

② 煮 15 分钟后放豆腐片，继续煮约 5 分钟，使豆腐入味。

③ 锅中加盐调味，放入裙带菜，煮开后撒上葱花即可出锅。

功效

这道裙带豆腐鱼头汤对妈妈和宝宝都很有益。豆腐不仅营养丰富、消化吸收率高，而且还有清热润燥、清洁肠胃的作用，可以帮助消化。

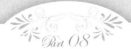
 产后第 27~28 天食谱 ♥

糯米酒红糖煮鸡蛋

原料

糯米酒 100 克，鸡蛋 2 个，红糖适量。

做法

① 将糯米酒放入煲里，加清水 1 碗，煮开。

② 将鸡蛋煮熟后去壳，放入煲里，再加入红糖即可食用。

功效

可为妈妈补血补气，散寒祛瘀，适合任何体质的妈妈食用。

归芪蒸鸡

原料

母鸡 1 只，当归 30 克，黄芪 100 克，盐适量。

做法

① 将鸡宰杀后去毛及内脏、头足，将当归、黄芪洗净后放于鸡腹内。

② 加水清蒸至鸡烂熟，加入盐调味，分 2 天内食完，连食 5 只鸡即可。

功效

气血双补，对女性产后贫血头晕有较好疗效。

冬笋雪菜黄鱼汤

原料

冬笋、雪菜各 30 克，黄花鱼 1 尾，葱段、姜片、盐、料酒各适量。

做法

① 先将黄花鱼去鳞，去内脏，一定要仔细去掉鱼腹部的黑膜，否则鱼会很腥。洗净后擦干鱼身上的水，用料酒腌渍 20 分钟后备用；泡发好的冬笋切片；雪菜洗净，切段。

② 植物油烧热，将黄花鱼两面各煎片刻。

③ 锅中加清水，放入冬笋片、雪菜、葱段、姜片，先用大火烧开，后改用中火煮 15 分钟。出锅前放盐，拣去葱段、姜片即可。

功效

黄花鱼有健脾升胃、益气填精之功效，对产后抑郁症有良好的抗击作用。

专家答疑 月子调养与新生儿呵护常见问题解答

Q 孕期患有轻度妊娠高血压综合征的妈妈在产后可以给宝宝哺乳吗?

A. 经研究测定,患妊娠高血压综合征的新妈妈在产后3～5天中,血中刺激乳汁分泌的激素水平与正常妈妈没有多大差异,具有相同的泌乳能力。而且,患妊娠高血压的妈妈通过泌乳可增加血液中调节血压的物质,对产后身体的恢复有利。

所以,只要不是子痫,且无严重的并发症,各脏腑功能正常,患轻度妊娠高血压综合征的妈妈也可以进行哺乳。

Q 生完宝宝了,经常会感到腰背酸痛,该怎么办呢?

A. 怀孕时,由于人体的内分泌激素水平的变化,使准妈妈的关节和韧带变得松弛;加之孕晚期腰椎前凸明显,腰背肌肉经常处于紧张状态,所以很多妈妈在产后都会感到腰背不适,特别是在弯腰后直立时更明显。

不过,这种疼痛大多会在产后半年内逐渐消失。建议有此症状的妈妈多做产后康复训练,以改善关节和韧带的机能,从而缓解不适。

Q 都说月子里要吃鸡蛋,但有的妈妈就是不喜欢吃,该怎么办呢?喝小米粥对妈妈很有好处吗?

A. 鸡蛋是新妈妈坐月子时一种非常好的食物,如果有的妈妈不喜欢吃鸡蛋,爸爸不妨想办法将鸡蛋变着花样做给妈妈吃,如做成蒸蛋羹、蟹黄豆花等来激发妈妈的胃口。小米粥也是分娩后滋补身体的佳品,除了含多种营养素外,还富含膳食纤维。

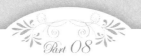

Q 产后贫血怎么办?

A. 产后贫血的一般表现为头晕，如果到医院检查，则可检查出血液中的血色素低于正常值。贫血对身体非常不利，可导致妈妈身体抵抗力下降，易产生各种感染。因此，如果妈妈仅仅是轻度贫血，建议在饮食上注意摄取富含铁的食物，如动物肝脏、瘦肉、鸡蛋、豆制品、新鲜蔬菜和水果等；如果是重度贫血，则应尽快查找原因，并积极进行治疗。

Q 我在顺产时做了会阴侧切手术，产后因怕疼而不敢排便，结果造成了便秘，该怎么办呢?

A. 妈妈在产后应该及早下床活动，不要只吃精细食物，要多吃一些富含粗纤维的蔬菜，多喝白开水。

如果仍发生了便秘，可以服润肠类中成药，也可以通过药膳来改善便秘症状。通过药膳改善的方法为：取5个核桃仁捣烂；20克桃仁去皮、捣烂；20克黑芝麻炒熟、研烂；再取50毫升蜂蜜与以上食材（如果找不全，至少也要找到2种）及适量粳米一起煮粥，早晚各喝一次。

Q 第一次当父母，没有经验，心理特别不安，怎么办?

A. 做父母的经验会在照料宝宝的过程中积累起来。你会发现，自己在抚育宝宝的过程中慢慢地学会了如何做父母。比如，给宝宝喂奶、换尿布、洗澡等，都会慢慢得心应手。在这个过程中父母和宝宝间形成了互相信任的情感。通过养育宝宝，父母也逐渐走向成熟。

Part 09

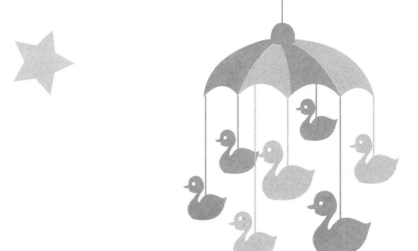

产后第5周
确保宝宝的"口粮"充足

　　这一周，妈妈的身体已经基本恢复，可以独自育儿或做家务，由于日夜都要喂养和护理新生儿，妈妈相当劳累，应加强自我调护，产后病的预防丝毫不可松懈，同时本周应更多地侧重于促进母乳分泌，提高母乳质量，确保宝宝的营养需求。

月子餐设计方案和食谱推荐

月子餐就是产妇在坐月子的时候吃的餐点，月子期的营养好坏，直接关系到产妇的身体康复及新生儿的健康成长。如何科学设计月子期营养配餐?

月子期妈妈的**饮食搭配**

中国膳食指南对产褥期应吃的食物种类和数量给出了具体的建议：

● 小米、大米、玉米面等谷物食品，400～500克。

● 黄瓜、茼蒿、生菜、番茄、胡萝卜、菜花等蔬菜类，450～500克。

● 橘子、苹果、梨、西瓜、猕猴桃等水果类，约200克。

● 鸡肉、鸭肉、牛肉、羊肉、猪瘦肉等禽畜肉类，150～200克。

● 鲫鱼、鲢鱼、鳝鱼、鲤鱼、虾等鱼虾类，约50克。

● 鸡蛋、鸭蛋、鹌鹑蛋等，150～200克。鸡蛋以3～4个/天为宜，最多不可超过6个，且不宜吃咸蛋。

● 酸奶、鲜奶等奶及奶制品，250～350克。

● 豆奶、豆腐、豆浆、豆芽等豆及豆制品，60～100克。

● 豆油、花生油、香油和少量的动物油等油脂类，约20克。

妈妈应多吃**健脑食品**

据研究，0～1岁宝宝的脑重量平均每天增长1000毫克，出生后6个月内宝宝平均每分钟增加脑细胞20万个。出生后第1个月是脑细胞生长的第二个高峰。为了促进宝宝的大脑发育，除了要保证母乳的数量，还要保证母乳的质量，妈妈也要吃一些健脑食品。

有许多食品都具有健脑益智的功能，如，动物脑、肝、血；鱼、虾、鸡蛋、牛奶；豆腐、豆芽等各类豆制品及豆类；芝麻、核桃、花生、松仁；胡萝卜、菠菜、金针菇、黄花菜；香蕉、苹果、橘子；小米、玉米、红糖。

❄ 母乳的质量与妈妈的**饮食密切相关** ♥

乳汁的多少与妈妈的饮食密切相关，而乳汁质量的高低，也和妈妈营养的好坏有关。要使乳汁分泌增多，产后应多进汤水、清淡的流质或半流质的饭菜，如面条、鲫鱼汤等。

不要进食不易消化的高蛋白食物。发奶食物应在产后 48 小时后食用，食用过早，容易引发乳汁瘀积而造成急性乳腺炎。要提高乳汁的质量，应合理调配饮食。选用营养价值高又易消化的食物，每天除三顿主食外，另加两顿小餐。多吃些新鲜蔬果，既可预防便秘，又可补充足量的维生素和无机盐。

❄ 饮食搭配合理，**轻松改善**产后消化不良 ♥

产后消化不良，大多是饮食过多或不当引起的，食用油腻食物过多、过饱和食用不易消化的食物，超过了胃肠道的消化能力，食物不但不能被完全吸收利用，还增加了胃肠道负担。

治疗消化不良，首先要减少油腻食物和不易消化的食物，并多食用新鲜水果和蔬菜，要少食多餐。另外要适当的运动。在产后生活中，用饮食疗法治疗消化不良，效果很好。

绿豆橘皮茶

原料

绿豆 60 克，鲜橘皮 30 克。

做法

① 材料洗净，绿豆加水 2000 毫升。煮至绿豆开花。

② 锅中加水 300 毫升，煮 5 分钟即可。

用法用量 代茶饮用。

功效

绿豆清胆养胃，解暑止渴，止泻痢，利小便；橘皮有理气健胃之功。此方主要用于热泻、粪便臭秽、肛门灼热等。

猪肉萝卜汤

原料

净白萝卜 300 克，猪瘦肉 100 克。

做法

白萝卜、猪瘦肉均切片加调料炖煮食用。

用法用量 佐餐食用，不限量。用法用量：代茶饮用。

功效

白萝卜具有健胃消食、宽中化痰、降气、利大小便、温中补不足等功效；猪肉补脾益气，增进食欲。此方主要用于气滞腹痛、寒热泄泻。

产后不用担心脱发问题 ♥

肾气不足是导致妈妈脱发的重要原因之一。"肾藏精，其华在发"，当肾气衰弱、精血不足时，就会造成头发的脱落。

妈妈产后脱发因人而异，受体质、体内分泌的激素、营养供给是否均衡、精神是否过度紧张、情绪波动是否很大以及对头发的护理是否到位等因素的影响的。

如果在产后的 1 个月内，妈妈前半个月的掉发正常，后半月突然每天掉发上百根，就应重视了。

产后脱发是一种暂时性的现象，大多都不会形成大面积的脱发。随着分娩后机体内分泌水平的逐渐恢复，头发的生长会趋于正常，脱发现象也随之减轻。

宝宝睡眠环境要注意 ♥

宝宝的睡眠的声、光环境如果不注意，会给生长发育带来影响，比如，新生儿常会随着光或声音的刺激有意识地转动头部，使面部朝向富有刺激的一侧，久而久之，由于一侧胸锁乳突肌持续收缩，可能导致斜颈的发生。

另外，如果新生儿睡眠时两侧光亮明暗不

孕育小百科

产后脑力大拯救

记忆力下降，脑力不够用，丢三落四等让准妈妈们很抓狂。月子中，不要一味围着宝宝、丈夫和家务团团转，应每天抽出一定的时间来看看书、读读报。爱好烹调妈妈的可有意识地背背菜谱；以往有写日记、博客、微博习惯的可以继续写，或写写宝宝日记。

等，若经常向光线较亮的一侧注视可使眼球的运动肌肉出现劳累性麻痹，易发生麻痹性斜视；或一侧眼睛眯起来，时间一长可能出现一侧眼睑下垂；或双侧瞳孔机能不协调，可能导致双侧眼裂不等；或出现弱视等。新生儿应头或脚朝向光线较强的一侧，若室内经常有响声，头或脚也应朝响声来源的方向，这样宝宝就不会总转向或避开光、声源了。

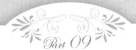
母乳与配方奶粉（牛奶）的营养成分对比 ♥

• 蛋白质：母乳中乳白蛋白占总蛋白的70%，可促进糖的合成；牛奶中大部分是酪蛋白，容易在宝宝胃中结成块，不易消化，且可使大便干燥。

• 氨基酸：母乳中含牛磺酸较牛奶多。牛磺酸与胆汁酸结合，在消化过程中起着重要作用，可维持细胞的稳定性。

• 乳糖：母乳中乳糖的含量比牛奶和羊奶高，对宝宝大脑发育有促进作用；母乳中所含的乙型乳糖有间接抑制大肠杆菌生长的作用，还有助于钙的吸收。

• 脂肪：母乳中脂肪较少，且含多种消化酶，与宝宝吸吮乳汁时舌咽分泌的胰脂酶相配合，更有利于脂肪的消化，故对缺乏胰脂酶的新生宝宝和早产宝宝更加有利。

• 无机盐：母乳中钙磷的比例为 2 ：1，易吸收；牛奶为 1 ：2，不易吸收。

• 微量元素：母乳中锌的吸收率可达 59.2%，铁的吸收率为 45% ~ 75%。此外，母乳中还富含铜，对保护宝宝娇嫩的心血管有很大作用。

母乳不要用微波炉加热 ♥

奶水充足的妈妈，时常会感到奶胀，在宝宝吃饱的情况下，妈妈要把奶挤出来放在冰箱中冷藏，等到宝宝饿的时候给他吃。

最好不要用炉子或微波炉来加热母乳，以免温度过高，破坏奶中的养分。可以把储奶的容器在流动的热水中冲几分钟，让母乳达到室温，或者在一盆热水里泡一泡。

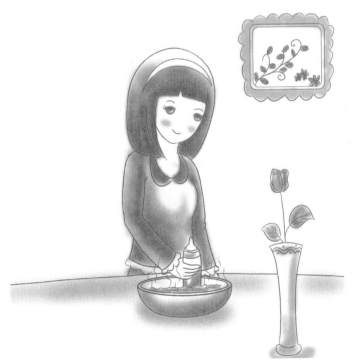

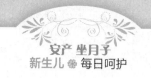

🍼 尿布的洗涤与消毒 💕

宝宝每次换下来的尿布应放在固定的盆或桶中，不要随地乱扔。宝宝尿湿的尿布要及时清洗，不要为了省事就存一大堆尿布一起洗，以免细菌滋生。

只有尿液的尿布可以先用清水漂洗干净后，再用开水烫一下消毒。如果尿布上有粪便，应先用专用刷子将它去除。然后，放进清水中，用中性的肥皂或婴儿洗衣液进行清洗，再用清水多冲洗几遍，洗净后，用开水浸烫消毒。

晾干尿布时，最好能在日光照射下好好的晒一晒，达到除菌的目的。

🍼 选购奶粉，进口的不一定就比国产的好 💕

某些国外奶粉质量较好，如荷兰产的奶粉蛋白质、脂肪、碳水化合物的比例适量，含 17 种维生素及矿物质，且奶香味重，可口。

但我国的奶粉更适合我国婴幼儿的需要。

选择奶粉时，首先要看宝宝的月龄。至于购买昂贵的进口奶粉还是购国产奶粉，就看个人喜好了。

配方奶粉又称"母乳化奶粉"，实际上只能在主要营养素种类和数量的构成上尽可能地接近母乳，而母乳中的一些活性物质，如抗体、溶菌酶等配方奶粉是不可能有的。据有关资料报道：我国在宝宝配方奶粉方面的规定是很详尽的，不仅国内企业要遵守，进口的宝宝配方奶粉也必须达到规定的标准。

🍼 你的宝宝需要特殊配方奶粉吗 💕

腹泻的宝宝宜喝不含乳糖的特殊配方奶粉。这种奶粉的营养成分与一般奶粉极相似，唯一不同的是，它不含乳糖。乳糖的消化必须依赖肠道中的乳糖酶，当宝宝经历一段时间的腹泻后，肠道中的乳糖酶会被破坏，导致乳糖无法被消化。而是被肠内细菌利用并产生二氧化碳等物质，出现胀气、腹痛、腹泻。在腹泻后的恢复期间，医生会建议妈妈给宝宝吃不含乳糖的宝宝配方奶粉。

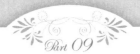

一出生就对牛奶蛋白过敏的宝宝宜喝黄豆配方奶粉。黄豆蛋白配方奶粉顾名思义就是以黄豆蛋白为蛋白质主要来源的配方奶粉。

早产儿宜吃早产儿专用的奶粉。这类奶粉的浓度较一般奶粉高；又因为早产儿对一些营养素的需求较高，所以某些营养物质含量也较高，尤其是蛋白质。此外，早产儿配方奶粉还含有一些较容易被肠道吸收的成分，如中链脂肪酸等，不适用于一般宝宝。

选购奶粉，必要时冲调试验一下 ❤

取 1 勺奶粉放入玻璃杯内，用开水充分调和后，静置 5 分钟，水与奶粉溶解在一起，没有沉淀，并溢出浓浓的奶香味。

奶粉中的脂肪氧化味主要是奶粉中的不饱和脂肪酸氧化所致，主要影响因素是氧、光线、酶和酸度，故奶粉储存时应避光、热，密封。

奶粉如果呈陈腐气味和褐变，主要是受潮所致。故奶粉储存时应防止受潮，开启后应尽可能扎紧袋子，以免水分进入。

奶粉含水量正常时。细菌不会繁殖，反而会随时间的延长而下降，但如含水量超过 5%，细菌就会生长繁殖引起奶粉变质，故奶粉开启后不宜放置时间过长，以免受潮过量乃至变质。

爱心提醒

母乳喂养过程中，如果确实是母乳不足，总免不了面临添加或更换新配方奶粉的问题，但宝宝的小舌头非常灵敏，能轻易分辨出味道的细微改变，拒绝食用。从母乳转换成配方奶粉时，妈妈在喂母乳的同时，不妨有意识地用奶瓶给宝宝喂喂水，或每天喂一次配方奶粉，帮助宝宝尽早适应橡胶奶嘴及配方奶粉的口感；也可以在用配方奶粉喂奶前用吸奶器将乳汁吸出，采用奶瓶间接喂哺母乳，给宝宝一个逐渐适应奶瓶的过程，并在这个基础上逐渐增加配方奶粉的比例。

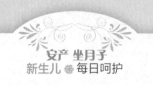

产后
30
天

注意乳房的护理保健

在哺乳期间妈妈应注意乳房保健。采用正确的保养方法，能让乳房保持健美。母乳喂养也是很好的乳房保健法哦。

产后如何护理乳房

妈妈要从以下几个方面来做好哺乳期乳房护理工作：

● 产后让宝宝尽早吸吮有利于早分泌乳汁、多分泌乳汁。

● 环抱式哺乳有利于防止乳头疾病的发生。

● 开始哺乳时应尽量使宝宝的嘴张大，含住大部分乳晕。

● 哺乳结束时，妈妈不要强行从宝宝的口中拉出乳头，以免引起乳头的局部疼痛或破损。

● 哺乳结束时，要挤出一滴乳液涂在乳头上，让其自然干燥，起到保护乳头的作用，并用手轻轻按摩乳房。

● 每次哺乳后应将乳汁排空。

● 如有乳头破损，要停止喂奶并及时治疗。

● 每天至少2次用温水清洁乳房。

● 妈妈应注意休息，保持精神愉快，增强全身抵抗力，减少乳腺炎的发生概率。

保持乳房清洁

月子期间的妈妈要注意保持乳房清洁，每天以棉球沾水或宝宝油清洁乳房，避免使用碱性香皂，因为它会将皮肤的油脂洗掉，令肌肤变得干燥、敏感，还会使乳房局部防御能力下降，乳头容易干裂而导致细菌感染。如果迫不得已需要用香皂、酒精清洗、消毒，也要尽快用清水冲洗干净。切记，妈妈应小心地照顾自己的乳房，切勿用毛巾用力擦拭，小心拍干水分即可。

妈妈淋浴时应给乳房特别的关照。建议妈妈用专门的浴刷清洗乳头乳晕，这对先天性乳头凹陷的妈妈尤为重要。清洗时，以乳头为中心，用浴刷轻轻刷洗乳房，然后用橄榄油、麻油、豆油等植物油或石蜡油等矿物油涂敷乳头，使乳头表面的污垢变软，再用浴刷轻轻洗刷。最后用清水冲洗干净，以洗掉乳房上层的死皮。

另外，还可以用冷热水交替冲洗乳房，以增强乳房的血液循环，这对保持乳房的弹性和挺拔很有帮助。

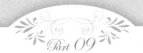

产后乳房的自我按摩 ♥

先露出右侧胸部。将清洁纱布置于乳头上，以吸收流出的乳汁。将爽身粉倒在手上搓匀，双手分置乳房根部，顺时针按摩 1 ~ 2 分钟。具体方式如下：

●一手固定乳房，另一只手的手指依据乳腺分布的情况，由根部向乳头以螺旋形按摩全乳，按摩 1 ~ 2 分钟。

●按住乳房，另一只手的手指由乳房根部向乳头方向推行、按摩。

●双手分别放在乳房两侧，由根部向乳头挤压按摩。然后，用同样方法按摩另一侧乳房。

按摩完毕，将甘油少量倒于右手指尖处，左手拇指与四指分开固定乳晕周围，右手将乳头往外牵引数次。然后用毛巾将乳房拭净。最后，穿好胸衣，整理好物品。

乳头皲裂时该不该给宝宝喂母乳 ♥

乳头皲裂多发生在初产妇及喂乳方法不当者的身上。发生乳头皲裂后，轻者可继续哺乳，哺乳后在乳头上涂 1 ~ 2 滴乳汁，促进破损处愈合，严重者应暂停哺乳，但要将乳汁挤出。预防乳头皲裂的关键是让宝宝不只吸住乳头，而应把乳头周围的乳晕也一起含住。

乳头皲裂时，妈妈的乳房护理很重要，除注意保证正确的哺乳方法外，还应注意乳房卫生。

喂奶后，使用干净毛巾和温水擦净乳头，然后用两块纱布将乳头托起来，再戴上胸罩托住乳房。内衣要经常换洗。睡觉时，采用侧卧姿势，以免压迫乳房。一般不要用肥皂或酒精擦洗乳头，乳头过于干燥，会加重乳头皲裂。

平时，不要让宝宝养成吃完奶后将乳头叼在嘴里睡觉的习惯，这样容易使乳头的表皮因浸软、剥脱而发生皲裂。

孕育小百科

乳头套可避免乳头疼痛

乳头皮肤的感觉神经非常丰富，尤其是刚进入哺乳期的乳头皮肤很嫩，为防止哺乳时宝宝吸吮力过大，而造成乳头疼痛，妈妈可使用乳头套进行自我保护。

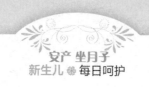

淡化乳晕颜色 ❤

从怀孕开始，妈妈的乳晕便慢慢扩大、变黑，生产后，大部分妈妈的乳晕颜色会逐渐变淡，但也有些妈妈例外。

如果停止哺乳后仍嫌乳晕颜色太深，可能需要通过激光破坏乳晕色素细胞层，如果对激光心存恐惧，也可考虑用美胸护肤的乳液或"果酸"类化妆品淡化乳晕色素。

美胸、护肤化妆品的成分及其特性：

• 维生素 E：对抗自由基延缓老化，使皮肤细致紧密结实。

• 甘氨酸：具有缓解作用，有助于胶原蛋白与纤维组织的重建。

• 天然葵花油：丰盈胸部组织使其富有弹性，预防下垂避免松垮。

• 荷荷芭精油：滋润、保湿、强化胸部组织。

• 黄杨木：天然抗菌。

• 棕榈精华液：支撑胸部韧带使胸部坚挺有弹性。

• 尿囊素：高度保湿。

• 天然果酸：加强结缔组织。

选择合适的哺乳乳罩 ❤

乳罩的选择宜以舒适、合身、足以支托增大的乳房为标准。挑选哺乳乳罩应遵循以下原则。

• 舒适。尺寸要合适，宜选择以弹性的纯棉针织面料做成的乳罩。

• 有支托性。选择有良好支托作用的乳罩，以便很好地托起沉重甚至下垂的胸部，保持良好的胸型。

• 及时更换乳罩。根据自己胸围大小的变化购买大一号的乳罩。多买几只哺乳乳罩，方便换洗。

• 方便哺乳。哺乳乳罩的款式有好几种。比如吊杯乳罩、拉链乳罩或者前开口乳罩。吊杯乳罩和拉链乳罩单手就能解开或拉上，但是拉链容易夹到自己的皮肤。

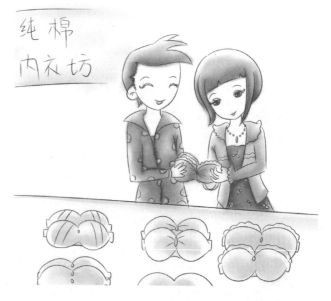

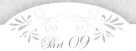
给宝宝擦洗的方法

在不具备给宝宝洗澡的条件时，也可以采用擦洗的办法。擦洗前，将所需的一盆温水、脱脂棉球、两块柔软的棉质软布或毛巾、干净的褥单和衣服准备好之后就可以开始了。

首先，把宝宝放在换尿布用的垫子或毛巾上，不要脱掉他的背心，然后将一块脱脂棉球用温开水湿润，轻轻擦洗宝宝的脸、下巴，还有耳朵和脖子沟儿，用棉质软布或毛巾轻轻地拍干。然后取两团新棉花，在温水里蘸湿，仔细地从内眼角向外眼角擦洗宝宝的眼睛。擦洗耳朵时，要先擦耳内，后擦耳外，擦完一只耳朵后换一块脱脂棉再擦另一只。

同样的道理，用新的湿润的脱脂棉球清洗宝宝的小手、脚和腋下，每洗一个新的部位就换一块脱脂棉球，洗完后用毛巾轻轻蘸干。

最后，用蘸了热水的棉花球擦洗尿布包着的地方，特别是大腿周围的褶皱里。擦洗生殖器周围的时候，要遵循从前往后的顺序。

配方奶粉并非调得越浓越好

用配方奶粉代替母乳喂养宝宝要注意配方奶粉的浓度。若太浓，宝宝不易消化，会发生腹泻。且奶粉中含有较多的钠离子，会使血液中钠含量升高，导致宝宝血压增高。奶水也不可过淡，太淡会造成营养不足。

给宝宝调制奶粉时，按重量应是奶粉与水比例为 1：8，按容量 1：4 计算。

另外，宝宝不宜食炼乳。所谓炼乳，是一种牛奶制品。它是将鲜牛奶蒸发后，再加入 40% 的蔗糖制成的，对宝宝健康不利。

爱心提醒

给宝宝食用配方奶时要注意，袋装奶粉必须在开封后2周内吃完，时间过长容易受潮变质，对宝宝健康不利。另外，在宝宝转奶的时候，最好选择小包装的袋装奶粉。因为转奶需要一个过程，选择小包装的更为经济。

新生儿洗浴真不是件简单的事儿

宝宝洗浴前要做一些必要的准备：关闭门窗，避免空气对流，室温最好在 24 ～ 26℃，水温最好在 38 ～ 40℃之间，如果没有温度计，可将水滴在前臂或手背上，以感觉水温不冷不热为宜；洗澡时间最好选择在宝宝吃完奶 2 小时左右，否则容易吐奶；洗澡前要准备好用品，如浴巾、毛巾、纱布、棉棒、尿布、换洗的衣服、宝宝洗发露、浴液、爽身粉等；妈妈还要清洗双手，清洁浴盆等。

洗浴的程序：先倒凉水再倒热水，直至水深达 10 厘米为止，然后以温度计或肘部测水温，感觉温暖为合适。为宝宝脱去衣服，以一只手臂托住宝宝的头，手掌托住腋下，另一只手托着宝宝双足，轻轻把宝宝放入盆中，注意先让宝宝臀部入水。

用手托着宝宝的上身，或将宝宝放在用于浴盆的吊网上，先洗头发，再洗身上，轻轻揉搓，洗干净后用浴巾把宝宝包好，全身拭干。

洗澡时，妈妈可以用轻柔的语调和宝宝说话。妈妈可以告诉宝宝：小鸭子喜欢洗澡，小鱼儿喜欢洗澡，小宝宝也都爱洗澡。妈妈还可以给宝宝边洗澡边唱儿歌，宝宝也会更喜欢洗澡。

新生宝宝消化功能的发育

宝宝刚出生就会躺在妈妈怀里吃奶了，早在妈妈肚子里就学会了这个本事。出生后吃奶使吮吸和吞咽更加熟练协调。力不从心的是这么小的新生宝宝，他的消化能力有限，唾液腺中消化淀粉的酶少，除了消化蛋白质、脂肪的酶外，没有消化淀粉需要的酶，所以，月子里宝宝的最佳食物是妈妈的乳汁。

新生宝宝食管和胃的肌肉发育不全，而胃的出口（幽门）比入口（贲门）肌肉发育得好，吃完奶后立即搬动宝宝会出现溢奶，就是这个原因。新生宝宝肠的吸收能力好，肠的蠕动较强，排便次数也多。

孕育小百科

新妈妈要掌握新生儿消化功能的特点

新生儿肠道相对长，肠壁薄，血管丰富，有较大的小肠消化、吸收面积，有利于消化与吸收。蛋白质被分解为氨基酸，脂肪被分解为甘油与脂酸，碳水化合物分解为单糖后均在小肠吸收，大肠仅吸收其中的一部分及大量的水分。

当然，整个消化吸收的过程均需中枢神经系统的参与。另外，新生儿食欲状况、进食时间、进食种类、体质和疾病因素都会影响消化功能。新妈妈只有掌握了新生儿消化功能的特点，才能进行合理的喂养。

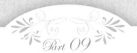
掌握宝宝洗澡的次数

炎热的夏天，由于环境温度较高，可给新生儿每天洗澡 1 ～ 2 次，洗后在颈部、腋下、腹股沟等皮肤褶皱处擦少许爽身粉，但不可过多，以防出汗后结成块而刺激皮肤。春、秋或寒冷的冬天，由于环境温度较低，如家庭有条件，应使室温保持在 24 ～ 26℃，可每天给宝宝洗一次澡，如不能保证室温，则可每周洗澡 1 ～ 2 次。并在宝宝每次大便、小便后，用温水擦洗宝宝臀部及阴部，以保证新生儿舒适、干净。冬天洗澡或擦洗时动作要快，以防新生儿受冻而生病。

如何清除宝宝头皮上的胎垢

宝宝生下来不久，头顶前囟门的部位常会产生黑色或者褐色鳞片状融合在一起的皮痂，俗称"胎垢"。

胎垢是由宝宝头皮皮脂腺分泌物与灰尘积聚而成的，如果新妈妈不注意给宝宝洗头，其头皮上的胎垢就会越积越厚。虽然，短期内胎垢对宝宝的健康没有影响，但长此以往，这将成为细菌生长的温床，影响宝宝的健康，所以，新妈妈应该及时为宝宝清理胎垢。

清洗时，妈妈先用洁净纱布或毛巾蘸取温水轻轻擦拭。如果胎垢积聚较多，不容易擦拭掉，妈妈还可以在宝宝临睡前用消毒后的植物油来擦拭，然后用小毛巾将这一块包裹好。24 小时后胎垢会软化，再用温水给宝宝洗头就很容易把胎垢洗掉了。胎垢是脂溶性的，用油类洗剂清洗比较容易。

忌用爽身粉给女宝宝扑下身

夏天给宝宝洗澡后，有些妈妈会往宝宝身上扑上爽身粉。但最好不要将爽身粉扑在女宝宝下身或大腿内侧、外阴部、下腹部等处。

爽身粉的主要成分是滑石粉，由于爽身粉的颗粒很小，在往腹部、臀部、大腿内侧和外阴部涂擦时，粉尘极易通过外阴进入阴道深处。

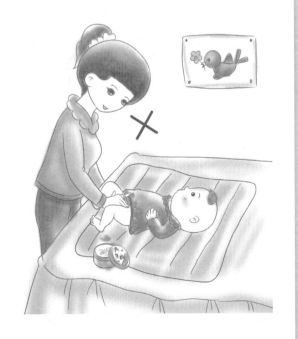

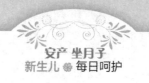

产后 31 天

科学防范，远离月子病

月子病，民间又叫产后风。中医指妈妈产后感受外邪而引起在月子里没能治愈而留下的病症。远离月子病，要防范风寒湿燥等外邪的入侵。

🍼 产后多汗忌忽视防寒 💕

怀孕以后，体内血容量增加，大量的水分在妈妈体内积聚，但分娩以后，积聚的水分就变得多余了，必须排出体外，减轻心脏负担，促进产后机体的全面康复。

人体排泄水分的途径有 3 条：一条是经泌尿系统变成尿液排出；一条是通过呼吸系统，从呼出的气体中以水蒸气的形式排出；另外就是通过皮肤以出汗的方式排出。

爱心提醒

在出汗时，要防止受风、着凉，随时把汗擦干，汗液浸湿的衣服要及时更换，注意保持皮肤清洁。倘若出汗过多，长久不消失，多是产妇体虚的表现，那就要积极治疗。

所以，生产后不仅尿量增多，而且，支配汗腺活动的交感神经也更加兴奋，汗腺的分泌活动增强，这就使得妈妈无论在什么季节，全身都汗淋淋的。注意，这是机体在产后进行自我调节的结果，并非是身体虚弱，也不是什么病态，不必担心。

🍼 远离骨盆疼痛的困扰 💕

分娩时产程过长，胎儿过大，用力不当，姿势不正、腰部受寒，或骨盆某个关节有异常病变，均可造成耻骨联合分离或能骶关节错位而发生疼痛。

一般来说，过一段时间疼痛会自然缓解，但如果疼痛长期持续可用推拿方法治疗，服消炎止痛药。

妈妈也应注意产后避免过早下床或在床上扭动腰、臀部，以免加重骨盆疼痛。

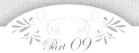
多管齐下，预防妈妈产后脚肿 ♥

产后下肢疼痛和肿胀会给妈妈带来不快，同时也影响妈妈照顾宝宝。引起产后脚肿的主要原因为下肢深静脉有血栓形成，造成下肢静脉回流受阻，引起下肢肿胀，压迫神经。

预防妈妈产后脚肿，首先要注意饮食，尽量多吃蔬菜和水果，少吃脂肪高的食品，同时多喝果汁和水，使血液的黏稠度降低。

产前活动也非常重要。产前如没有任何不适，可适当做一做家务和散步，但是不宜站的时间过长，活动后可把双腿抬起，比坐位高15 ~ 30厘米。这样有助下肢血液回流，减少栓塞形成。

产后可在床上适当活动，如翻身、抬腿等。剖宫产后 2 ~ 3 天，如伤口渗液不多，可起床或下床活动。活动后，也需要把脚抬高 15 ~ 30厘米。

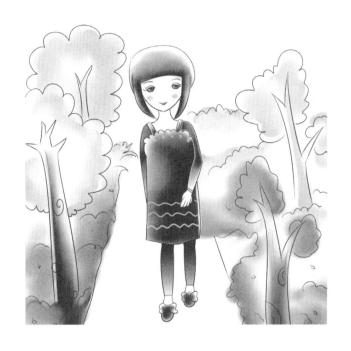

利用月子，好好调养身体 ♥

坐月子是妈妈身心休养的黄金时期，也是妈妈身体机能恢复的最佳时机。产后气血耗损、体质减弱、子宫收缩、恶露排出、伤口恢复等，都需要时间来调养。

坐月子的目的是让新妈妈通过饮食、休息使自身的气血、筋骨及生殖器官完全恢复健康。通过充分的休养，恢复元气！

坐月子期间，以食补、药补的方式，配合充分休息和适当运动，基本可以改善新妈妈的体质。原本有慢性肠胃炎，经常腹泻、胀气的新妈妈产后可多吃山药烹调各种汤羹粥等，有修复胃肠黏膜的作用，注意，要减少香油的食用量。

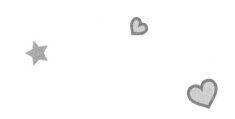

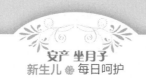

🍼 产褥感染，预防为先 ♥

产褥感染是产后生殖道的感染，是常见的"月子病"，由细菌感染引起。产后由于机体抵抗力降低，妊娠后期性交不注意卫生，产道损伤时，细菌便可侵入而引起感染。分娩时及分娩前，细菌从外界进入产道，如接生用的器械敷料、手套等消毒不彻底时可能带入致病菌。还有新妈妈盖的被褥、产后的恶露都存在细菌，产后不注意会阴部卫生等是导致感染的原因。

产褥感染应以预防为主，可从以下几方面做起：

● 加强产褥期保健，治疗产褥期各种并发症，增强产妇抵抗力。

● 注重产妇卫生，月子期间避免盆浴及性交。

● 产褥期要注意个人卫生，保持外阴部清洁。

● 产后早期要下床活动，加强锻炼，做产后健身操，增强体质。

● 产后发热时，不要滥用退热药，要及时请医生检查，针对原因进行治疗。

🍼 产后阴道疼痛，如何防治 ♥

许多妈妈分娩时，没有做会阴切开术，阴道和会阴部也没有破裂，但产后却阴道疼痛，特别是大声笑或说话时。这是宝宝从狭窄的阴道娩出，使阴道组织过度扩张和伸展，引起瘀血和损伤造成的。随着时间的推移，疼痛会慢慢减轻。

防治阴道疼痛的方法如下：

● 疼痛部分要洗温水浴。

● 疼痛剧烈时，可在医生的指导下，服用温和的止痛药。

● 避免对疼痛部位造成压力，睡眠宜取侧卧位。

● 不要长久站立或坐。坐时应垫个软枕头，以缓解不适处的紧张感。

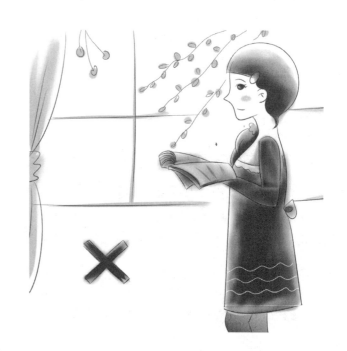

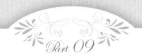
• 做促使阴部组织恢复的运动。方法为收紧阴部及肛门附近的肌肉，以 8 ～ 10 秒钟为宜，然后再慢慢放松肌肉，持续几秒钟，每天至少重复做 25 次，以加快血液循环，使损伤的组织尽快康复。

为宝宝剪指甲应注意

• 剪指甲时一定要抓住宝宝的小手，避免因宝宝晃动手指而剪伤。

• 用一只手的拇指和食指牢固地握住宝宝的手指，另一只手持剪刀从甲缘的一端沿着指甲转动剪刀，将指甲剪下。切不可使剪刀紧贴指甲尖处，以防剪到指甲下的嫩肉。

• 宝宝喜欢抓脸或身上其他部位，剪好后检查一下指甲缘处有无方角或尖刺，若有应修剪成圆弧形。

• 最好在宝宝不乱动的时候剪，可选择在喂奶或是宝宝熟睡时。

• 由于新生儿的指甲很小，很难剪，所以尽量用专为新生儿设计的指甲剪，注意不要剪得太深或太多，以免剪伤皮肤，也不要剪得过短，以免损伤甲床。

• 如果不慎误伤了宝宝手指，应尽快用消毒纱布或棉球压迫伤口，直到流血停止，再涂抹碘酒或消炎软膏。

• 最好一周内剪 2 ～ 3 次指甲和脚趾甲。

• 不要在宝宝玩得高兴的时候给他剪指甲。

养成良好的睡眠习惯

有的宝宝白天睡，夜里却醒着要玩，否则大哭大闹，这种睡眠颠倒的婴儿俗称"夜哭郎"。如果白天宝宝睡得太熟，妈妈要有意识地让宝宝多醒几次，引逗他多玩一些时间。宝宝睡醒后，妈妈应与宝宝讲悄悄话，在离宝宝 10 厘米左右的地方对他说"宝宝睡醒了，宝宝真高兴，宝宝真美丽，宝宝是妈妈的宝宝。"每日 3 次，每次 2 ～ 3 分钟。让宝宝感受到母爱，有利于安抚宝宝的情绪。

此外，妈妈还要注意宝宝的睡眠姿势，宝宝的睡姿一般可以分为仰卧、俯卧、侧卧。

• 仰卧：大多数妈妈喜欢让宝宝仰卧，但仰卧有两个缺点：一是宝宝呕吐时容易被呕吐物塞噎喉咙引起窒息；二是仰卧会引起头颅变形，形成扁头，影响头型美观。

• 俯卧：刚出生的宝宝颈部肌肉不结实，还不能自己抬头，如不注意很容易堵住鼻口呼吸而窒息。这种卧姿在新生儿阶段不宜采取。

• 侧卧：如果宝宝吃完奶经常吐奶，喂完奶后，要取右侧卧位，以减少溢奶。

不必为新生儿做"满月"

我国有传统的习俗，为新生儿办"满月"。人们将孩子出生后30天作为"满月"。这一天亲朋好友前来祝贺、道喜，女宾们到母婴房里慰问，探望，聊家常，大家说说笑笑，很是热闹。主人则要大摆宴席招待嘉宾。

但在喜庆之余，人们可曾想到这给母子健康带来的不利呢？大家都知道新生儿免疫功能差，抵抗力弱，家中聚集众人，尤其母子房间里人多，容易使室内空气污浊，增加新生儿患呼吸道疾病的危险。如果宾客中有病人或是处于潜伏期的病人，会增加交叉感染的机会，对新生儿的健康极不利。另外，家里人忙于接待客人，对母子照料也会不周，这也是孩子容易发病的原因。

游泳有助宝宝成长

宝宝一出生就可以学游泳，因为对3个月以内的宝宝来说，游泳只不过是延续在母亲子宫内的运动。

宝宝游泳的益处很多，游泳可以最大限度地释放宝宝好玩的天性，帮助宝宝更健康、快乐地成长，可以促进宝宝神经系统、消化系统、呼吸系统、循环系统、肌肉骨骼等系统的发育。

但由于宝宝体质较弱，所以要注意游泳池的水质、水温。

水质：宝宝游泳用的水要经过专门消毒，水温要在38～40℃。室温应保持在28～30℃。游泳前要对宝宝的肚脐进行护理，贴上防水肚脐贴，以免感染。

宝宝游泳不宜时间太长，每次5～10分钟就可以，以后可慢慢增加到15～20分钟。两次游泳最好间隔2天以上。

不建议父母让孩子在家里游泳，最好到专业的场馆去，那里的工作人员都是经过专业的培训，有专业的护理和保健知识，万一意外发生可以及时进行救治。

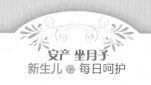

育儿小百科

不是所有宝宝都适合游泳

游泳对宝宝来说，是一项非常好的运动，但不是所有宝宝都适合游泳。

例如：有并发症、胎龄小于32周、出生体重小于2000克，或者皮肤破损，有感染的宝宝，都不适合游泳。

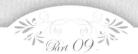
宝宝手脚，不要束缚

宝宝的两腿是蜷曲的，有时几乎脚心相对。有些父母怕孩子长大成为"罗圈腿"，就用布把宝宝的腿捆直。但这样做会使宝宝活动受限，容易疲劳，时间长了会影响生长发育，并且影响皮肤散热及体温调节，捆得太紧还会影响血液循环，造成不良后果。

襁褓是宝宝很好的过渡性衣服，它具有保暖、增加安全感和定位的作用，会让宝宝感觉回到了母亲体内。

早春、秋、冬季节要给宝宝包得厚些，使襁褓内的温度保持在 24℃ ~ 26℃；夏季天热要包薄些，用两层布制成夹被。包时要松一些，以不致散开为原则，尤其是夏天，更不能包得太紧，以免影响宝宝的活动，也避免生痱子。包时不要把宝宝的双手直直地绑在两肋旁，这样会使宝宝的呼吸受压抑，甚至影响肺部发育。包好后要使宝宝双腿能在包裹内自由活动，类似蛙腿姿势。

不宜洗澡的情况

遇到以下六大情况，千万不要给宝宝洗澡。

• 打预防针后。打过预防针后，宝宝皮肤会留有肉眼难见的针孔，这时洗澡容易使针孔受到污染。

• 频繁呕吐、腹泻时。洗澡时必定要搬动宝宝，这样会使宝宝呕吐加剧，不注意时还会造成呕吐物误吸。

• 发热或热退 48 小时以内。发热时洗澡，宝宝易打寒战，甚至还可能发生惊厥。另外，发热后宝宝抵抗力极差，洗澡很易受风寒，会引起再次发热。

• 皮肤损害时。宝宝的皮肤出现如脓疱疮、烫伤、外伤等损害时，不宜洗澡。因为皮肤损害的部位有创面，洗澡会使创面扩散或受污染。

• 喂奶后不宜马上洗澡。喂奶后马上洗澡会使宝宝体内较多的血液流向被热水刺激后扩张的表皮血管，而腹腔血液供应相对减少，会影响宝宝的消化功能。此外，喂奶后宝宝的胃呈扩张状态，马上洗澡易引起呕吐。如果要为宝宝洗澡，最好在喂奶后 1 ~ 2 小时进行。

• 低体重儿慎洗澡。低体重儿大多为早产儿，由于发育不成熟，生活能力低下，皮下脂肪薄，体温调节功能差，很易因环境温度的变化出现体温波动。

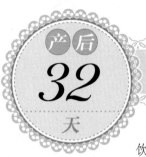

产后
32
天

产后运动，还你身材之美

有的妈妈发现自己的身材变臃肿了，其实，要恢复产前的身材除了要注意饮食外，还要适当地进行运动。

妈妈产后应避免做三个动作

● 颈部不要过于向后仰，这会对颈关节造成很大的压力。膝盖弯曲的角度应避免过大，这会造成膝关节的压力过大。

● 在做身体柔软度运动时，要避免做增加运动强度的弹跳运动，因为这会造成收缩的压力，对训练身体的柔软性毫无助益。例如：伸直双脚，以指尖去碰触脚趾时，只会使膝盖过分伸展，并造成大腿背部的肌肉紧缩。

● 仰躺的时候，绝对不要提起双脚。此举会给背部造成极大张力，特别是在腹部肌肉已经无力的时候。做仰卧起坐时，要避免伸直双腿，因为这可能使背部肌肉受伤，要记得保持膝盖的弯曲。

产后运动，请循序渐进

为身材担忧的妈妈产后常常因急于减肥而进行剧烈运动，其实，这对母体和宝宝的健康都不好。妈妈运动应该循序渐进。

妈妈在月子期间，身体比较虚弱，尤其是剖宫产的妈妈，伤口需要较长的恢复时间，不提倡做剧烈运动。有些妈妈为了快速瘦身而进行激烈的运动，很容易造成身体过度疲劳，损害健康。并很可能影响子宫的康复，引起出血。

妈妈应选择节奏适中的运动，在运动前做好热身，运动后做好舒缓。

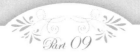
坚持每天做产后健美操 ♥

一般情况下，妈妈产后 24 小时即可下床活动，从这时开始，就可以做些较轻松的保健操。尽早做产后保健操，不仅可以使体力和精神得到较快恢复，促进血液循环和各脏器生理功能的复原，还能增强腹壁肌肉弹性，减少脂肪堆积，保持美好的体型。而且，产后体操能帮助妈妈恢复骨盆底肌肉、筋膜的张力，预防子宫下垂、阴道前后壁膨出、尿失禁的发生。

此外，产后运动还有助于恶露的排出，帮助膀胱恢复伸缩功能和肠道的活动。

妈妈在做产后体操前，必须得到医生、助产士的许可，保证身体伤口基本痊愈，并在医生的指导下进行活动。

妈妈刚开始做体操时，应从轻微的动作开始，运动量不宜过大。经过一段时间练习后，逐渐加大运动量。

身体状况不好时不宜做体操，饭后不宜立即做。如果是剖宫产的妈妈，应在拆线后开始做体操。如果是阴道或会阴切开的妈妈，要在伤口完全恢复后再进行体操锻炼。

产后瑜伽，让妈妈绽放美丽 ♥

产后 6 个月可说是"减重的黄金时期"，各位妈妈们可要好好把握哦！

自然生产的妈妈，产后 1 个月后就可以开始练习瑜伽。剖宫产的妈妈，产后 3 个月，经过医生的许可并在医生的指导下才可以练习瑜伽。

妈妈练习瑜伽前要做好准备工作。首先选择浅色的贴身衣服和短而透气性强的裤子，尽量让毛孔暴露出来，让身体的热能散发出来。妈妈要保持心情愉快，并准备好充足的饮用水，在上课前喝大量开水，确保身体水分充足。餐后 2 小时上课，上课时保持空腹状态，课后半小时后再进食，对恢复身体健康大有帮助。

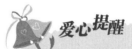

爱心提醒

健身减肥，保持良好的心态非常重要。产后健身不能半途而废，切忌三天打鱼两天晒网。

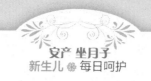

简便易行的产后运动

妈妈常常担心过于剧烈的运动会对身体产生不良的影响，因此瞻前顾后，耽误了产后健身的最佳时机。下面几项锻炼简便易行，妈妈可以参考。

• 多伸懒腰：自然分娩的妈妈，经适当的休息后，轻轻伸个懒腰，大大有利于产后恢复。具体做法是，轻轻伸开四肢，做均匀的深呼吸。如果感觉疼痛，不用绷紧四肢，伸展到自己能够承受的最大姿态即可。如此重复练 7 ～ 8 次，有助于消除疲劳。

• 转头屈脚腕：有的妈妈休息了一段时间后，仍感到特别疲乏，而且头晕脑涨，甚至头颈部肌肉出现僵直。此时，妈妈可以做转头屈脚腕运动。具体做法是，平躺在床上，头部分别向左右转动12 ～ 15 次，同时运动脚踝关节 15 ～ 20 次，方便下肢活动，使血液得以流通。这种运动训练可以缓解妊娠期间的下肢静脉曲张。

适当的产后运动，瘦身更有效

老一辈的人常常告诫我们，分娩后 1 个月内尽量不要下床，充分休息才是上策，但其实只要把握以下原则，产后愈早恢复运动，身体反而会复原愈快！举例来说，怀孕时有并发症的女性，像是妊娠毒血症、产后大出血或是产道严重受伤，本身就有心脏病，最好依照医生的嘱咐确定产后运动的方式。另外，剖宫产的妈妈也要与医生商量后，再确定开始运动的时间与运动的方式。此外，运动最好是在早晚进行，切忌刚吃饱饭就做运动，且产后妈妈们的阴部收缩状况尚未恢复，建议运动前最好先排空尿液。

初期的运动不要太激烈，简易的床上伸展操是不错的选择。不过，最好在硬板床上做运动，以免伤到脊椎。

持之以恒并且循序渐进，不要给自己太大的压力，建议逐渐增加运动量，以免一下子造成运动伤害。

预防上火的饮食对策

哺乳期的妈妈月子里吃多了高蛋白、高热量的补益性食物，容易着急上火。妈妈上火会影响乳

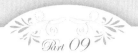
汁，宝宝也就容易跟着上火，出现湿疹、口疮或上呼吸道感染。

因为妈妈要给宝宝喂奶，清火的药最好不要吃，性寒凉的食物也不能多吃。平时吃东西时要注意，不能吃辛辣的食物，少吃或不吃热性佐料，如花椒、茴香等，这些东西都容易引起上火。

- 绿豆能清凉解毒，清热解烦，心烦意乱的人喝些绿豆汤或绿豆稀饭，但哺乳的妈妈要适量食用。

- 荸荠可以作为水果，也可以配菜吃，能缓解心烦口渴、口舌生疮、便干尿黄的现象。

- 杨桃清热生津，内火炽盛、口腔溃疡破烂的妈妈最适合吃它。

- 白菜可以清热除烦，利大小便。

- 芹菜能去肝火，解肺胃郁热，容易上火的妈妈可常食用。

- 莴笋质地脆嫩、水分多，可以清热、顺气、化痰，适合肺胃有火的妈妈食用。

- 茭白适合心经有火、心烦口渴、便干尿黄的妈妈，可以清热解毒。

- 莲藕生吃或榨汁都行，它可以清热生津、润肺止咳。

- 百合具有清热润肺止咳功效，可以缓解妈妈咽喉肿痛，心烦口渴。

宝宝拒绝吃奶，原因在哪儿

- 奶嘴不适：奶嘴不适，如奶嘴太硬，或上面的吸孔太小，吮吸费力，从而使宝宝厌吮。

- 疾病：宝宝患一些疾病，如消化道疾病、面颊硬肿时，会出现厌吮。

- 鼻塞：宝宝鼻塞后，就只能用嘴呼吸。如果吮乳，必然妨碍呼吸，往往乍吮又止。

- 口腔感染：宝宝口腔黏膜柔嫩，分泌液少，口腔比较干燥，再加上不适当的口腔擦拭，会使宝宝口腔发生感染。口腔感染后，宝宝吮奶时会感到疼痛。

- 早产儿：宝宝身体尚未发育完善，吸吮机能低下，故常表现出口含奶头不吮或稍吮即止。

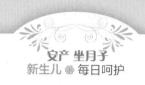
加强预防，远离肺炎 ♥

肺炎表现有轻有重，一般症状有咳嗽、呼吸急促，发热时体温可达 39～40℃。可能伴有食欲下降及呕吐、腹泻等消化道症状。肺部听诊有细湿罗音。有的体征不明显，通过肺部 X 线照片可以检查出来。为了减少宝宝病痛，应加强肺炎的预防。

预防肺炎应注意以下几个事项：

• 注意开窗通风，避免空气不流通。同时，要注意房间的保温。

• 喂奶时注意不要让孩子吃得太快太急，以免呛奶或溢奶。

• 喂奶后要轻轻拍背，让宝宝打嗝排气。

• 如果家中有人感冒，应戴上口罩，以免传染给孩子。

• 给宝宝注射肺炎球菌疫苗，可预防因肺炎球菌引起的肺炎。肺炎球菌疫苗为自费项目，可根据个人情况自愿接种。

宝宝消化不良，怎么办 ♥

有的宝宝满月后，大便中会混有白色粒状物，有时带有绿色或透明的黏液。到医院检查时会说宝宝"消化不良"了，经过仔细检查，并没有发现宝宝任何异常情况。其实，如果是母乳喂养的宝宝，排这样的便就不属于疾病，一般是因母乳分泌旺盛而引起的。

想要缓解宝宝消化不良，平时可以从喂养着手：早上起来就喝温开水，30 分钟后再喝奶，喝奶后再喝几口水。喝奶和喝水的时间要有规律，每 3～4 小时 1 次，晚上可以 4～6 小时。这是因为宝宝的肠胃娇嫩，发育不完全，需要充分排空和休息，保证消化、吸收功能正常运作。

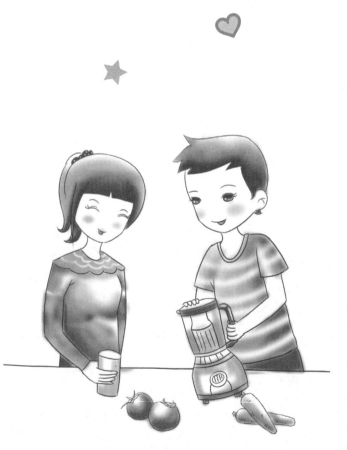

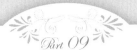
满月后的宝宝剃头要注意

宝宝在满月后剃头讲究多，在剃头时应注意以下事项。

● 给宝宝理满月头最好在家里，爸爸妈妈待在宝宝身边，这样我们的小宝宝才会比较有安全感。

● 给宝宝理发的人注意两只手要相互配合，一手持电动推子，另一只手把住宝宝头部，防止宝宝乱动，但是不可以用过大的力道，不要弄痛宝宝。

● 要先给宝宝剃前额，再剃后脑勺，由两边往中间剃。剃前额时，用宝宝最舒服的姿势，把宝宝抱在怀里。剃后脑勺时，让宝宝趴在你的胳膊上，一定要抱稳宝宝。

● 先把大块的头发剃掉，放在事先准备好的纸巾中保存。近距离的短发要一点一点地、慢慢地、小心地贴近头皮弄，不可像大块的长头发那样剃。

妈妈怎样给宝宝喂药

● 服药前，家长不宜给宝宝喂奶及饮水，要使病儿处于半饥饿状态。便于宝宝将药物咽下。

● 按医嘱，先将药片或药水放置勺内，用温开水调匀，也可放少许糖。喂药时将宝宝抱于怀中，托起头部成半卧位，用左手拇、食指轻轻按

爱心提醒

给发丝较硬的宝宝理发，推子要离宝宝的头皮近一些；对于发丝较软的宝宝，推子要离的相对远一些。这个切忌划到宝宝的头皮。

压宝宝双侧颊部，迫使宝宝张嘴，然后将药物慢慢倒入宝宝嘴里。但不要用捏鼻的方法使宝宝张嘴，也不宜将药物直接倒入咽部，以免宝宝将药物吸入气管发生呛咳，甚至导致吸入性肺炎的发生。

● 喂药后，应继续喂水 20 ～ 30 毫升，将宝宝口腔及食道内积存的药物送入胃内。而且，喂药后不宜马上喂奶，以免发生反胃，引起呕吐。

● 要严格掌握剂量。因新生儿的肝、肾等脏器解毒功能的发育尚未完善，若用药过量容易发生中毒。

● 有时宝宝用药剂量很小，为了便于准确掌握剂量及减少服药时有效成分的损失，可先将所服用的药物与钙片等对机体无明显影响的药物一同研碎、混匀，然后再分出所服用的剂量。

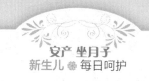

产后 **33** 天

选对食物，吃出完美身材

每个女人希望生育不要在自己的身体上留下痕迹。下面这些饮食"魔法"能帮你恢复完美好身材。

妈妈如何判断自己的肥胖程度

体重是反映人体生长发育状况的重要指标，它和身高的比例可以表明一个人的营养状况和胖瘦程度，标准体重通常以体重平均值表示。目前世界上流行的、适合于各种身高的体重指数计算方法为

BMI：标准体重（千克）＝身高（米）²×体重指数。

其中标准体重的体重指数是 22，结合我国的实际情况，有人将我国成年女性的标准体重指数确定为 21，即：成年女性标准体重（千克）＝身高（米）²×21。

若妈妈身高 1.60 米，其标准体重为：1.60×1.60×21＝53.8 千克。实际体重与标准体重相差 10% 为正常，超过 10%～20% 为超重、偏胖，超过标准体重 20% 以上为肥胖，超过 30% 以上为重度肥胖，超过 50% 以上为极重度严重肥胖。实际体重少于标准体重 10%～20%

为偏瘦，产后少于 20% 以下为过度消瘦，少于 30% 以上为重度消瘦，少于 40% 以上为极度消瘦。如 1.60 米的妈妈体重在 48.4～59.2 千克之间都属正常。

少食多餐的减肥奥妙

塑造美好身材其实很简单，少食多餐就可以了。妈妈只要在有饥饿感的时候食用少量食物，消除饥饿感，控制全天的总体热量摄入。

只需把每天的一日 3 餐改为 4～5 餐，每隔 2～3 小时左右吃 1 次，主副食配合即可。由于前次饮食没有完全消化完，每次的饮食量自然减少，加上细嚼慢咽会增加饱腹感，很容易减少总热量的摄入。每次的食量必须不多于或少于以往一日 3 餐的量，吃饭要定时，两顿饭之间不要加零食。有自控能力又有决心减肥的妈妈，宜每餐八分饱。

瘦身饮食，三思而后行 ♥

瘦身饮食除了明显增加蛋白质的量外，同时要注意多补充水分，大量的水可以带走体内的自由基。红糖水是很好的选择，可以补铁、补血。但要减少油、糖、盐的摄取量，尽量吃植物油，减少心脏的负担。

妈妈要多咀嚼食物，这样比较容易产生饱足感，减少食量。而为了不影响乳汁分泌的量和质，产后最好不要吃辛辣的刺激性食物，不吸烟、不喝酒。

此外，妈妈的饮食要注意多样化和全面性，千万不要局限在单一的几种食物上，有些妈妈月子期天天吃麻油鸡，反而对身体造成负担。

产后多吃新鲜蔬菜水果 ♥

产后由于哺乳的需要，妈妈身体对各种维生素的需要比平时增加 1 倍以上，其中维生素 C 每日应摄入 150 毫克。因为维生素 C 可以保持血管壁和结缔组织的正常功能，减低脆性，并有止血和促进伤口愈合的作用。维生素 C 在新鲜蔬菜和水果中含量很丰富。妈妈应多吃油菜、苋菜、卷心菜、白菜、菠菜、白萝卜、柑橘、荔枝、鲜枣、猕猴桃、刺梨等。

蔬菜和水果还含有较多的食物纤维。食物纤维可促进肠胃蠕动，有利于排便通畅，防止废物在肠道内存留过久。芹菜、油菜、萝卜、白薯、柑橘、柿子、菠萝等，都含有丰富的食物纤维。

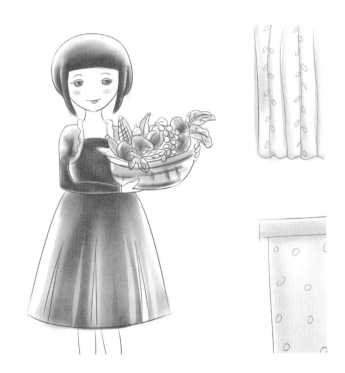

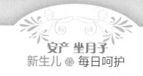

月子餐饮要注意

烹调方法 ❤

产妇的饮食要多样化，并要注意烹调方法，以免造成营养素大量损失。如蒸馒头不要过量加碱，煮稀粥不得加碱，防止 B 族维生素大量损失。米饭以焖煮或蒸煮较好，捞米做饭会损失 B 族维生素和无机盐。

蔬菜应先洗后切，急火快炒，以减少维生素 C 的损失。动物性食物如禽肉、鱼类的烹调方法以煮或煨、炖为最好，少用油炸。食用时要同时喝汤，这样既可增加营养，还可以补充水分，促进乳汁分泌。

在保证食品无害和具有良好感官性状的前提下，应尽量缩短加温时间和控制烹调温度，烹调后的食物不要放置过久，以减少维生素的损失。

月子里营养摄取六注意 ❤

妈妈在月子里的营养非常重要，以下六点值得特别注意：

● 食物可进行同类互换，即以粮换粮、以豆换豆、以肉换肉，如大米可与面粉或杂粮互换，馒头可与面条、面包或烙饼互换。

● 哺乳的妈妈应该每天增加 25 克蛋白质，这样有助于乳汁分泌。摄取蛋白质不足对乳汁中的蛋白质含量影响不明显，但会影响乳汁的分泌量。

● 刚出生的宝宝所需的热能都需乳汁供给。一般来讲，每合成 1 升乳汁需要 900 千卡的热能。因此，哺乳的妈妈应该每日增加 800 千卡热能，其中最好有 100 千卡来自蛋白质。

● 维生素 A 和维生素 D 在妈妈饮食中含量非常小，难以达到需求。新妈妈可多去户外晒太阳补充维生素 D，也可在医生指导下适量补充维生素 A 和维生素 D 制剂。

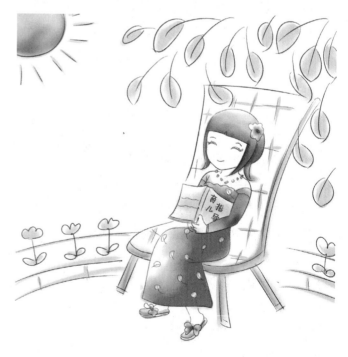

如何做好宝宝的保暖

宝宝会通过发脾气或啼哭来告诉你他太冷或太热了。当你得到这个信息时，或者你不确定给宝宝穿得是多是少时，就把手伸到宝宝的衣服下面，摸摸宝宝的脖子、胳膊或身上，看看宝宝的冷暖。如果宝宝出汗了，就是穿多了，要脱掉 1 件。而对宝宝来说，如果太冷了，即使穿、盖得再多，他自己也不能再暖和起来，要赶紧把他抱到暖和的地方，用你的体温去温暖他，如果有必要，要解开衣襟贴身暖他。

宝宝身上需要特别保护的部位是头。这一方面是因为大量的热量都从头上散发；另一方面是因为宝宝没有太多头发保护头部。

宝宝在睡觉的时候也需要特别的保暖，以防止热量流失。熟睡之后，宝宝的温度适应机能变得迟缓。夜间在比较凉的房间里睡觉时，最好给宝宝穿毛绒睡衣以保暖。

奶具的消毒要充分

宝宝使用的奶具一定要消毒。有的年轻父母不懂消毒奶具，结果造成宝宝腹泻，反复腹泻会让宝宝生长发育受到严重影响。因为奶粉很容易被细菌污染，当宝宝吃过奶之后，奶瓶的底部、奶嘴等部位，都会残留一些奶汁，一般的洗涤方法难以将奶汁清除干净，残留奶汁中极容易生长细菌，如不将细菌消灭，就会引起宝宝腹泻。

每天应将使用过的奶瓶集中在一起，用毛刷刷干净。应给宝宝的奶具准备一个专门用来消毒的锅，在锅里加水沸煮 20 分钟即可将奶具中的细菌杀死。将锅端起来，待奶具冷却后备用。

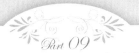

孕育小百科

及时调整奶嘴孔的大小

使用奶瓶喂养宝宝，要让奶液匀速流出。如果流得太慢，可以把瓶口松一松；如果流得太快，可以把瓶口拧紧一点。如果要把奶嘴孔扩大，把牙签放在孔里，用开水烫奶嘴三分钟即可。当心不要把孔弄得太大，以免呛到宝宝。

宝宝的夏装要柔软、轻便 ❤

此时的宝宝活动能力比刚出生时有所增强，在夏季，需要给宝宝准备几件柔软、轻便，又便于活动的服装。

宝宝夏季穿的衣服，衣料应柔软、轻便，可选用棉布、麻布或丝纺织品，这些衣料有利于宝宝排汗。化纤衣料虽然色彩好看，但吸水性及透气性差，质地也相对粗硬，有些宝宝还会对化纤过敏，产生皮炎或湿疹。

衣服的样式可以是短袖或无袖、圆领、开襟的上衣，裤子以开裆短裤或半长的裤子为宜，这些样式凉爽透气，可使宝宝较多地接触到空气和阳光。在夜里，当宝宝感到热的时候，常会用脚把被子踹开，这时可以给宝宝换上分上、下身的衣服，即使小脚丫露在外面也不要紧，可以给宝宝穿袜子。

夏天炎热，也可用手帕或方形棉布为宝宝缝制几个肚兜，缝制时只要将其中1个角挖出1个半圆，缝条带子套在宝宝脖子上，再将相邻2个角上也别缝上带子系在宝宝的腹部就可以了，这种肚兜既凉快又方便，还可使宝宝的胸部和腹部不会着凉。

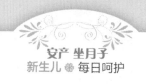

孕育小百科

2+1更保暖

为便于宝宝活动，宝宝的冬季服装不宜缝制得太大、太厚。给宝宝穿棉袄、棉裤时，里面要套棉质内衣、内裤。棉袄外面可罩1件单布罩衣，以便于每天换洗，防风保暖。

宝宝的冬装要保暖、轻软 ❤

宝宝冬季服装的总体要求是保暖、轻软，衣料应选择温暖轻便的绒布或棉布类，毛织品最好不要贴身穿。棉袄可制成和尚领，不用纽扣，腋下用带子固定。棉裤最好是背带连脚的开裆裤。

冬季服装的样式要简单、宽松。为便于宝宝自由活动，衣服的袖子和裤腿都不要太长，应以露出宝宝的手脚为宜。另外，衣服上的带子要尽量少，扣子要缝结实，最好不用金属扣子或拉链，以免划伤宝宝的皮肤。另外不要用橡皮筋或松紧带系紧袖口，衣服上也不要有过多装饰物。宝宝外出时，可用斗篷式棉被包裹，如能准备1件斗篷式披风就更方便了。

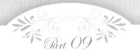
为什么有的宝宝身上有怪味 ♥

一般来说，宝宝身上有奶香味，宝宝排出的尿略带呛人的氨气味，都是正常的。然而有些宝宝身上有特殊的气味，如老鼠尿臊味、烂苹果味、臭鱼烂虾味、糖甜味等。如果您的孩子出现这种情况，切不可大意，因为这些怪味很可能是某些先天性遗传性代谢疾病的表现。例如，患有苯丙氨酮尿症的宝宝，因肝脏先天缺苯丙氨酸羟化酶导致苯酸不能氧化为酪氨酸，只能变成苯丙酮酸。这些代谢产物大量积累在血和脑脊液内，随尿排出，会发出特殊的老鼠尿臊味。其他像三甲胺尿症可散发臭鱼烂虾味；高蛋氨酸血症可散发烂白菜味。

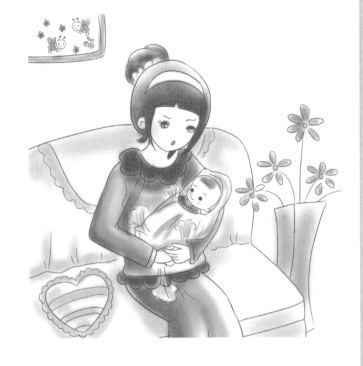

这类先天遗传性代谢性疾病如不及时治疗，直接影响孩子正常发育，尤其是智力发育，造成终生遗憾。苯丙酮尿症就是如此，如果早期发现，在脑组织未受严重损害前开始治疗，用特制的含小量苯丙氨酸的蛋白质水解产物来代替普通食物的蛋白质维持正常营养，宝宝可以长得与正常孩子一样健康。

诱发宝宝的愉快情绪 ♥

情绪是伴随人体各种反应产生的一种内心体验，不同年龄有不同情绪的表现，宝宝一切情绪的表达都是为了自我满足。情绪对宝宝适应生存有特别的意义，宝宝天生就具有情绪反应能力，如饿了就哭，吃饱了就安静。

宝宝在早期就有消极情绪和积极情绪的分化，快乐、兴趣、惊奇、厌恶、愤怒、恐惧、悲伤等基本情绪都已显现。情绪不仅影响宝宝的心理健康，也影响宝宝的生理健康。宝宝长期情绪低落，会抑制脑垂体激素的分泌，抑制生长素的分泌，从而影响正常生长发育。而良好的情绪、情感使宝宝富有同情心，产生道德感、美感及理智感。因此，父母应注意培养宝宝的愉快情绪。

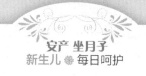

产后
34
天

远离产后肥胖，但又不失营养

产后发胖，是困扰许多妈妈的问题。妈妈怎样才能既满足哺育宝宝的营养需要，又减去身上多余的脂肪？

妈妈警惕"生育性肥胖" 💗

妊娠和分娩易引起下丘脑功能紊乱，从而导致脂肪代谢失调而发生所谓"生育性肥胖"。

"生育性肥胖"的真正原因是：女性在产褥期（俗称 "坐月子"），全然脱离现代生活的快节奏，闲逸过度，营养过剩，又不做产后保健操，不参加适当的体育运动。

妈妈预防生育性肥胖，保持匀称健美的体形，需要从生活细节做起。正常分娩的妈妈，如果没有特殊情况，产后应尽早下床活动，以增强和改善神经、内分泌系统的功能，调节机体代谢过程，消耗体内过多的脂肪。同时还要适当参加体育锻炼和做一些力所能及的家务。

饮食上，妈妈要少吃高脂肪和高糖类食物。母乳喂养也有助于防止"生育性肥胖"。

产后容易发胖，原因在哪 💗

很多女性在分娩之后，身体就逐渐发胖，难以恢复以前的苗条身材了，这是为什么呢？

● 孕期下丘脑腺体代谢紊乱，特别是脂肪代谢不平衡。产后的一段时间，身体都在恢复，若产褥期护理不当，激素水平无法恢复，就会因代谢功能失灵而导致肥胖。

● 人们认为在月子期间，妈妈需要大补特补，结果鸡、鸭、鱼、肉顿顿不停，大量摄入含高脂肪的食物，导致营养过剩严重。再加上月子期活动极少，能量消耗大大降低，因此脂肪堆积在体内，导致身体肥胖，也就是"生育性肥胖"。

● 睡眠不足。由于初为人母，护理宝宝心切，大多数妈妈都会出现睡眠严重不足。缺乏睡眠，会让体内消耗脂肪的激素减少，另外，身体脏器处于休息的状态时，还在摄入食物，也会使热量和营养过剩，引起肥胖。

因此，充足的睡眠、良好的饮食习惯，和适当的锻炼，对身材的恢复都很重要。

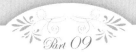
产后滋补过量反伤身

在坐月子期间，适当进行滋补是有益的，既有利于身体的恢复，又保证充足的奶水哺喂宝宝。但是，滋补过量也会影响妈妈的身体健康。

滋补过量容易导致过胖。妈妈过胖会使体内糖和脂肪代谢失调，引发各种疾病。

营养太丰富，乳汁中的脂肪含量将会增高，容易造成宝宝肥胖，使宝宝行动不便，并且易患扁平足一类的疾病，对其身体健康和智力都不利。若宝宝消化吸收功能差，不能充分吸收，这些脂肪就会出现腹泻，长期慢性腹泻，会造成营养不良。

妈妈滋补应注意以下几方面：应吃易于消化、营养全面的饭。多吃些瘦肉、鱼虾、青菜、水果和植物油，以利于健康和生乳。饮食要做到荤素搭配、稀干兼食、少食多餐，根据情况和爱好随时调节饮食，不可盲目滋补。

饮食科学搭配，保证好营养

民以食为天，新妈妈尤其要注意饮食的科学搭配。三餐保证食物的多样化，菜肴应尽量色香味美。最好应用五色搭配原理，黑、绿、红、黄、白，尽量都能在餐桌上出现，既增加食欲，又均衡营养。同时，也解决了许多女性饮食偏好的问题。长此以往，身材自然纤细有度，肤色也会润泽亮丽。

早晨是万物生发之际，人体代谢旺盛，早餐可尽量安排得丰盛且多样化，如：五谷、牛奶、蔬果、禽蛋类、坚果（如花生酱、核桃饼等），以加强营养的摄取吸收。中、晚餐的量宜相对减少一些，尤其是晚餐，少吃肉食、甜食及油炸食品，可喝些清淡的面汤、米汤，不要喝咸汤，以减缓夜间休息时身体的负担，以保证营养和健康。

爱心提醒

妈妈在补充营养时，要注意饮食的质量，各种食物都要吃，不宜大补特补，要控制食量、提高饮食的品质，这样才能使自己保持健康，也有利于宝宝的发育。

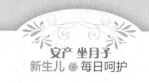
因人而异来食补 ♥

一般情况下，如果妈妈的脾胃消化吸收功能良好，应以食补为主，适当辅以药补。

如果妈妈乳汁分泌太少，可用猪蹄1只，配适量黄花菜煲汤，吃肉饮汤。也可以选用鲫鱼1条，喝汤吃肉，连服3天就可以见效。

妈妈如果腰痛乏力，可选用炒胡桃仁补益肝肾；选用桂圆肉煎水喝，以大补阴血，对缓解产后血虚、心慌、神乏效果良好。

如果妈妈失血较多，头晕眼花、心慌，体力严重下降，可用党参、北芪、红枣煲瘦肉、党参膏、参芪膏、十全大补汤进行滋补，效果比较明显。

脾胃虚弱、咽喉肿痛的妈妈，不宜吃过分温热的食物，容易患生疔的妈妈更要小心。

月子进补因时而异 ♥

妈妈坐月子以滋补为主，但不同季节、不同气候，温度差异大，月子进补也受到较大的影响，妈妈的饮食需要有很大的调整。

传统的坐月子饮食，一般性质温热，适用于冬季。到了温暖的春季，生姜和酒不宜服用太多，而在炎夏，酒不宜用来烹制食物，姜片可用可不用，用时每次用2～3片就够了。

天气转凉的秋季，是补养的最好时机。这个时期坐月子的妈妈，适当进补有利于身体的康复和宝宝的健康成长。妈妈要合理补充维生素A，因为维生素A是构成眼睛感光物质的重要原料，它能保护眼睛和其他上皮组织，抵抗疾病感染。动物肝脏中富含维生素A，很适合妈妈食用。

妈妈还适宜吃胡萝卜、红薯、橘子、柚子，或多喝牛奶，以补充身体所需。

新鲜鲫鱼能利小便解毒，有助于改善水肿胀满、血崩、产后无乳等，既可帮助子宫收缩，又能催乳，非常适合妈妈。

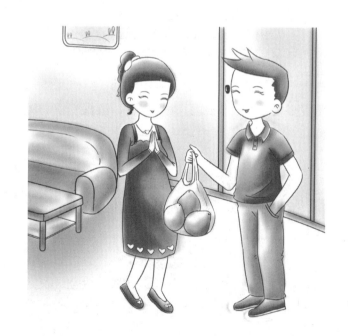

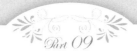
一年四季宝宝如何护理

不同的季节，气候条件和环境特点不同，妈妈又该如何做到精心、科学地护理宝宝呢？

春季空气湿度不是很强，尤其北方地区，室内最好常开加湿器，保证湿度。春季病毒容易滋生，妈妈要为宝宝增强抵抗力，以免病菌入侵。北方春季风沙大，扬尘天气不宜开窗，以免风沙吹入室内，刺激宝宝的呼吸道，引起过敏以及呼吸道疾病。

夏季汗液分泌过多，妈妈要注意宝宝的皮肤护理，要常给宝宝洗澡，保持其皮肤清洁。最好不要用尿布兜住宝宝的臀部，以防尿布疹发生。尽量不要让冷风直吹宝宝。

秋季，宝宝最不易患病，只需预防腹泻的发生。为了让宝宝更好地迎接冬天的到来，妈妈在宝宝出生半个月后开始给宝宝补充维生素 D。

冬季，在北方，室内最好开着取暖设施，并保证湿度适宜，以免宝宝受冷损害健康。在南方，妈妈可开空调给宝宝取暖，但最好每隔 1～2 小时开窗换气。

新生宝宝适宜睡摇篮

宝宝睡的床应该既安全又舒适。由于宝宝在学会爬行、行走之前，很多活动都是在床上进行的，所以，有必要为宝宝精心挑选小床。

对足月大的宝宝，我们可以选择摇篮来代替围栏式的婴儿床。因为摇篮所占的空间小、机动性又高，让爸爸妈妈或保姆可以更方便地照顾宝宝。当然了，宝宝在摇篮里也会睡得很舒服。

孕育小百科

注意保护宝宝的大脑

宝宝脑震荡不单是头部被碰引起的，很多是人们的习惯性动作在无意中造成的。例如：父母为了让宝宝快点入睡，用力摇晃摇篮，推拉婴儿车；为了让宝宝高兴，把宝宝抛得高高的。这些不太引人注意的做法，可能使宝宝头部受到过度震动，严重者引起脑损伤。

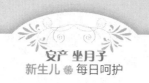

宝宝其实也有个性 ♥

父母马上就会发现不同宝宝在个性上存在着差异。有的宝宝非常老实，非常安静，比较好带养。他们睡眠时间长，肚子不十分饿就不会醒，肚子饿了就咕噜咕噜地吃奶，也不怎么哭。宝宝吃完奶就要小便，给他换尿布时他很高兴，然后又不知不觉地睡着了。在夜里再醒 1 ～ 2 次，每次换完尿布吃完奶又马上睡着了。这样的宝宝称为"易抚养型"宝宝。

但是，有的宝宝就不那么老实，带养起来比较费劲儿，他们对外界刺激很敏感，有一点儿声响马上会醒，醒来后如果尿布湿了就哭，即使换了尿布，仍然哭个不停。这种宝宝如果是吃母奶，吃了 6 ～ 7 分钟后饥饿感一消失就不再吃了。如果再硬塞奶给他吃，他就会把吃进去的奶全部吐出来。有时即使把奶喂完了，刚 20 来分钟他也会把奶给全吐出来，由于每次吃奶量和吐奶量均不同，饥饿的时间也就不同，所以喂奶时间上也就没有规律了，这样的宝宝称为"难抚养型"宝宝。

新生儿呼吸快是得肺炎了吗 ♥

呼吸频率加快是新生儿肺炎的表现，但呼吸快不一定是新生儿肺炎。正常新生儿的呼吸次数一般为每分钟 40 ～ 44 次，成人每分钟为 16 ～ 20 次。新生儿在哭闹后、大小便后及吃奶时呼吸会加快，如果新生儿不呛奶，不发热，以上活动停止后表情很安详，且体重增加良好，胃口也很好，则说明身体健康。

新生儿的新陈代谢很旺盛，需氧量特别多，但新生儿肺没有发育成熟，胸廓上的肋间肌肉很薄弱，无法进行有力地呼吸以得到足够的氧气，为了满足对氧的需要，新生儿只能多做比较浅而的呼吸，因此新生儿的呼吸又快又浅。

新生儿呼吸次数比大人多得多，有时还时快时慢，有时还停顿一会儿，这都是正常的。随着肺的功能不断加强，宝宝呼吸的次数会逐渐减少，呼吸变慢，幅度加深。

让宝宝看摆动的玩具

在宝宝房间悬挂一些鲜艳的小球，或发出悦耳声音的彩色旋转玩具。这种玩具最好距离宝宝眼睛 20 厘米左右，当宝宝哭闹时，家长可以慢慢移动玩具，宝宝看到这些玩具后，就会逐渐安静下来，不哭也不闹。玩具要常更换位置，品种尽量多样化以引起宝宝的注意。

当然，也可以在墙壁上挂一些色彩鲜艳的玩具或彩画，宝宝睡醒后，看到这些漂亮的东西一定会感到愉悦。妈妈可以把宝宝抱起来在屋子里转转，让宝宝看看墙上的画及玩具，并指着玩具告诉他这些分别叫什么名字。这样还能活动宝宝的头颈部肌肉，为宝宝抬头提前做好准备。

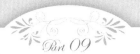

孕育小百科

宝宝的听力训练法

宝宝喜欢听人的声音，出生 3 天左右就能表现出对母亲声音的偏爱。妈妈在婴儿耳边呼叫他时，小家伙的头会立即转过来，亲热地看着妈妈，会显现出高兴的样子。宝宝喜欢听轻柔、旋律优美、节奏鲜明的音乐曲调。温柔的叫他名字也可训练听觉，但每次切忌不要过长时间，以 3 ~ 8 分钟为宜。

宝宝会听声转头了

宝宝出生后几天，就能熟悉自己生活的环境，可以判断出声音来自哪个方向宝宝喜欢听人的声音，无论是歌声还是说话的声音，妈妈的声音更能给他带来安全和温柔的感觉。

在宝宝醒着或是心情愉悦的时候，妈妈可以在宝宝脑袋的两侧，轻轻呼唤他的名字，小家伙就会慢慢地转过头来，眯着眼睛找妈妈。同样的，家长还可以准备一个塑料瓶，里面装上大豆或小石头，在宝宝耳边（距离 10 厘米左右）均匀地摇出柔和的声音，宝宝对这样的声响也会有所反应。

另外，也可以在宝宝醒着时，给宝宝听一些柔和舒缓的音乐，激发他对声音的敏感性，训练他的听觉。

产后第5周食谱：靓丽美容

妈妈产后容易身体臃肿、气色不佳。那么，如何才能让妈妈恢复丽质面容？下面就为您推荐几款产后美容养颜的营养餐。

 产后第29天食谱

丝瓜蛤蜊汤

原料

丝瓜 250 克，蛤蜊 300 克，香菇 100 克，姜丝少许，A．料酒 1 小匙；B．柴鱼精半小匙，盐、白胡椒粉各少许。

做法

① 丝瓜切小块；香菇切小片备用。
② 用姜丝和料酒 1 小匙爆香锅后，加入丝瓜、香菇及柴鱼精半小匙，盐、白胡椒粉、适量水约煮 2 分钟；最后加入蛤蜊并煮至壳打开即可。

功效

蛤蜊能滋阴养肝，明目清热。在干燥的季节让妈妈的身体得到滋润。

黑芝麻双米粥

原料

鹌鹑蛋 4 个，黑芝麻、玉米粒各 2 大匙，小米 100 克，冰糖适量。

做法

① 小米洗净，以水浸泡；黑芝麻用粉碎机打成芝麻粉；鹌鹑蛋煮熟去壳。
② 锅中加 3 碗水煮沸，加小米、黑芝麻粉和玉米粒煮开，再转小火煮 30 分钟左右。
③ 锅中加入冰糖煮化，放入鹌鹑蛋即可。

功效

此粥具有乌发补肾的功效，适用于产后脱发频频、白发增多的妈妈。

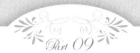
 产后第 30 天食谱

阿胶炖牛腩

原料

牛腩 300 克，香菇 100 克，黑豆 30 克，姜 8 克，阿胶 10 克，红枣 4 颗，川芎 10 片，桂皮、麦冬各 5 克，盐、白糖各 1 小匙，高汤 800 毫升。

做法

① 将牛腩洗净，切块，放入沸水中余烫去除血水，捞出；香菇洗净，切厚片；黑豆用热水浸泡至软；姜去皮，切片；剩余材料洗净，备用。

② 炖盅内倒入高汤，再加入所有材料，放入蒸锅以大火煮沸再转小火炖煮 1 小时，熄火前加盐、白糖调匀即可。

功效

此汤不仅可以补血养血，还能滋润皮肤、增强体质、改善睡眠、延缓衰老、补中益气。

当归鸡肉汤

原料

鸡肉 200 克，当归 30 克，红枣 10 颗，料酒、盐各适量。

做法

① 将当归、红枣洗净，备用；鸡肉洗净，切片，放入沸水锅中余烫后捞出。

② 把鸡肉片和当归、红枣放入煲内，加料酒、适量水用小火煲 2 小时，用盐调味即可。

功效

当归既能补血，又能活血、止痛，因而有"妇科要药"之称。"痛则不通，通则不痛"，一旦血行通畅，产后腹痛症状自然会缓解。

麻油蜂蜜饮

原料

麻油 30 毫升，蜂蜜 60 克。

做法

干将麻油、蜂蜜倒入瓶内，拌匀即可服用。

功效

每日 1 剂，分 2 次服用，连服 2 ～ 3 天。具有润肠通便的功效。适用于产后便秘。

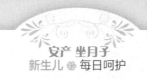

 产后第 31 天食谱 💗

山药羊肉汤

原料

羊肉 500 克，山药 150 克，精盐、味精各 5 克，料酒 20 克，葱 15 克，姜 10 克，胡椒粉 0.5 克。

做法

1. 剔去羊肉筋膜，洗净，略划几刀，再入沸水锅内，除去血水。姜、葱洗净后拍软待用。

2. 将山药切成 0.2 厘米厚的长斜片，与羊肉一起置于锅中，注入适量清水，加入姜、葱、胡椒、料酒，先用旺火烧沸后，撇去浮沫，移小火上炖至烂熟，捞出羊肉晾凉。

3. 将羊肉切成片，装入碗中，再将原汤中姜、葱除去，略加调味，连山药一起倒入羊肉碗内即可食用。

功效

养血虚气，暖肾温中，健脾开胃。适用于产后血虚、经脉失养所致的小腹疼痛，亦可用于治疗血虚乳少、恶露不尽、腰膝酸软、虚冷腰痛等。

桂圆姜枣汤

原料

桂圆 15 克，生姜 10 克，红枣 10 枚。

做法

1. 生姜洗净、切片。

2. 将所有食材放入砂锅，加水约 150 克，用大火烧开改小火，煮 40 分钟左右即可。

功效

对产后肌肤水肿有一定疗效。

红酒烧牛肉

原料

牛腿肉、洋葱、胡萝卜、盐各适量，红酒 1 杯。

做法

1. 胡萝卜、洋葱、牛腿肉切丁，放入热油锅拌炒。

2. 加入红酒及 1 杯水，小火炖约 30 分钟即可。

功效

牛肉富含铁质，可补血。红酒含抗氧化剂，可防衰老。

 产后第 32 天食谱 ♥

五色汤

原料

青皮 8 克,银耳 3 克,黑豆 18 克,红枣 12 枚,黄花菜 8 克。

做法

① 将青皮布包,加水适量,与黑豆煎煮。

② 其他 3 味用湿水泡发 10 分钟后捞出入锅共炖,豆熟即停火,加调味品少许,去掉青皮,便可食用。

功效

和五脏,调气血,消皱纹,用于产后预防和治疗面容过早出现皱纹。

木耳鲜鱿

原料

木耳 20 克,鲜鱿 500 克,胡萝卜数片,蒜蓉、姜片、葱段各少许,盐 1 茶匙,胡椒粉半茶匙。

做法

① 木耳用温水浸软,洗净待用。

② 鲜鱿洗净,吸干水分,在背上斜刀切纹,放入滚水中焯一下,取出抹干水分,加调味料腌 10 分钟。爆香蒜蓉、姜片,下胡萝卜、木耳炒匀,鲜鱿回锅,用少许淀粉水勾芡,撒上葱段即成。

功效

含丰富蛋白质,滋养能力很高,是一道滋补美容菜。

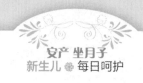

 产后第 33 天食谱

荔枝莲米粥

原料

干荔枝 5 枚，粳米 50 克，山药 30 克，莲米 20 克，红糖 35 克。

做法

1. 将干荔枝去壳除核，用清水洗净；把粳米放入清水中淘洗干净。接着将山药去皮，洗净，切成薄片；

2. 将莲子放入温水中浸泡软，剖开去芯，换水洗净。

3. 往锅内放清水约 600 毫升，加入荔枝、粳米、山药、莲子，置于炉火上煮，先用大火烧开，再改为小火熬煮，至米烂汁黏稠时，放入红糖，稍搅拌，片刻后离火，即可食用。

功效

此粥开胃增食、补气益力，还能促进微细血管的血液循环，防止雀斑，令皮肤更加光滑。

猪皮枸杞红枣汤

原料

猪脊骨 400 克，猪瘦肉 200 克，猪皮 80 克，枸杞子、红枣、姜各适量，盐 1 小匙。

做法

1. 将猪皮去净猪毛，洗净，切块；猪瘦肉切厚片；猪脊骨剁块；姜去皮，切片，备用。

2. 锅内加水烧沸，放入猪皮块、猪脊骨块、瘦肉片并煮去血水，冲净。

3. 将猪皮块、猪脊骨块、瘦肉片、枸杞子、红枣、姜片倒入沙锅内，加水煲 2 小时，放入盐调味即可出锅食用。

功效

猪皮有滋阴补虚、养血益气的作用，其中丰富的胶原蛋白可改善皮肤组织细胞的储水功能，使肌肤保持水润弹性。而枸杞子有补气强精、滋补肝肾的作用，红枣有养血补血的作用，经常食用可改善新妈妈的气色，对新妈妈很有好处。

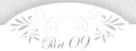

 产后第 34~35 天食谱 🤍

西米火龙果

原料

西米 150 克，火龙果 1 个，白砂糖 100 克，面粉 20 克。

做法

① 西米用开水泡透蒸熟；火龙果对半剖开，取肉，切成小粒。

② 锅烧热，注入清水，加入白砂糖、西米、火龙果粒一起煮开。

③ 将面粉加适量清水，做成芡汁，勾芡后盛入火龙果外壳内即可。

功效

西米可以健脾、补肺、化痰，还可以使皮肤恢复天然润泽；火龙果中含有一般植物少有的植物性白蛋白，对重金属中毒有解毒的功效。

红枣炖兔肉

原料

红枣 15 克，兔肉 200 克，盐、味精各适量。

做法

① 兔肉切块。红枣去核洗净。

② 兔肉、红枣放炖盅内，加水，隔水炖至兔肉熟烂，放盐、味精即可。

功效

红枣有养血补脾、益气强体的功效。兔肉可补气血、利大肠、治消渴。红枣炖兔肉可治产妇血虚引起的疲乏倦怠。

人参莲肉汤

原料

白人参 10 克，莲子（去心）10 枚，冰糖 30 克。

做法

① 将白人参、莲子放在碗内，加洁净水适量泡发，再加入冰糖。

② 将碗置蒸锅内，隔水蒸炖 1 小时。

③ 喝汤，吃莲肉。人参可连续使用 3 次。

功效

补气益脾。适用于产后体弱气虚，食少，疲倦乏力，自汗，泄泻等。

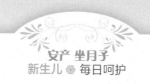

专家答疑 月子调养与新生儿呵护常见问题解答

Q 宝宝还没有满月，屁股和小手上长满了水疱，而且他总是哭闹，时不时还会用手抓挠，不知道是不是患上了手足口病，应该怎么护理呢？

A. 这不是手足口病，而是湿疹的表现。湿疹是新生宝宝常患的皮肤病，一般呈对称分布，以头、面部以及四肢等部位较为多见，且屈侧更普遍。湿疹大多由一系列内因和外因引起。

内因方面，家庭成员中有过敏史，外因方面，新生宝宝对某些食物天生过敏，如牛奶、阳光、寒冷、湿热、花粉、护肤品等都有可能会引发湿疹。而生活环境、气候条件也可能会使湿疹症状加剧。

宝宝一旦患了湿疹，会奇痒无比，甚至严重影响睡眠，导致全身发热，妈妈可准备维生素C、钙片等冲化，让宝宝内服，也可以将某些中药制成药膏给宝宝外用。

宝宝患湿疹一般不建议随便擦药，以免损伤皮肤，尤其不宜服用止痒、抗过敏等药物。

Q 宝宝快满月了，前两天才发现他的头好像有点偏向左边，咨询了亲朋好友，他们的宝宝都没有出现这种现象。请问我的宝宝是怎么了，要不要紧啊？

A. 宝宝出生后有点斜颈，或者出生后2～3周才出现斜颈，多是由一侧胸锁乳突肌挛缩造成的，可发现宝宝颈部有硬硬的且并不会引起疼痛的梭形肿物，2～4周后会逐渐增大，然后慢慢退缩，一般2～6个月便会慢慢消失。

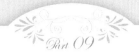

宝宝一旦确定斜颈，可先对其肿胀部位进行轻柔的按摩，然后反复伸展挛缩的胸锁乳突肌。每天进行多次，每次时间长短可自行把握。另外，可利用睡姿、喂奶姿势来纠偏。

Q 剖宫产术后能不能再做"人流"？

A. 分娩不久的女性盆腔充血，子宫壁很软，一旦再怀孕做"人流"，容易发生出血多和子宫穿孔等并发症。对于剖宫产的女性来讲，危险性则更大，因为手术的创伤使子宫留下瘢痕组织，创伤组织需要一个修复的过程。这个过程的长短因人而异。

剖宫产后不久又怀孕的人要特别慎重，因距手术时间不长，手术瘢痕未能得到良好的愈合修复，便会影响到子宫正常的有节律的收缩。因此，剖宫产术后"人流"的危险性比阴道自然分娩危险性要更大。剖宫产后务必认真采取避孕措施，尽量不发生意外怀孕，规避任何可能发生的风险。

Q 宝宝想睡觉时就大声地哭，几十分钟也哄不着，这种状况怎么办好呢？

A. 应根据孩子的个体差异，可以尝试几种办法。

大多数宝宝一困倦就闹人，一困倦就体温上升，心情也不好起来，还会吮手指。这些都是宝宝的入睡仪式，每个宝宝不尽相同哭也是入睡仪式之一。孩子要入睡时妈妈温柔地拍拍、哄哄，可以让孩子安静下来。只要母亲放松，孩子也会慢慢平静。

接下来简单介绍几个让孩子安然入睡的要点：睡前不要让孩子兴奋；调整衣服以防止过热或受凉；白天常带孩子去散步，对孩子构成适度的刺激；注意孩子是否穿多了或脏尿布换了没有；睡前沐浴可以激发疲劳，从而让宝宝尽快入睡，多多尝试，找到适合孩子的方法。

Part *10*

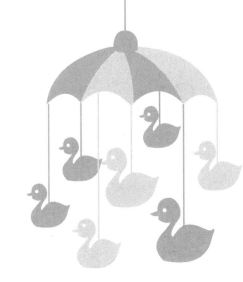

产后第6周
恢复以往的健康和美丽

　　产后妈妈除了要精心哺育孩子外，最要紧的一件事恐怕就是美容塑身了。我们要做漂亮妈妈的最关键的是科学的饮食和适当的运动起着决定性作用。如何重现昔日的苗条？产后保健与减肥健身同时进行，做靓丽出众的美妈妈。

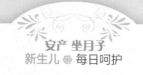

内养外调，恢复靓丽肌肤

产后皮肤变得特别脆弱，应该注意内养外调，让肌肤得到足够的养分，恢复活力，感到舒适和持久湿润。

有利于清除黄褐斑的食物明星

妊娠期，由于色素沉着，形成黄褐斑又称蝴蝶斑。中医认为，滋阴补肾、疏肝理气、健脾、调和气血的食物有助于产后美肤、护肤、清除黄褐斑。常用食物如下：

● 猪蹄、猪皮：含大量胶原蛋白，是皮肤细胞生长的主要原料，还可增加皮肤水分，使之细嫩丰满，减少干燥。

● 冬瓜子、丝瓜：含多种酶，可分解黑色素，使皮肤变白，丝瓜还含激素类活性物质。

● 番茄：含丰富的谷胱甘肽，可抑制酪氨酸酶活性，有利于沉着色素的减退。

● 黑芝麻、松子仁：富含维生素 E，可防止皮肤脂质氧化。

● 富含维生素 C 的蔬菜和水果，如菜花、青辣椒、猕猴桃、红枣、山楂、柠檬、柑橘等，令皮肤美白透亮。

● 柿饼：甘寒，润心肺，使气血运行畅通，黄褐斑不生。

经常食用以上食物，除美肤、消除黄褐斑以外，对产后脱发也有一定的预防作用。

产后的减肥食物"代言人"

● 冬瓜：可抑制碳水化合物在体内转化为脂肪。冬瓜性味寒，有祛湿利尿、清热解毒之效。

● 黄瓜：可抑制脂肪形成，性凉，有利水、清热解渴之效，有助减肥。

● 山楂：含山楂酸、维生素 C、黄酮等，能促进消化、消脂。

● 海带：可消脂，软坚散结，下气，久服人瘦。

● 海蜇：有清热、消积、润肠之功效。

● 赤小豆：有健脾胃、利水除湿之效。

● 魔芋：可增加饱腹感，减轻饥饿感，因热量低，能很好地防止能量摄入过多。

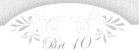
其他如豆类（豆芽、豆制品）、萝卜、苦瓜、丝瓜、芹菜、菜花、芦笋、木耳、紫菜、薏米等均有一定辅助作用。

对哺乳妈妈的饮食营养建议 ♥

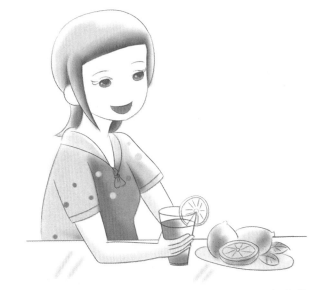

由于食物的摄取会影响乳汁分泌量与其中的养分，所以哺乳的妈妈应比平常更注重营养均衡。以下是对哺乳妈妈每天的饮食建议：

● 牛奶 4 ～ 6 杯，也可用乳类制品或乳酪替代。鸡蛋 2 个以上。

● 摄取富含维生素 C 的蔬果两份，水果如柑橘、柠檬、葡萄、木瓜、草莓、甜瓜等，蔬菜则可选择卷心菜、番茄。摄取富含维生素 A 的水果或蔬菜 1 份，如胡萝卜、杏仁、南瓜、甘薯、甜瓜等。另外再食用不包括在上述两项中的蔬果两种。

● 摄取含丰富钙质的食物，如小鱼干，以及富含铁的食物，如樱桃、葡萄。

● 猪肉、鸡肉或鱼肉 1 ～ 2 份，素食者可以豆类、花生替代。

● 主食（含谷类）3 种以上，如全麦面包、粗燕麦、糙米、玉蜀黍、通心粉等。

● 在在调味品上可选择能增加热量及营养价值的，如糖、植物油、猪油等。

● 补充综合维生素或维生素 D、鱼肝油（富含 DHA 等营养素）。

● 可刺激乳汁分泌的食补，如花生猪蹄汤、鱼、麻油鸡酒等。

借助坐月子的有利时机让乳房更挺拔 ♥

● 美胸操。仰卧在床上，双臂伸展平放，将两手向上举起，保持左右手平行，连续数次，坚持 1 个月，可使乳房丰满挺拔，还有利于乳汁分泌。

● 胸部按摩。清洁胸部后，将按摩膏涂于胸部，顺时针轻轻打圈按摩 30 次，左手按摩右边乳房，右手按摩左边乳房，持之以恒可以使胸部到围绝经期时仍旧挺拔。

●丰胸饮食。除了进行适量的锻炼外塑，还可以通过美胸食物内养。人们熟悉的很多食物都有丰胸的作用，如猪蹄、木瓜、卷心菜、花菜、黄豆、花生、杏仁、桃仁、芝麻，以嫩鸡加入牛奶同炖也能有利于胸部的健美。

新妈妈不宜浓妆艳抹

产妇体质虚弱，皮肤功能与产前相比有较大改变，通透性增加，对化妆品的吸收率也增加，这就增加了吸收更多危险物质的风险。化妆品都有防腐剂，在使用色底、色霜、粉底等时形成遮盖层，不利于皮肤排汗，会干扰产后恢复。化妆品中某些物质还可通过乳汁传给宝宝，影响宝宝健康成长，有时还会造成宝宝过敏。由于宝宝的解毒能力和耐受性比成人低得多，所以对宝宝危险性更大。

另外，妈妈的气味对宝宝影响特别大，宝宝能对母亲的各种气味作出生理反应，绝大多数宝宝能将头准确地转向有母亲气味的地方，并能唤起愉快，增进食欲。妈妈若浓妆艳抹，浓郁的化妆品香味和各种挥发性物质就会掩盖自己原有的气味，宝宝辨认能力及情绪都会受到干扰，影响哺乳。

因此，妈妈不能浓妆艳抹，但合理的、必要的皮肤护理还是可以的。

产后保湿工作不松懈

按道理来说，产后由于激素恢复到以前的水平，皮肤也会像以前那样好，但有些妈妈的皮肤却变得很差，这是因为要照顾宝宝，一门心思都在宝宝身上，自己连皮肤的基本保养都懒得做，再加上晚间的睡眠不好，导致皮肤变差了，那么，妈妈怎样让自己皮肤好起来呢，最主要的除了注意保证休息和睡眠外，就在皮肤的保湿和保养。

肌肤保湿除基本保养的洁面与润肤霜之外，还需要有更好的保湿霜和保湿面膜等。产后与妊娠期的皮肤状态不是一样的，因此保养皮肤需要选择更合适的护肤品，以促进肌肤尽快修复。

●应选择高度保湿的润肤霜或者润肤乳。

●每周敷保湿面膜，用面膜后再涂上保湿护肤品。

●使用抗皱的精油，也可以到美容院进行定期护理。

●进行皮肤护理时，手法要尽量轻柔，以免过度拉伸皮肤。

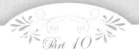
初生宝宝也会笑

宝宝呱呱坠地便会微笑。出生后最初的 6 个月间，他从因神经反射而漫无目的微笑，而迅速发展到知道用微笑来跟别人沟通。

笑是人与生俱来的能力。最初只是神经系统的条件反射，就跟打嗝或吮啜一样，是无意识的行为。刚出世的宝宝微笑，并不表示喜悦，也没有特定希望取悦的对象。一觉醒来后，他会漫无目的地微笑起来，酣睡时也会面带笑意。

声音和面孔对初生宝宝是最具吸引力的。宝宝出世不久，便能分辨母亲的声音，满月的婴孩对女性和儿童较尖脆的声音特别有好感，听见了多数会微笑起来。

宝宝对面孔或类似面孔的事物特别有兴趣，一个多月大的宝宝多数都会对人微笑。这个时期的笑容是有意识的，而且是有对象的，这也是孩子开始实习与人沟通的重要时期。宝宝两个月大时，已经普遍能朝任何一张脸微笑示好。

新生儿的交流能力

宝宝一出生，就表现出与外界交流的天赋，与妈妈对视就是彼此交流的开始。这种交流，对宝宝行为能力的健康发展，具有重大而深远的意义。

宝宝虽然不会说话，但可以通过运动与爸爸妈妈进行交流。当妈妈和新生儿柔声说话时，宝宝会出现不同的面部表情和躯体动作，就像表演舞蹈一样，扬眉、伸脚、举臂，表情愉悦，动作优美、欢快，当妈妈停止说话时，宝宝就会停止运动，两眼凝视着妈妈，当再次说话时，宝宝又变得活跃起来，动作随之增多。宝宝用躯体语言和爸爸妈妈说话，对大脑发育和心理发育有很大的帮助。

当宝宝哭闹时，爸爸妈妈把他抱在怀里，用亲切的语言和宝宝说话，用疼爱的眼神和他对视。宝宝就会安静下来。而且还会对爸爸妈妈报以微笑，使爸爸妈妈更加疼爱自己。

孕育小百科

重视新生儿的心理护理

新生儿有许多令人惊奇的行为能力，并有着神秘多变的心灵世界。从视、听、触觉等五感刺激给宝宝以亲情的爱抚，可培养宝宝良好情绪，促进宝宝心理健康发育。妈妈多与宝宝唱歌、说话，宝宝会感到安全、宁静，为日后良好的情商打下基础。

面对湿疹不愈的宝宝，妈妈请悠着点

宝宝出生后 1 个月患湿疹，若照料不好，到了这个月，头顶上就形成一层脂性痂皮，脸上也有同样的痂皮。由于发痒，宝宝不管白天黑夜醒来就哭。

这种严重的湿疹，不要随便在家里治疗。这个时期，医生可能会给宝宝服用一段时间肾上腺皮质激素的药物，或者涂上药水。由于湿疹比较严重，迅速治愈很难，不过到了一定时候症状就会改善，做妈妈的不必焦躁。

妈妈一定要注意，不要让宝宝用手去挠湿疹；要每天更换枕巾；可在被子上缝上棉布被头并每天换洗；要单用一个脸盆去洗脸，不要用洗衣服和洗尿布的脸盆洗脸。为了分散宝宝的注意力，可以抱着宝宝到太阳晒不到的地方去，让宝宝观赏外面的景物。适度疲劳会使宝宝夜间的睡眠质量更好。

新生儿也有情绪

宝宝也会闹"情绪"，比如，饥饿的时候吃奶迫不及待，妈妈稍稍慢一点，宝宝就会急哭，或者发出叫声。宝宝睡醒以后，自己玩了会儿，如果没有大人出现，他就发出"咿咿呀呀"的叫声，好像在招呼大人，又像在发脾气。随着宝宝日渐长大，他的表现也逐步发展。妈妈让宝宝坐在膝上，宝宝不愿意，就会把身子扭来扭去，还要把肚子挺起来，嘴里"嗯、嗯"叫。宝宝的这些行为已经显露出宝宝早期的情绪。

尽管父母不一定知道宝宝有什么情绪，但让每一个父母说出宝宝什么时候高兴、什么时候不高兴是容易的。困难的是，父母或其他成人很难具体地了解宝宝情绪的状态。

已有的研究对宝宝情绪的性质和情绪的发展看法很不一致。有人认为宝宝出生时具有 3 种情绪，它们是爱、怒、怕；有人认为，宝宝只有一种情绪，即兴奋，以后逐渐分化成更为广泛的各种情绪。无论哪种看法，宝宝最初的情绪都比较简单，在父母的照料和关心下，情绪中社会性成分才会越来越多。

智力开发，请把宝宝当成大孩子

有不少新爸妈，以为新生儿期的宝宝除了吃喝拉撒睡什么也不懂，其实这种认识是错误的。为使宝宝的智力开发工作卓有成效，首先一条就是要把新生儿当成懂事的大孩子。

当妈妈说话时，正在吃奶的宝宝会暂时停止吸吮，或减慢吸吮的速度。当爸爸逗宝宝时，宝宝会报以喜悦的表情，甚至微笑。这是宝宝与爸爸妈妈建立感情的方式。宝宝对爸爸妈妈及周围

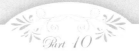

亲人的抚摸、拥抱、亲吻，都有积极的反应，但当宝宝听到妈妈说话时，别人再和他说话，宝宝也不会理会其他人了。

在对新生儿的护理中，爸爸妈妈无论做什么，都要边做边对宝宝讲，不但讲实际操作过程，还要讲你的感受和心得，语调轻缓，充满柔情。比如当宝宝哭了的时候，你可以把宝宝抱起来，问他是不是饿了，是不是尿了，或者是哪里不舒服了。然后根据你的判断。一边喂奶、换尿布或者按摩，一边和宝宝讲你在为宝宝所做的事。慢慢地，你就会发现宝宝似乎能听懂你的话了，并且会用更加热切的动作和表情回应你。而你所做的这一切，都能够促进新生儿的智力发育。

给宝宝听安宁的乐曲 ♥

适当给宝宝听古典音乐不但能训练宝宝的听觉能力，还能够激发宝宝的创造性和理性思维能力。研究证明，大脑中许多与学习相关的联系，可以在人的婴幼儿时期用古典音乐去激发。

古典音乐的复杂性及其模式有利于宝宝认知能力的培养，有助于宝宝未来学习数学、科学和语言方面的知识。

在钢琴和交响乐中成长的宝宝，对时间和空间的感觉也更强烈，这为宝宝在智力游戏、解决难题甚至进行科学实验的技能上准备了潜力，宝宝的语官能力也会得到锻炼。因为音乐的节奏、音调和反复性能增强宝宝的表达能力。事实表明，接受古典音乐熏陶的宝宝学东西更快。但并不是所有的节奏都适合宝宝。建议采用安宁的乐曲，尤其是对刚出生的宝宝．这样宝宝们就能慢慢习惯在母亲体外的生活。音乐的声音应该是柔和、清新、平静的，声音不能太响，要让宝宝觉得他正在和妈妈一同分享某些非常亲密的东西。

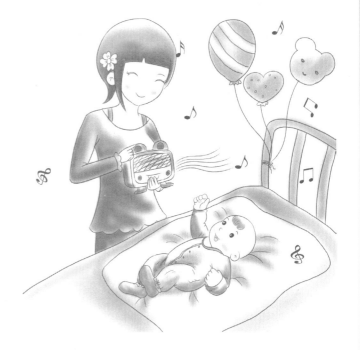

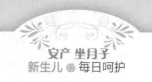

产后要瘦身，不要疼痛

产后 37 天

家中添了一个可爱的小宝宝，固然让妈妈感到无比幸福，可身体疼痛也伴随而来，给快乐的生活投下几道阴影。如何预防产后疼痛？

如何预防产后身痛

产后身痛是产褥期常见病症之一，可根据以下几点来加以区别与预防：

● 产后身痛多因产后血虚肾亏，经脉及胞脉失养，或因起居不慎，感受风寒湿邪，痹阻经络所致。因此妈妈的居室要保持温暖。

● 妈妈要根据气温的变化，适时地加减衣服，不要让身体吹风，以免骨缝受凉，出现疼痛症状。

● 妈妈不要接触冰冷的东西，如不要用凉水洗手脸，以免手指疼痛。

● 妈妈不要吃生冷的食物，这样也可避免产后身痛的出现。

● 妈妈要加强身体锻炼，增强体质，预防感冒受邪。

● 产后身痛不是风湿病或类风湿病，妈妈要与前两种风湿疾病相区别，以便对症下药，及时治疗。

妈妈产后足跟痛的防治

有的产妇分娩后爱穿拖鞋，或赤脚穿凉鞋，不注意防寒或不注意休息。因为产后体虚，尤以肾气亏虚未复，而感受寒冷以致足跟疼痛。

中医认为，足跟为肾所主，女性产时劳损肾气，再遭风冷乘虚而侵袭．以致腰脚之脉络血行不畅，乃现痹而作痛。其症状表现为：足跟疼痛，休息后疼痛减轻，遇热则感舒适，久站或步行稍远，或遇寒冷则疼痛明显，甚至疼痛增重，日久未愈，复感寒邪，寒积于内，脉络受阻，疼痛越重，不能行走。

所以，产后一定注意脚部的保暖，不要穿拖鞋或赤脚穿凉鞋，最好穿袜子和布鞋，使脚保持一定温度。一旦出现脚跟痛就要求医问药，及时治疗，并千万注意，不要再受寒。这样一般经过一段时间治疗和保健，是会痊愈的。

产后瘦身，抓住四大关键

● 实施阶段性食补。产后的主要目标是利水消肿，使恶露排净，因此妈妈绝对不能大补特补。正确的进补观念是：先排恶露、后补气血，恶露越多，越不能补。妈妈饮食上更应力求清淡、少盐、忌脂肪、趁热吃饭、细嚼慢咽、谢绝零食等。

● 少吃盐或调味品。因怀孕潴留的水分，必须在分娩后慢慢地排出。因此，妈妈若在坐月子期间吃的食物太咸或含有酱油、醋、番茄酱等调味品，或是经常食用腌渍食品、罐头食品，会使身体内的水分滞留，体重无法下降。

● 使用腹带和及时运动。爱美的妈妈注意了，分娩后一定要绑腹带。

● 亲自哺乳。许多医学研究都证明，亲自哺乳的新妈妈能较早恢复身材，并且乳腺癌、卵巢癌的发生率也较未生育哺乳者低。

产后瘦身，讲究方式方法

产后瘦身是可行的，但要在合适的时间、用合适的方式进行。需要哺乳的妈妈，最好在产后6个月左右开始节食瘦身，因为这个时候，宝宝已经开始添加辅食了，不需要完全通过母乳吸收营养。这时妈妈就可以在营养均衡的前提下，适当减少食物尤其是高脂肪食物的摄入量。

● 产后要多久才能开始运动？生产完应进行缓和的运动，如产褥运动，躺在床上就可以做些温和的运动。

● 运动30分钟才开始燃烧脂肪。每次运动的前15分钟，燃烧的是糖类，尚未燃烧脂肪，在运动30分钟后，才会开始燃烧脂肪。有氧运动有极佳的燃脂效果。有氧运动包括慢跑、快走、游泳、骑脚踏车、有氧舞蹈等，但进行时间至少要持续15分钟以上，若要有效燃烧脂肪，应持续运动30分钟以上。

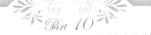

孕育小百科

妈妈运动强度要适宜

妈妈运动的强度因人而异，可根据个人对运动的反应和适应程度，采用每周3次或隔日1次，或每周5次等不同的间隔周期。一般若每周运动低于2次，效果不明显。若每天运动，则每次运动总量不可过大，运动后第2天感觉精力充沛、无不适感为宜。

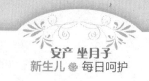

产后应留意妊娠高血压综合征的彻底治疗

在妊娠后期的疾病中，最容易得的，也是最可怕的就是妊娠高血压综合征，其代表性的三大症状是：浮肿、高血压、蛋白尿。

分娩后，妊娠高血压综合征的症状会急速减轻，但很难彻底治疗，容易留下后遗症。即使浮肿消退了，也绝不可以掉以轻心，因为大多数人会在不知不觉中继续存在高血压和蛋白尿。

因此，患过妊娠高血压综合征的妈妈，产后仍要定期接受医生的检查，以便彻底治愈。后遗症的彻底治疗，短则要半年，长则需要两年，要坚持不懈地去医院。日常生活中应保持情绪稳定，注意饮食，特别要限制盐分。不彻底治疗的话，下次妊娠时，容易从早期就患妊娠高血压综合征。即使不妊娠，也会长期妨害身体健康。此外，也有的产妇在妊娠期并没有症状，可是分娩后却出现妊娠高血压综合征。

因此，妈妈一定要接受周密的检查，出现症状，应及时接受治疗，以免延误病情。

妈妈做产后保健操注意事项

• 适时适量，因人而异。按不同体质及产后情况，可适当提前或延缓进行锻炼，并应合理掌握运动量。

• 循序渐进，坚持不懈。前7节运动量较小，旨在促进产后复原；后5节操运动量加大，是为增强体质，恢复健美，预防妇科病，二者相辅相成，不要搞"突击"，或"三天打鱼，两天晒网"，否则达不到预期的效果。

• 锻炼过程中，由于全身肌肉活动，血液循环及子宫收缩加强，可能会有暂时的阴道血量增加，不必介意。

• 凡有下列情况之一者，不适宜做操：产后体温升高至37.5℃以上；持续性血压增高；有严重的心、肺、肝、肾疾病；中、重度贫血以及其他内科并发症；经过产钳产、剖宫产手术；会阴重度撕裂；产后出血多；产褥感染；有血栓性静脉炎等并发症。

• 每天做操的时间可根据个人的情况而定，早、晚或上、下午均可。做操时的着装以保暖、方便为宜，不要戴腹带。

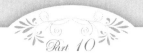
 ## 哺乳妈妈应避免的行为 ♥

妈妈在哺乳的过程中，要注意避免以下这些行为：

● 卸妆后再喂奶：妈妈体味有助于宝宝吸奶，而化妆品的气味会影响宝宝的进食。妈妈身体的气味对宝宝有着特殊的吸引力，可激发宝宝愉悦的进餐情绪。即使刚出生的宝宝也能将头转向妈妈气味的方向。

● 运动后休息一会儿再喂奶：人在运动后体内会产生乳酸，乳酸潴留于血液中会使乳汁变味。哺乳的妈妈应尽量避免强度过大的运动，且应在运动结束后休息一会儿再喂奶。

● 不要让宝宝平躺着吃奶：宝宝的胃呈水平位，躺着吃奶容易吐奶。

● 别打扰宝宝吃奶：宝宝吃奶时，妈妈和家人不能逗宝宝笑或用其他方式吸引宝宝的注意力。否则，若宝宝喉部的声门打开，吸入的奶汁可能会误流入气管，导致呛奶。要让宝宝安安静静地专心吃奶，不能打扰宝宝。

 ## 如何给新生儿选衣服 ♥

宝宝的衣服应选择纯棉或纯毛等天然纤维织品，这些材质的衣服摸起来非常柔软，能够呵护宝宝娇嫩的肌肤，而且也能很好地调节体温。要特别注意衣服的腋下和裆部是否柔软，这是宝宝经常活动的部位，如果面料不好会导致宝宝皮肤受损。

宝宝的各式衣服在挑选上也有不同的讲究。一般来说，最好选择前开衫或宽圆领的衣服，因为宝宝不喜欢他的脸被衣物遮着，且前开衫的衣服也方便家长为宝宝穿、脱和换尿布，能够大大减少宝宝身体裸露的机会，使宝宝不易着凉。

此外，给宝宝选择衣服尽量买大不买小，新衣服稍微大一些，不会影响宝宝的生长发育，但衣服小了则影响宝宝的发育。

爱心提醒

宝宝不喜欢换衣服，脱衣服使他感到紧张。妈妈给宝宝脱衣、穿衣时尽量快些。妈妈给脱衣服跟宝宝说说话，转移他的注意力。此外，尽量快些换衣服也可以避免宝宝着凉生病。

掌握宝宝的睡眠状态与觉醒状态

• 睡眠状态：当宝宝处在安静睡眠（深睡）状态时，全身及脸部肌肉放松，双眼闭合，呼吸均匀，肢体无活动，偶有小惊跳和嘴抖动。当宝宝处在活动睡眠（浅睡）状态时，双眼大多闭合，偶尔睁一下，眼球常在眼睑下滚动，眼睑也见波动，呼吸呈现不均匀。稍快，脸部常出现皱用、微笑、吮吸等动作。肢体有一些活动，浅睡大多出现在觉醒之前。

• 觉醒状态：当宝宝处在安静觉醒状态时，会安静地睁大眼睛，专注地看和听，很少活动，爱看周围的有色彩的图形和人脸，这是爸爸妈妈面对面逗引宝宝的好时机。一天中宝宝处于安静觉醒状态的时间很短，只有 2 ~ 3 个小时，要充分利用这个时间使宝宝接受外界刺激，与周围人交流沟通。处于活动觉醒状态时，宝宝活动增多，身躯和上下肢，脸部每隔 1 ~ 2 分钟就有一次有节奏的活动，并发出简短的咕咕声，似乎有点烦躁，有时还出现自发惊跳。这时爸爸妈妈应对宝宝作出反应，若宝宝饿了妈妈应立即哺乳。并经常检查尿布是否尿湿。有时宝宝只是需要妈妈的爱抚，妈妈要给予满足，使其心情愉悦快乐。

几种状态在一天中会有规律地轮流出现，爸爸妈妈应认真识别和了解，及时给予恰当的处理，满足宝宝要求，使宝宝吃饱、睡足、玩好。

5 招帮助宝宝快速入眠

• 安抚性地按摩：有节奏地按摩宝宝的腹部，可以让他舒服地入睡，抚摸的节奏要保持一致，不宜随意改变节奏。在宝宝闭上双眼之前不要停止按摩。

• 借助吮吸指头或安抚奶嘴：吮吸东西可使宝宝感到安慰，当你将干净的手指放到宝宝的小嘴里供其吮吸时，他会很快入睡。当然你也可以让宝宝吮吸安抚奶嘴，但宝宝用到 3 个月大时就不再用，以免其对安抚奶嘴产生依赖性。

• 借助于背带：如果一放下宝宝就会醒，那就尝试用背带背着宝宝来回走动，宝宝跟随着你的身体活动，会容易入睡。

• 有节奏性地运动：来回推动宝宝的活动小床，一般情况下也可以哄宝宝入睡，刚开始他会一直盯着你，但是睡着后就没有那么容易醒来了。

• 借助音乐效应：在哄宝宝入睡时，给宝宝哼唱催眠曲也是不错的方法，即便你唱得不好，甚至跑调，宝宝不会介意。也可以播放柔和轻快的音乐，帮助宝宝睡得更沉、更香。

男宝宝生殖器护理 ♥

每次在给男宝宝换尿布时，都要用温水清洁他的外阴部和小屁股。因为特殊的生理结构，宝宝会将尿溅得到处都是，所以还应擦拭他的肚子和腿部，或者沾有尿迹的皮肤，不然会造成红肿炎症。清洁的步骤如下：

第一，要检查他是否大便了。拉开宝宝的尿布，如果很脏，用尿布的角清洁大部分的污迹。

第二，清洁腿间的皱褶。将宝宝的双脚分开，以湿润的脱脂棉揩拭肚和腿之间皱叠的皮肤。

第三，擦拭宝宝的阴茎。首先轻轻抬起宝宝的阴茎，用干净的脱脂棉向下擦拭。切记，要清洁睾丸的四周。

第四，擦拭宝宝大腿上端。可能有些尿液会留在大腿上端，所以要用更湿润的脱脂棉彻底地擦拭这个部位。

第五，清洁他的屁股。用一只手握住宝宝的足踝，温柔地举起他，使他的屁股离开换尿布台的平面。用干净湿润的脱脂棉清洁他大腿的背面及肛门的位置。

女宝宝生殖器护理 ♥

在给女宝宝换尿布时，应彻底清洁她的小屁股。同时可将宝宝的小屁股暴露在空气中一会儿，以使皮肤从覆盖状态中得到一点休息。清洁的步骤基本与男宝宝相同。

需要注意的是，不要去清洁女宝宝的外阴内部，该部位相对不会产生很多污垢，如果你拉开外阴褶处，会造成不必要的感染。应坚持从前向后擦拭，这样肛门部位的细菌便不会污染到阴道，每一下清洁都要用干净的脱脂棉。

在给女婴清洁的时候，你也许会注意到，女婴的阴道口流出一些血或白色的分泌物。这是因为妈妈的激素仍留在宝宝体内所致。几天后这种情形就会消失，因此不必太过担心，但是如果过了几天仍没有消失或是症状更加明显，就要到医院去咨询医生了。

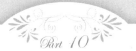

如何让宝宝爱上清洗小屁屁

给宝宝清洗小屁屁时，水温要适中，一般以40℃为宜。水温过高，宝宝娇嫩的皮肤受到刺激宝宝会大哭大闹；水温过低会使宝宝着凉，容易生病。小屁屁洗净后，给宝宝换上干净的衣物，要注意保暖工作，可以多抱一会儿宝宝。这样，会让宝宝更舒适，慢慢爱上清洗小屁屁。

均衡饮食是产后减重的指导原则

产后发胖，这是许多女性遇到的问题。吃得多了怕继续长胖，而节食又会导致营养素缺失，影响正处在哺乳期的宝宝的健康。

消除产后肥胖从改善饮食生活开始 ♥

• 就是育儿再忙也要吃好每天三顿饭。为了减肥而减少吃饭次数，往往会适得其反，这样不仅提高脂肪的吸收率，容易变更胖，而且也影响母乳的分泌，所以要1天吃3顿饭。

• 补充充足的水分预防便秘。一旦成为便秘体质，不但身体不容易变瘦，而且也易水肿、焦躁不安，对机体产生不良影响。为了防止便秘，要补充水分，并且想办法多摄取根菜等。

• 控制高热量食品的摄取。要注意营养，积极摄取富含铁、钙、胡萝卜素等的黄绿色蔬菜。富含优质蛋白质、维生素、矿物质的芝麻或坚果类、豆类食品也很重要。要尽量选择低热量的菜单食谱，保持良好的饮食平衡。

• 坚持母乳喂养。产后为了母体的恢复及哺乳，需要严格摄取营养，尤其对哺乳的妈妈，注意饮食平衡是很重要的。哺乳时消耗妈妈体内的热量，体重就会自然减轻。为了不发胖并保持健康的体形，母乳喂养是最好的减肥方法。

• 少吃零食。晚饭后或睡觉前吃零食，消耗不掉的热量就变成了脂肪，零食应1天1次，时间定在活动的白天．要控制高脂肪的甜食。

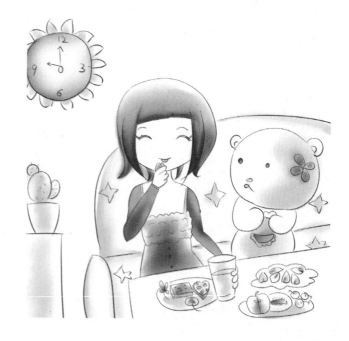

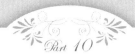

产后瘦身，注意食谱 💗

西餐	主食类	面包上不要另外涂奶油，多选烤马铃薯、米饭、通心面等
	主菜类	选鸡肉或海鲜，少吃有奶油、奶酪的主菜
	汤汁类	喝清汤
	色拉类	少吃传统色拉酱
	饮料类	少吃奶精或鲜奶油
中餐	坚果类	瓜子、花生、腰果、核桃，尽量少吃
	蔬菜类	多吃盘饰蔬菜
	汤汁类	勾芡菜肴少吃
	脂肪类	动物油烹饪或脂肪含量高的食物少吃
	火锅	汤底可改用蔬菜煮汤，喝汤时要把浮油捞掉再喝。火锅料多选鱼、鸡、海鲜，少吃猪、牛、羊肉；蔬菜应比肉多。多用天然食物，少用鱼饺、虾饺等加工火锅料

产后瘦身，讲究饮食原则 💗

- 多吃蔬菜，并均衡摄取各类营养素。

- 改变进食顺序：水果→汤（选择清汤）→蔬菜→肉→主食（饭或面）。

- 少油、少调味料、少吃刺激性及重口味食物。

- 三餐定时、定量，不吃夜宵。

- 选择血糖上升速度慢的食物，这是因为这类食物使身体不易产生胰岛素，胰岛素降低使血糖降低，血糖就不会储存成脂肪，以达到瘦身的效果。例如：蔬菜、水果等。

- 多喝水有助于减重，帮助身体排除废物，建议一天喝 3000 ~ 4000 毫升的水。

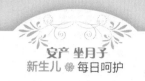

产后外阴发炎的防治

产妇外阴部常因局部皮肤损伤和产后调养失宜而感染发炎。急性外阴发炎时，严重的可引起发烧、腹股沟淋巴结肿大、压痛等。如果急性期发作较轻，未能引起重视，可能转为慢性，造成局部皮肤粗糙，外阴瘙痒，影响工作、学习和生活。

防治方法：

• 产后经常保持外阴皮肤清洁，大小便后用纸擦净，大便后最好用水冲洗外阴。每天用1：5000 的高锰酸钾液冲洗一次。

• 恶露未净时应勤换卫生棉垫，勤换内裤，若局部有创伤、擦损，可用金霉素油膏、红霉素油膏涂擦。

• 如外阴部出现红、肿、热、痛的症状，局部可用热敷。用蒲公英、野菊花各50 克，黄柏30 克，大黄10 克水煎，洗涤外阴。也可口服磺胺、螺旋霉素等抗生素。

• 如果发现外阴部有红色小点凸起，可在局部涂些2%碘酒，注意只能涂在凸起的部位，不要涂在旁边的皮肤上。

• 如果患慢性外阴炎，局部瘙痒时，可用1：5000 的高锰酸钾溶液坐浴。最好不要用热水烫洗，因反复烫洗，能使局部皮肤受到损伤，过后愈来愈痒。

• 如果局部化脓，除上述处理外，可用蒲公英 30 克，大黄 15 克，煅石膏 30 克，熬水坐浴。

• 患外阴炎后应忌食辛辣厚味等刺激性食物，吃清淡食物。

产后血虚发热的防治

产妇分娩失血过多、阴血耗损，以致阴阳失调，阴虚阳亢引起发热。常见产后低热持续不退、自汗、头晕目眩、心悸失眠等症。防治方如下法：

• 凡产后失血过多引起发热．当以食疗为主，宜选择滋阴补血清热类药膳，如沙参粥、沙参鸭、猪蹄藕汤、牡蛎乌鸡汤、牛奶花生粥、鳖甲瘦肉汤等。忌食辛辣煎炒，以清淡为宜。

• 保养精神，避免外来情绪刺激，血虚发热，常会虚热扰心而烦躁失眠，故尤需保养精神，以恬淡安静为要。

产后血瘀发热的防治

产后血瘀发热是因恶露不下，或下之甚少，血色暗紫、夹有血块，其症状为发烧不高．但持续不退，夜间发烧尤甚．腹痛剧烈等。防治方法：

• 内服益母草膏，每日三次，每次 10 毫升。或服生姜红糖汤，温经、散寒、活血、化瘀。

• 保持情绪舒畅，避免七情郁结，气滞血瘀

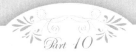

化热。

• 忌食生冷．忌用冷水洗浴，忌食酸涩食物。

• 按摩腹部帮助活血理气，促进排除恶露、瘀血。方法是：产妇采取半坐卧式，用手从心下至脐，在脐部轻轻揉数遍，再从脐向下按摩至耻骨联合上缘，再揉按数遍，如此反复按摩 10 ～ 15 次，每天 2 次。

怎样预防宝宝牛奶过敏

防治牛奶过敏的措施有以下几项：

• 尽可能地采用母乳喂养。

• 将牛奶多次煮沸，经高温处理后，蛋白质分子结构发生改变而失去致敏性。但是高温会使维生素、矿物质丢失。

• 宝宝 6 个月后，胃肠功能逐渐成熟，较大的蛋白质颗粒不能再渗入胃肠黏膜，故可以自然缓解，饮用配方奶粉较少出现过敏。

• 过敏体质的孕妇及哺乳期的母亲应避免吃牛奶和牛奶制品，以防对宝宝产生影响。

新生儿硬肿症应及时治疗

新生儿硬肿症是寒冷地区新生儿较为常见的病，尤其在冬季，早产儿、低体重儿得这种病的最多，通常发生在生后保暖不好、喂养不足或生后 1 周内患病的新生儿。

孩子得了这种病，多表现有"五不"、"五少"症。"五不"：不吃、不哭、不动、体温不升、体重不增。"五少"即少吃、少哭、少动、少升、少增。最突出的是皮肤改变，起初皮肤发凉、发硬，不易捏起；进而皮肤肿胀，压时有凹坑儿。常见于小腿、大腿外侧皮肤，严重时可延续到宝宝脸蛋儿皮肤亦发硬。有时从宝宝鼻子和嘴里冒血沫子。患硬肿症的宝宝若呼吸微弱是病情危重的征象，要立即送医院救治。

爱心提醒

患硬肿症的宝宝，由于体温过低，体内血流缓慢，毛细血管因缺氧通透性增加，容易引起出血，尤其发生肺出血，病情十分凶险，不易抢救。早期发现硬肿，及时治疗十分重要。

游戏让宝宝更快乐

宝宝从第 2 个月时便对妈妈的话有反应了，和宝宝讲话、逗引他，宝宝也会兴奋地"叫"起来。

因此，这时和宝宝做看与听的游戏是再适合不过了。缤纷的色彩可以刺激宝宝的视觉机能，爸爸妈妈可适时在宝宝床上吊一些风铃、彩球、摇铃等小玩具儿，不要太多，也不要放得太近或太远，一般距离宝宝的眼睛 50 ～ 70 厘米即可。

对于满月后的宝宝，听比看更能引起他的注意，哪怕是一点微小的声音都会引起宝宝的警觉。所以，小铃、小鼓、小钢琴、小手风琴等音乐玩具对宝宝听觉和节奏感的发展十分有利。

爸爸妈妈的温柔逗引和亲切谈话，更能吸引宝宝的注意力。

游戏不但能让宝宝快乐，还能促进宝宝各项能力的发展。

枕秃不等于佝偻病

宝宝的枕部，也就是脑袋跟枕头接触的地方，出现头发稀少或没有头发的现象叫"枕秃"。原因是宝宝大部分时间躺在床上，脑袋与枕头接触的地方容易发热出汗使头部皮肤发痒，所以宝宝经常会左右摇晃摩擦头部，枕部头发就会被磨掉而发生枕秃。

此外，妈妈孕期营养摄入不够，枕头太硬，缺钙或者宝宝患佝偻病的前期，也会枕秃。

佝偻病是婴幼儿最常见的营养缺乏症。宝宝因体内维生素 D 缺乏引起钙、磷在肠道内吸收不良，使钙无法沉着在骨头上导致骨骼变形。

但是有枕秃的宝宝不一定是得了佝偻病。大部分宝宝除了枕秃以外，没有佝偻病的症状（如：面色苍白，烦躁不安，睡眠易醒，夜啼，多汗，颅骨软化，鸡胸，下肢畸形呈"O"或"X"形腿、脊柱弯曲等）。

怀疑宝宝缺钙，可以去医院检验，在医生指导下改善。

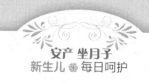

孕育小百科

鱼肝油是宝宝健康好帮手，但服用要谨慎

众所周知，鱼肝油中含有维生素 A 和维生素 D，具有预防、治疗佝偻病和补钙的功效。鱼肝油已经成为宝宝在成长时期强壮骨骼所必需的营养品，颇受家长欢迎。但如果给宝宝过量地服用鱼肝油，会造成宝宝发生慢性中毒，给宝宝的健康造成伤害。

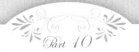
宝宝口腔的清洁

口腔如果清洁不当，容易影响健康和食欲。宝宝口腔的清洁主要是清除口内的奶渣，避免因口中细菌的发酵产生异味。每次给宝宝喂完奶，都应清洁宝宝口腔。

温开水清洁法：每次喝完奶，给宝宝喝一些温开水漱漱口。喝水除了可以清洁宝宝口腔外，还可以稀释宝宝口腔中的乳酸，减少细菌的滋长。

擦拭宝宝口腔：妈妈以纱布巾或纱布块包覆右手食指，以温开水沾湿，或右手持棉签、棉棒沾温开水，从右上到左上．再到口腔两颊内侧，然后是舌头上的奶渣与食物残渣，再然后是左上到右上牙眼。注意清洁时不可太靠近宝宝舌根。在清洁过程中，宝宝如有不适，应立即停止。

使用硅胶刷牙齿套：使用宝宝专用硅胶刷牙齿套，可以有效帮助宝宝清洁舌头和口腔。妈妈将硅胶刷牙齿套套在手指头上，帮宝宝刷舌苔清洁口腔。但要注意，宝宝的舌头又软又嫩，要轻轻刷，不可以太用力。

宝宝该服用小儿麻痹糖丸了

宝宝满两个月的时候，应该服用第一颗小儿麻痹糖丸了。这种糖丸是用来预防小儿麻痹的，应及时服用。小儿麻痹在医学上称为"脊髓灰质炎"，是脊髓灰质炎病毒引起的。这种病毒经口进入胃肠，可侵犯脊髓，引起肢体瘫痪，导致终生残疾。

小儿麻痹糖丸是由减毒的脊髓灰质炎病毒制成的。宝宝口服糖丸后，体内会形成抵抗脊髓灰质炎病毒的抗体，免于患病。每个宝宝都应在规定的时间内服用。

根据免疫预防接种程序，满两个月的宝宝要服用脊髓灰质炎三价混合疫苗。满三四个月的宝宝要服第二次和第三次，4岁时再服一次。这样就可以获得较强的抵抗脊髓灰质炎病毒的免疫力。

糖丸发放后爸爸妈妈要立即给宝宝服用，不要放置，以免失效。

服用的方法是：将糖丸研碎，用凉水调化，然后用小勺给宝宝喂下。如果宝宝近期发烧腹泻，或患有先天免疫缺陷及其他严重疾病则不能服用，以免引起不良反应或加重病情。

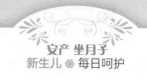

月子尾声，妈妈饮食及保健方案

月子接近尾声，妈妈的营养和健康意识不减退。正确饮食和保健方案，是母婴健康的保证。

已经加强营养，但母乳分泌不足的调养方案

营养补充了，但仍有些妈妈觉得乳汁分泌不足，一种原因是心情抑郁、精神不佳影响血液循环的顺畅度（即所谓气血不通）所致，奶水胀满、乳腺不通畅、挤压会痛且挤不出奶水。此种状况，应及时就医，请医生依妈妈的体质对症下药。

另一种原因则是产妇本身体质虚弱、血液循环不良，或因产后失血过多所致。虽然已经补充营养，但妈妈身体依然虚弱、四肢无力、乳汁很少、食欲减退、气色不佳。中医会因人而异，建议新妈妈服用黄芪、当归、通草等中药，还会让妈妈加强食补，如进食花生猪蹄汤、鲫鱼汤、鲤鱼汤、猪肝汤等。

产后贫血妈妈的食疗

产后贫血是由于妊娠期贫血未得到纠正和分娩时出血过多造成的。贫血会使人乏力，食欲缺乏，抵抗力下降，容易引起产后感染，严重的还可引起心肌损害和内分泌失调，所以应及时治疗。

血色素达 90 克 / 升以上者属于轻度贫血，可以通过食疗纠正，应该多吃动物内脏、瘦肉、鱼、虾、蛋、奶以及绿色蔬菜等。

血色素 60 ～ 90 克 / 升者属中度贫血。除改善饮食外，需药物治疗，常口服硫酸亚铁、叶酸等。

低于 60 克 / 升者属重度贫血，单靠食疗或服药效果缓慢，应多次输新鲜血，尽快恢复血色素，减少后遗症的发生。

产后去水肿美腿沐浴按摩法

许多妈妈在孕期由于体质虚弱、血液循环不畅而出现腿部浮肿，沐浴按摩法可以帮你消除这一烦恼。通过按摩等外力刺激人体器官，以激发出更多的去除水肿功能。值得注意的是，这种按

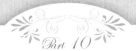
摩并不是力度大就好，轻柔的按摩反而会起到事半功倍的效果。经过按摩后，人会感到全身放松，整个人变得精神焕发。

• 将身体完全浸泡在温水里，待身体温暖、肌肉变软后，手指上抹上浴液或香皂，由下向上画螺旋状按摩，有如小腿肌肉往上拉的感觉。

• 血液循环不好的人，可将脚尖抬高至离地面 30 厘米后刷洗和按摩。

• 用温水洗净肌肤后再用冷水冲洗，可以有力地收敛肌肤。

• 洗澡后，趁着皮肤湿润的时候涂上按摩乳，从膝盖到脚踝轻轻地按摩。按摩到脚踝处时把手转向小腿接着按摩。

• 脚踝按摩时要稍用力，小腿按摩要将肌肉拉高按摩。

• 每天洗澡、按摩后不忘记涂护肤乳。

• 按摩后要保持充足睡眠，才能更好地消除肌肉紧张。

冬季坐月子不宜用电热毯

坐月子的妈妈不要使用电热毯。原因在于：

• 一些物理因素会损害妈妈健康。电热毯电流虽小，但通电后会产生电磁场，对妈妈恢复有影响。

• 夜里长时间使用电热毯，容易使妈妈体内水分蒸发过快，出现口干舌燥、鼻孔出血、皮肤瘙痒以及便秘等症状，甚至脱水、血液浓稠，形成血栓，造成危险。

• 使用电热毯，容易使人对其产生依赖性，从而降低人体自身产生热量的能力，再加上被窝里的温度逐渐升高，造成里热外冷的温差，稍有不慎，容易着凉感冒。

• 电热毯存在不安全的隐患，容易漏电。因此，妈妈和宝宝均不宜使用。

爱心提醒

冬季坐月子使用空调、电热扇等取暖时，要注意室内加湿，以免空气干燥，产生不适。此外，还要认真学习使用说明，杜绝安全隐患。如果选择煤火取暖，则应注意通风，以防一氧化碳中毒。

心脏病产妇产后应注意哪些问题

月子期是心脏负担最重、也是患有心脏病的妈妈最危险的时期。尤其是产后的 1 ~ 2 日内，大量血液进入体循环，使妈妈的循环血量增加，易发生心力衰竭，应引起妈妈的特别注意。

● 患有心脏病的妈妈在产后一定要好好休息，最好请别人帮忙带孩子，以保证充足的睡眠，运动应量力而行。

● 要保持乐观的情绪，不要激动。家人应该给妈妈更多的关心、爱护。尽量不要引起妈妈的情绪波动。

● 饮食仍要限制盐量，最好食用低钠盐。

● 多吃容易消化的食物，不要吃太油腻的食品。以防增加消化系统的负担。一次不要吃得过饱，特别是晚餐不要吃得过饱，最好少食多餐。

● 要防止感染，外用的卫生巾、纸应消毒，会阴垫要经常更换，保持干爽。

● 心功能为Ⅲ级或Ⅲ级以上的新妈妈不宜哺乳。

月子病要早查早治、对症治疗

在月子里无论得了什么病，都应该及早发现，及时就医。如有的妈妈产后发热持续不退，就必须查明原因，警惕体内可能存在的感染病灶，如盆腔炎、子宫内膜炎、乳腺炎、会阴侧切伤口等等，一旦确诊，就应及时进行有效的抗感染治疗。

无论是平时还是"月子里"，得了病都应该到正规医院找专业医师进行治疗。如果盲目乱投医，热衷于什么土法、秘方，或想当然地自购药物服用有可能延误诊断，耽误治疗，使疾病转为慢性。如果已经得了诸如腰背疼痛之类的"月子病"，就更应该在专科医师的指导下，采用药物、理疗、体能锻炼等综合治疗的方法进行治疗。

总之，治疗"月子病"，一要讲科学，二要有信心和耐心。

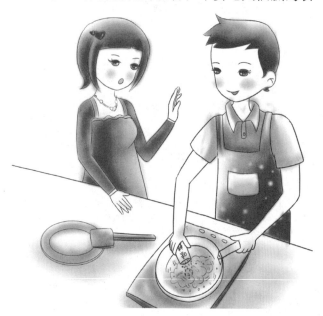

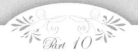

手指按摩，张开紧握的小拳头 ❤

在第 1 个月里，婴儿的手多数时候呈握拳状态，拇指夹在手掌内，不愿松开。因此，妈妈可多按摩宝宝的手指，让宝宝松开紧握的拳头。

洗手时按摩手心

妈妈可以多按摩宝宝的小手心，有利于宝宝手部运动的发展。在给宝宝洗手的时候，妈妈把手指尖轻轻伸进宝宝的手掌里，在小手心里轻轻地来回转动，边清洗边按摩。同时和宝宝说说话："洗洗小手，摸摸小手，亲亲小手，哎哟哟，香喷喷！"

手指按摩

在宝宝吃饱喝足、心情愉快的时候，给宝宝的小手做按摩，温柔的触摸能刺激宝宝的触觉神经，使宝宝身心放松，小拳头很容易就松开了。妈妈拿起宝宝的手，轻轻掰开拇指，再将其他四指一起打开、闭拢、再打开。边做边和宝宝说话、唱歌。然后抚摸宝宝的每个手指。用一只手托住宝宝的手，另一只手的拇指和食指轻轻捏住宝宝的手指，从小指开始依次转动、拉伸每个手指，保持动作流畅。

抓握训练

在宝宝兴致高，愿意玩耍时妈妈伸出大拇指或食指，放在宝宝的手心里，让宝宝抓握。也可让宝宝抓住你的大拇指，然后用其他四个手指轻轻画圈，按摩宝宝的手背。

冬季宝宝保暖要有"度" ❤

冬天，父母总是唯恐宝宝着凉，外出时给宝宝穿很多在家里同样穿得不少，尤其是晚上常常把宝宝捂得严严实实，甚至还用了热水袋。其实冷暖应以宝宝面色正常、四肢温暖和不出汗为宜。如不分适宜地穿多、盖多往往适得其反。这是因为婴儿的体温调节中枢发育不完善，排汗和散热功能比较弱，易受外环境的影响。如果被窝里的温度超过 34℃ 时，宝宝就会发热、全身出汗、严重时可出现脱水、电解质紊乱，甚至发生脑缺氧和脑水肿等严重后果，医学上称为婴儿捂热综合征。据统计，婴儿捂热综合征的死亡率为 17% ～ 30%。患这种病的宝宝约有 12% 会留下脑性瘫痪、智力低下和癫痫等严重后遗症。

因此，父母在冬季注意为宝宝保暖的同时，绝不可过分，应根据气温和室内温度给宝宝增减衣服。如果宝宝有行为异常或脸上、额上出汗，体温在 37.5℃ 以上，就表明宝宝穿得或盖得太多了，应减少衣被。如宝宝手脚发冷，体温不到 36℃，则说明宝宝穿得或盖得太少了，要增加衣被，提高室温。

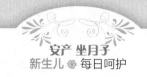

宝宝发热不完全是坏事，家长别慌乱 ♥

在宝宝的成长过程中，几乎每个宝宝都会遇到发热的情况。发热既是疾病的一种症状，也是肌体与疾病作斗争的结果。所以，父母要特别注意宝宝的体温变化。

宝宝发热时除体温升高外，还可伴有四肢发凉、脸红、呼吸急促、脉搏加快、烦躁不安、消化功能紊乱（如腹泻、呕吐、腹胀、便秘）等症状。少数宝宝可以发生高热惊厥。发热时心跳和血液循环加快、白细胞数值增高、抗体增加，这些都利于肌体与疾病作斗争。轻度的发热反而可以提升免疫系统的效能。因此，发热并不完全是坏事！

宝宝发热，家长别慌乱，要先学会正确测量体温。

测体温前，要先把体温表里的水银柱甩到35℃以下的刻度。测腋下体温前，应擦去宝宝腋窝的汗，然后将体温表水银柱一端放在宝宝的腋窝中间夹紧，家长将宝宝的胳膊扶好，不要乱动，5分钟后取出读数。读数时，应横持体温表，水平转动体温表，看到白色不透明底色时，即可清晰地显示出暗色水银柱线。体温表用完后，应用酒精棉签擦净备用。

宝宝发热的正确护理 ♥

宝宝发热除了应及时就医以外，正确的家庭护理也很重要。

• 少穿衣服，给孩子散热。传统的观念就是孩子一发热，就要用衣服和被子把小孩裹得严严实实的，把汗"逼"出来，其实这是不对的。小孩在发热时，会出现发抖的症状，父母会以为孩子发冷，其实这是因为他们体温上升导致的痉挛。

• 头部冷湿敷。用20～30℃冷水浸湿软毛巾后稍挤压，至不滴水的程度，折好置于前额，每3～5分钟更换一次。

• 头部冰枕：将小冰块及少量水装入冰袋至半满，压挤冰袋排出袋内空气，压紧袋口，无漏水后放置于枕部。

• 补充充足的水分。高热时呼吸增快，出汗使肌体丧失大量水分，所以父母在孩子发热时应给他充足的水分，增加尿量，可促进体内毒素排出。

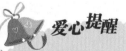

爱心提醒

在病因不明确时不能急于用药退热，这样既抑制了肌体防御疾病的能力，又可能把热型搞乱，影响疾病的诊断和治疗。

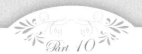

及时发现宝宝的身体异常 ♥

宝宝的抵抗能力相对较差，很容易受到外界环境的影响，可能有了发病先兆，而做父母的却往往未察觉。尤其是初生的宝宝，不能表达出身体哪儿不舒服。这就要求父母仔细观察宝宝的脸色和神情，并结合全身状况，从中发现微小的变化，判断宝宝是否异常。

对此，父母们应每天早晨观察宝宝以下两个方面：

● 观察五官。早晨宝宝睡醒时，睁眼困难，且有眼屎，说明宝宝可能有内热。有内热的宝宝通常会出现大便秘结。宝宝的眼结膜发红充血，说明宝宝可能患有结膜炎，应及早就医。刚刚睡醒的宝宝喜欢伸伸懒腰、打哈欠，父母可趁宝宝打哈欠时看其咽部有无红肿充血。

● 观察皮肤。早上起床给宝宝穿衣时，父母应仔细查看宝宝身上是否有皮疹。若有的话，应查看是湿疹还是传染病的疹子。一般来说，水痘疹子是先从宝宝头面部开始出现的红色斑丘疹，然后再迅速传及四肢，类似感冒症状。宝宝患麻疹时，常会出现咳嗽、发烧和眼怕光等症状，同时口腔黏膜会有红斑疹。

警惕，宝宝的异常表现 ♥

宝宝是否生病从他的情绪中可以观察出来。健康的宝宝通常都气色好，眼睛有神，不哭闹，很容易满足。但生病的宝宝则会表现出不同于平常的异样。

比如宝宝发热的时候，他常常表现为烦躁不安、面色发红、口唇干燥；而目光呆滞、两眼直视，以及两手握拳等情况常常是惊厥的预兆；哭声无力或一声不哭往往提示病情严重。除以上明显征兆外，宝宝还可能表现出委靡不振或爱发脾气。爸妈要仔细观察，及时发现、及时就诊。

当宝宝因疾病而啼哭不停时，爸爸妈妈一定要体谅爱惜宝宝。

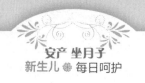

产后 40 天

合理搭配饮食，只壮宝宝不胖妈

新妈妈月子期的饮食如果搭配不当，容易造成脂肪堆积、肥胖。膳食的合理搭配，既能帮助新妈妈复原，又能促进宝宝的成长。

少吃一餐只能让妈妈"肥上加肥"

妈妈在减肥道路上努力行进，往往会采用节食的手段。可很多新妈妈在少吃了很多餐之后依然不见效果。问题出在哪里？

这要看你少吃一餐，少吃的到底是哪一餐？如果少吃的是"早餐"，那必定无益于减肥，甚至有损健康。早餐是3餐中最为重要的1餐。经历了一夜睡眠，人体特别需要吃一顿丰盛的早餐来唤醒还在"赖床"的五脏六腑，如果为了减肥而不吃早餐，其结果就是午餐时大吃特吃，增加了肥胖的可能。

无论是少吃哪一餐，对减肥无济于事，少吃了这一餐，下一餐却猛吃，总热量惊人，当然还是瘦不了！

因此，少吃并不是消除脂肪的好方法。少吃一餐可能让新妈妈肥上加肥，一整天加起来的总热量对变胖或变瘦才至关重要。

酸奶，新妈妈减肥的好帮手

酸奶是一种保健佳品，对新妈妈来说也不例外，它能有效帮助体内益生菌类达到平衡状态，抑制腐败菌类的生长。当身体达到平衡状态时，丰胸美臀就会常伴妈妈左右。因此说，酸奶是妈妈的减肥好帮手。

酸奶确实有一定的减肥效果，脱脂酸奶更佳主要是因为它含有大最活性乳酸菌，能够有效地调节体内菌群平衡，促进胃肠蠕动，从而缓解便秘。而长期便秘是导致人们体重增加的重要因素，缓解便秘即能有效改善肥胖现象，令妈妈的身材逐渐苗条纤瘦。

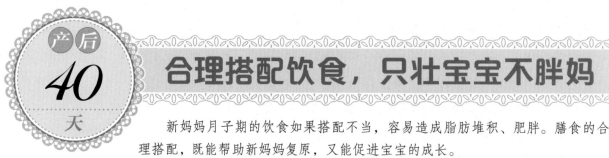

爱心提醒

妈妈可每天饮用1～2杯酸奶，最好饭后半小时到1个小时饮用，帮助肠道菌群调节，有助于尽早快速恢复产前窈窕婀娜的身材。

消除小肚腩的膳食疗法

去掉肚腩并不难，而平衡膳食尤其重要。这里为妈妈们提供几个合理膳食的小方法。

• 早上一杯水：早上喝 1 杯白开水，可补充夜间丢失的水分，促进肠蠕动，利于通便。

• 合理吃零食：不少妈妈在精神紧张时习惯用进食或吃零食来缓解压力，或者在看电视时不知不觉吃下许多零食，这是减肥大业的"大碍"。然而想吃东西时硬忍着不是上策，不妨备一些低热量的零食，需要时吃一点儿。这样不但缓解了压力，又不会增加过多的脂肪热量，一举两得。

• 饭前先喝汤：妈妈可以为自己煲一些汤，在每顿饭之前喝一碗。这样，可以增加身体的饱腹感，有助于控制食量。另外，还可以根据个人口味和季节变换，加入不同的食材，煲成各种美味鲜汤。如银耳莲子汤、玉米胡萝卜汤、木瓜鱼尾花生汤等。

产后饮食减肥瘦腰腹

妈妈们要想实现减肥大业，就必须要在饮食上多加调控。

• 改变进食顺序：由于蔬菜遇到水会膨胀，容易使胃有饱足感，因此，妈妈可以先喝汤、吃蔬菜类的食物，最后再食用米饭或面食。

• 选择血糖上升速度慢的食物：血糖上升的速度若很快，会刺激胰岛素分泌，将血糖转变为脂肪的形式贮存在身体细胞中。一般来说，蛋糕、饼干、糖果、含糖饮料等会使血糖快速地上升，相比较而言，白米饭、白面包与糙米、胚芽米升糖速度比较慢。建议妈妈多吃血糖上升速度较慢的食物。

• 均衡各类营养：蔬菜水果、鱼肉蛋奶、五谷杂粮等各种食物的各类营养素都须摄取，但蔬菜水果应在其中占最大的比例。

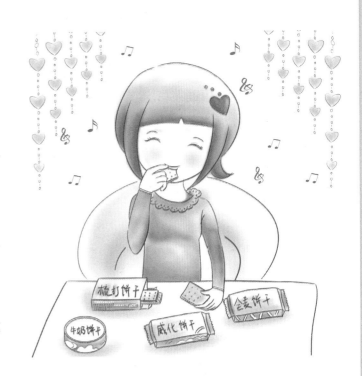

🍼 患糖尿病的新妈妈产后应注意的问题 ❤

这里的糖尿病是指在妊娠糖尿病的患者。妊娠糖尿病一般产后即可得到缓解，然而再次妊娠又会重新出现。糖尿病妈妈在产褥期易出现低血糖，特别是哺乳的妈妈。

为了减少低血糖发作，应定时吃足量的碳水化合物，在喂乳之前吃一些零食，这样有助于预防低血糖的发作。此外，在产褥期，妈妈应向营养师咨询，以确保自己和宝宝的营养都得到满足。

患妊娠糖尿病的新妈妈，尤其是 1 型糖尿病患者应早开奶。研究表明，1 型糖尿病的发生是由于分泌胰岛素的 β 细胞自身免疫性破坏的结果，此种免疫缺陷可被存在于牛奶中的一种蛋白所触发，如果母乳喂养时间过短（小于 3 个月），宝宝过早接触牛奶，易导致宝宝今后发生 1 型糖尿病的可能。

糖尿病妈妈宜在分娩一个月后开始锻炼，避免肥胖。

🍼 甲亢的新妈妈月子期不能掉以轻心 ❤

甲亢患者在整个妊娠期有孕早期症状加重，中晚期减轻，产后 2～6 个月复发加重的规律，所以甲亢的患者在产后不可因为已经顺利分娩而掉以轻心，应该加强产后的监护和治疗。

有些妈妈在孕期甲亢没有得到控制，但为了减少药物对妊娠的影响而停用治疗甲亢的药物。这些妈妈在产后可能由于产后感染等因素诱发甲状腺危象，表现为高热，脉率快，常有心房纤颤或扑动，另外还有神志焦虑、烦躁不安、大汗淋漓、厌食、恶心、呕吐、腹泻等症状。妈妈可能因大量失水导致虚脱、休克、继而嗜睡、终至昏迷。

由于甲状腺危象可能会危及妈妈的生命，所以应引起特别的注意，并特别注意产后感染的发生。产后甲亢病情常加重，产后甲亢有复发的倾向，应该加大抗甲状腺药物的剂量，暂停哺乳，以免药物经乳汁而影响宝宝的生长发育与健康。

孕育小百科

甲亢妈妈要重视产后 42 天的体检

出院时，医生会要求新妈妈在产后 42 天回医院做检查，以了解妈妈产后身体的恢复情况。患有甲亢的妈妈更应重视这次检查，当然，妈妈去医院时也要带上宝宝，这也是宝宝重要的一次体检。

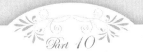
母乳喂养的宝宝也会生病

宝宝出生后的头几个月里的抵抗力较弱，易受疾病的侵犯，虽然母乳可以提高宝宝的免疫力，但这种支援是有限的，并非完美无缺，这是因为：

● 母体本身可能对目前流行的疾病没有抗御能力。

● 母乳直接进入宝宝的胃肠，所以对增强宝宝胃肠方面的抵抗力比较有效，宝宝不易腹泻、呕吐，但是在呼吸系统上的抵抗力则较弱，所以婴幼儿的成长阶段最容易出现呼吸道感染疾病。

● 宝宝长到四五个月后，其体内来自母体血流传输的抗体明显地减少了，不足以应付外界的病菌，生病次数自然会增加。

● 与传染性无关的疾病：许多婴幼儿的疾病，如咳嗽、鼻塞可能与先天真腔的构造较狭窄，以及对环境过敏有关，众多因素相互作用下导致的症状，如：小儿腹泻、肠炎可能与饮食过敏有关；吐奶、溢奶与胃敏感度有关。

有如此众多可导致婴儿生病的因素存在，即使加强母乳喂养，也不能完全应对这些疾病。

新生儿鹅口疮的防治

宝宝哭闹，没有尿，给奶也不吃，怎么哄也不睡，宝宝是不是得了鹅口疮。

鹅口疮是一种霉菌引起的新生儿口腔黏膜感染性疾患。宝宝口腔两侧黏膜或舌头上有时会出现状似奶块的白色片状物，而且不易去除。这是由一种霉菌（白色念珠菌）引起的口腔黏膜感染性疾患，医学上称为鹅口疮。宝宝患这种病，主要是奶头、食具不卫生，使霉菌侵入口腔黏膜。

新生儿口腔经医生诊断患有鹅口疮后，可在医生指导下，用棉签蘸些制霉菌素溶液（每 10 毫升冷开水中含 20 万单位制霉菌素）涂在口腔患处，或用 1% 龙胆紫涂口腔；或用 2%～3% 碳酸氢钠（小苏打）溶液洗口腔；或涂些冰硼散或硼砂甘油。以上药物每天可涂 3～4 次。也可在吃奶后用 1% 龙胆紫溶液滴于新生儿的舌下，让其舌头活动而转涂到整个口腔。一般每日滴 2～3 次，同时补充复合维生素 B 和维生素 C，每日 2 次，每次各 1 片，压碎成粉，加水溶解后喂给宝宝。

新生儿鹅口疮是可以预防的，平时只要注意口腔护理，每次喂奶后喂宝宝几口温开水，冲去留在口腔内的奶汁，霉菌就不会生长了。此外，在每次喂奶前，先将乳头洗净，双手也要洗干净。新生儿所用食具，应煮沸消毒后再使用。

了解疾病传播的**主要途径**，给宝宝多一层保护 ♥

烟尘、细菌、病毒等是非常微小的微粒子，它们可以任意飘浮在空气中，伴随着空气被吸入宝宝体内产生各类疾病。因此，应注意以下几点：

避免宝宝接触刺激性气味及烟雾。例如屋内尽量少用蚊香、燃香、油漆、樟脑丸、杀虫剂等有刺激气味的物质，甚至有些宝宝对香水也会有反应；厨房内宜使用抽油烟机，以减少油烟扩散。这些刺激性的物质很容易刺激宝宝的眼睛、呼吸道及胃肠，增加生病的机会。

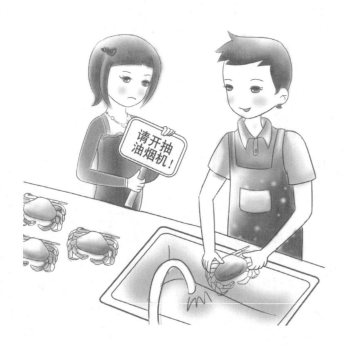

请开抽油烟机！

宝宝房间内可使用空气净化器，以减少空气中的杂质、灰尘。疾病感染流行期间，应尽量避免带宝宝出入医院等公共场所。

此外，照顾宝宝者或者家中的其他人感冒时，应该尽量避免与宝宝进行亲密接触，如果宝宝暂时无法托旁人照顾时，也要避免与其面对面地呼吸、咳嗽、打喷嚏，一定要戴上口罩。

宝宝"攒肚"了如何是好 ♥

说到"攒肚"，大多数妈妈可能说不清楚。出现攒肚的宝宝多为母乳喂养的宝宝。当宝宝满月前后至三个月的一段时间内，由于消化能力的提高，能对母乳充分地消化、吸收，每天产生的食物残渣很少，不足以刺激直肠形成排便，最终导致 2 ~ 3 天一次大便。

攒肚的宝宝虽然几天才排便一次，但排出的大便是正常的黄色软便。这就是攒肚与便秘的区别的关键之所在。二者的其他区别可表现在攒肚排便时无痛苦表现，排出的大便量不多、无硬结等。多见的情况是，宝宝几天不拉屎，爸爸妈妈急得不行。他们要么给肛门塞点肥皂头，要么给宝宝用点开塞露，这些处理都不妥当。

攒肚是正常的生理现象，只要给宝宝把大小便，让宝宝形成良好的排便习惯，就不必紧张。

早产宝宝的喂养要特别照护肠胃 ♥

早产儿的胃肠因发育未成熟，消化吸收能力受到限制。因此在喂养方面须特别注意。

● 少量多餐。每次喂食的量少一点，能减少胃撑胀的概率，让宝宝胃肠有充分的时间完全消化、吸收。

● 缓慢喂食。父母一定要有耐心地慢慢喂食，每隔 1～2 分钟停顿一下，将奶瓶嘴从宝宝口中移出，使宝宝能喘口气，待呼吸平稳些再继续喂食。

● 注意腹胀及大便情况。早产儿胃肠承受的负担要比正常宝宝大。当宝宝消化吸收功能不良时，胃肠很容易鼓胀。

为什么有的新生儿吸吮时间很长 ♥

有些妈妈抱怨宝宝吃奶时间长，要喂半小时之久，有的妈妈会产生一种误解，认为宝宝没有吃饱，或担心自己奶不够。

对许多新生儿来说，吸吮妈妈的乳房是一天中最快乐的时刻。在妈妈的怀抱中，宝宝感到温暖。看着妈妈的慈祥的面容，聆听到熟悉的妈妈的心跳声，闻着妈妈的体味，吸吮着涓涓细流似的醇美的乳汁，宝宝感到安全、欣喜。宝宝在吸吮时，有时是为了吃奶，有时则是为了舒服，是一种"享受"。在哺乳过程中细心地观察一下，有可能发现，此时的宝宝虽在强有力和有节奏的吸吮运动，却没有吞咽。不过，千万不要因为这个理由而不让宝宝吸吮，相反，只要乳头不痛，让宝宝多吸吮一会儿，也是一种天伦之乐。

爱心提醒

宝宝出现大便问题时，父母不要给宝宝乱用药。一旦破坏了宝宝肠道内环境，调理起来是比较困难的。防患于未然的根本方法就是不要乱投医，乱吃药。

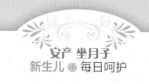
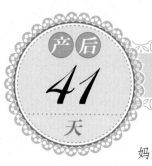

产后 41 天

日常调理，帮妈妈恢复美丽

产后，妈妈希望宝宝健康成长的同时，也希望自己早日恢复美丽。爱美的妈妈不可急功近利，从日常调理入手，才能从内而外的健康美丽。

产后美容应遵循的总体原则

产后美容是有一定原则的，如果违背这个原则，有可能产生不可挽回的损害，所以，新妈妈要注意了。

● 不可浓妆艳抹，最好不要化妆。

● 不可急于求成而到医院接受美容手术。产后身体尚处于恢复阶段，如果急于进行美容手术不但不利于身体的恢复，还造成"旧伤未愈，又添新伤"的局面，不利于照顾宝宝。

● 穿着得体。不能不顾身体的现状追求搞怪的衣着，也不宜穿过紧的衣服、裤子和高跟鞋，衣着得体就好。

● 保持充足的睡眠。充足的睡眠有利于身体的恢复，还有利于身体内激素水平的平衡，充足的睡眠是好的皮肤的开始。

● 注重内养。妈妈要从饮食方面着手，有健康的身体，才会有健康的肤色，肌肤也需要各种不同的营养。

● 美容可以和瘦身一起进行，以瘦身促进美容。

产后祛斑妙方

由于日夜看护宝宝，导致妈妈睡眠不足，黑眼圈、色斑、皮肤松弛都会找上门来，就连平时最自豪的身材也会变得臃肿，这着实让妈妈烦恼。其实，只要合理地饮食、适量地运动，再加上一些保养，妈妈自然会恢复到以前光彩亮丽的模样。

怀孕留给新妈妈的特殊纪念就是蝴蝶斑，大部分妈妈产后脸上的斑点会自动消失，但也有一部分妈妈则需要由内到外进行调节，才能达到祛斑靓肤的目的。

● 果酸法。用高浓度果酸剥脱表皮，较以往的化学剥脱安全可靠，可以达到换肤的目的。

● 针灸法：通过调节经络，改善内分泌以达到祛斑的目的。

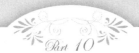
● 药物法：口服维生素 C，并结合静脉注射。

● 中草药法：依据中医学原理，使用中草药内服加外贴祛斑。

产后中草药美肤妙方

使用传统的中草药美肤比较安全，而且能够使身体从内到外得到滋养。

中医认为，当归味甘、辛，性温，归肝、心、脾经，具有补血活血、祛瘀生新之功效，对因血虚所致的面色不佳有较好的疗效。用当归调养，可使面部皮肤重现红润色泽。在汉方美容热潮中，具有美容养颜效果的当归自然也受到喜爱。当归不宜单独服用，可放入鸡汤或鸭汤中同炖煮食用。

龙胆草具有舒缓、镇静及滋润肌肤的功效，无论是内服还是外用，都是美容佳品。据说这种有着奇特名字的珍贵植物要经过 5 ～ 10 年才能成熟。因其具有高耐受性，可抵抗各种恶劣环境，用龙胆草萃取液制成的护肤品中使肌肤抵抗力增强。

睡眠是最好、最重要的补充血气的方式

"速造"产后美女，睡眠非常关键！睡眠是最好、最重要的补充血气的方式，甚至比食补还

要重要。可是，喂奶、换尿布、哄睡……晚上要照顾宝宝的妈妈，如何能让自己拥有高质量的睡眠呢？

睡前做些容易入睡的事。有些妈妈想趁着宝宝睡着后多做一些家务，结果到了很晚的时候却一点睡意都没有了。等困意来了，宝宝也醒了……所以，妈妈们在睡觉前的 30 ～ 60 分钟里，尽量要做点能让自己放松、容易入睡的事。

早睡早起，如果晚上能保持睡眠，白天可调整为正常作息，确实疲劳再小憩 10 ～ 20 分钟，或每天可以确定一个固定的时间来休息。

另外，皮肤细胞分裂最活跃的时间是晚 10 点到凌晨 2 点，这段时间一定妈妈最好能睡好，仰卧，枕头不要垫得过高，让面部肌肉处于最佳的放松状态，气色会越来越好，皮肤也不易长出皱纹。

孕育小百科

好心情，才能好美丽

不少妈妈都想睡出好肌肤，当个"睡美人"，但更多妈妈更乐意选择不同的护肤品为自己的美丽加分。其实，妈妈睡眠充足，心情愉快，就是最好的"护肤品"。

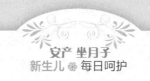

月子期内忌恢复性生活

产后 6 ～ 8 周再恢复性生活为好。产后不到一个月就恢复性生活有以下害处：

• 月子期间新妈妈的子宫内膜尚未恢复，此时性交，局部受到刺激后会造成子宫重新受损而出血量增加。

• 此时过性生活很容易引起细菌感染。月子期间，新妈妈的伤口还没有完全愈合，子宫口也没有完全闭合。而且由于恶露的排出，阴道的自洁能力减弱。此时性交，男性生殖器会把细菌带入，感染子宫内膜，导致盆腔炎症，给新妈妈带来痛苦。

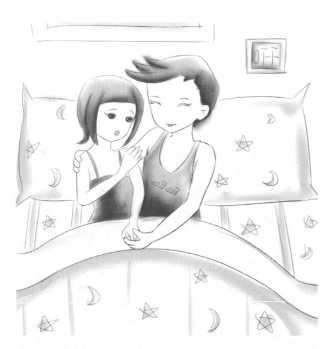

• 女性的恶露分泌物也会进入男性尿道，使男子发生尿道刺激。此时同房也不排除导致怀孕的可能性，本来新妈妈的身体还没有恢复，如果再经历一次流产，将会对其健康产生不利影响。

• 新妈妈月子期间性欲低下，身体疲惫，如果进行性交，会加重疲惫感，不利于产后身体的恢复。

剖宫产瘢痕的特殊护理

新妈妈要加强剖宫产瘢痕的特殊护理。具体来说，护理主要包括以下几个方面。

• 不要过早揭痂：剖宫产手术后刀口的痂不要过早揭开，过早硬行揭痂会把尚停留在修复阶段的表皮细胞带走，甚至撕脱真皮组织，妨碍肌肤修复，并刺激和进一步加重伤口出现刺痒。

• 加强肌肤护理：剖宫产瘢痕增生期间，新妈妈要注意避免阳光照射，阳光中的紫外线会对肌肤形成一定伤害，减缓新生肌肤的修复。因此要加强腹部肌肤的防晒措施，尽量穿着深色能够吸附紫外线的衣服，并涂抹一定量的防晒霜。

• 加强清洁：保持瘢痕处的清洁卫生，及时用干净的手帕、毛巾或棉球擦去汗液，不要让汗液刺激伤口，克制用手搔抓伤口的行为。如果瘙痒明显，可用温水清洗的方法止痒，以免加剧局部刺激。

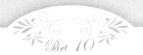
新生儿"太乖"不是正常现象

宝宝充满生命活力的动作和表情都会给父母带来无比的喜悦，但当宝宝出现下巴抖动、小拳头紧握、四肢蜷曲等现象时，很多父母会提出这样的疑问："这是正常的吗？"而当宝宝出现四肢直伸、活动少、面部缺乏表情，吃奶吸吮力不强，哭闹较少等不正常的现象，没有育儿经验的父母却误认为孩子很"乖"。在这些"乖"的假象下，极有可能隐伏着各种严重的疾病。

哪些才是新生儿的异常现象？由于新生儿不会通过言语来表达，就需要父母细心观察了。

单从动作来讲，正常新生儿刚睡觉醒来时，其手足活动是相当频繁的。大热天洗澡，给新生儿脱去衣服时，手足活动表现得更为明显。这就是正常的动作。

当新生儿的某一只手或脚动作甚少或始终不动，这是异常动作，需要检查有无骨折和神经损伤。

当新生儿啼哭时，其嘴巴张开，若口角歪向一边，很有可能是在出生时面神经受压引起损伤。

此外，当新生儿一旦出现或频繁出现四肢强直、两眼上翻、凝视、抽搐、面肌跳动、手脚颤动等现象，就属于异常现象了。

宝宝出疹，妈妈要沉住气

婴儿急疹也称为婴儿玫瑰疹，冬春季多发，病后婴幼儿可获得永久的免疫力。常常是突然发病，体温一下子就到 39 ~ 40℃。高热早期，有的宝宝可能伴有惊厥，有的出现轻微流涕、咳嗽、眼睑浮肿。在发热期间，宝宝食欲较差，可能出现恶心、呕吐、轻度腹泻等症状。

婴儿急疹时，常常一连烧上三五天，把妈妈急得魂不守舍，宝宝的体温却骤降。热退时，宝宝全身可出现大小不一的淡红色斑疹。这种热退疹出的现象是婴儿急疹特有的。

宝宝出疹时，妈妈一定要沉住气。不要反复往医院跑，以免造成交叉感染。

同时，不乱给孩子乱服药，以免发生药物不良反应。婴儿急疹是一种自限性疾病，无需特殊治疗，只要加强护理和适当给予对症治疗，几天后就会自己好转。

爱心提醒

宝宝急疹时不想吃奶，妈妈可给宝宝多喝点白开水或稀释过的果汁。出疹期间不要让宝宝着凉，宝宝有自己的抵抗力，相信宝宝几天就会痊愈。

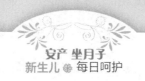
宝宝生病，该打针好还是吃药好

有的妈妈相信西医，宝宝生病后选择给宝宝打针，有的妈妈觉得西药有副作用，吃中药效果好。那么，宝宝生病是打针好还是吃中药好？

宝宝该吃药还是该打针，应根据病情及药物的性质、作用来决定，而不是凭父母的感觉选择。有些病口服用药效果好，如肠炎、痢疾等消化道疾病，药物通过口服进入胃肠道，保持有效浓度，有很好效果。还有一些药只能口服，不能注射，如咳嗽糖浆等，所以不能迷信打针。药物被口服之后，大部分能够被身体所吸收，经过血液循环运送到全身而发挥作用。

通过打针注射给药，药物吸收快而规则，所以有些病是打针效果好。但是打针痛苦大，还有可能造成局部感染或损伤神经（虽然概率很低）。反复打针，局部会有硬结，肌肉收缩能力减弱，少数发生臀大肌挛缩症，还得要进行手术治疗。所以，宝宝有病，能口服药的应尽量口服为好。

让宝宝享受阳光和空气浴

满月的宝宝可适当适时接受新鲜空气了，最好能每一天都能带到室外去，让宝宝接受空气浴。这样不仅能使宝宝的皮肤得到锻炼，而且还能增强宝宝抵抗力，减少宝宝患呼吸系统疾病的概率。

宝宝出生后3周，就可以与外界空气接触了。在夏天，要尽量把窗户和门打开，让外面的新鲜空气自由流通。在春、秋两季，只要外面气温温和，风不大，同样可以打开窗户。

冬天阳光高照的时刻，也可以每隔一个小时开一次窗户，以交换空气，让宝宝呼吸到新鲜空气。

宝宝满月后，不论春夏秋冬，家长每天都要抱宝宝晒太阳。促进皮肤中维生素D源转变为维生素D，维生素D可以促进身体吸收钙，预防佝偻病。不要在室内晒太阳，因为玻璃挡住了大部分紫外线，隔着玻璃晒太阳，起不到应有的作用。在炎热的夏季，不要让婴儿接受日光的直射。在寒冷的冬季，要选择天气较好的中午，抱孩子晒一晒太阳。但一定要注意保暖。

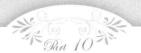
宝宝生病，什么情况要去医院

很多父母对于医生还是很崇拜的，但是，宝宝是妈妈的心头肉，对于宝宝的许多健康问题，妈妈还是牵肠挂肚的。如果宝贝半夜发烧了，父母该什么时候带宝贝去看医生？如果去医院可能挂不上号，还担心交叉感染，父母能不能在家里处理？

宝宝生病，到底什么情况要去医院？父母首先要学会观察宝宝的病情。以下这 3 个指标是判断宝宝是否生病的重要判断标准。

- 生活规律是否发生改变？
- 精神状况是否发生改变？
- 进食状况是否发生改变？

如果宝宝没有异常表现时，如发烧高低有时并不代表着病情的轻重。不要以个别的症状来判断病情的轻重。如果以上三条状态现都发生了明显改变，说明宝宝很不舒服，那必须去医院；反之，则不必太担忧。

宝宝生病，最快的治疗方法不一定是最好的

宝宝生病时，父母因为心急而选择速度最快的疗法往往并非最佳疗法。父母既要考虑宝宝这次生病的治疗，也要考虑治疗对宝宝将来健康的影响。

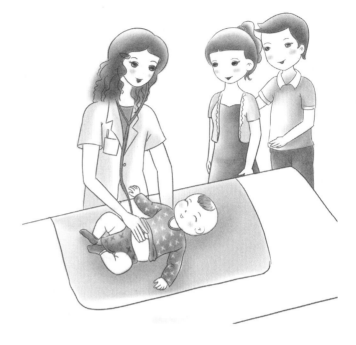

就拿宝宝的常见的感冒发烧病来说，静脉输液比吃药好得快，是最佳治疗，而不吃药或少吃药就能使疾病痊愈，就是适宜治疗。小儿感冒大多数是由病毒感染引起的。而病毒感染并没有特效药，可以通过自身的抗体使感冒自愈。

实际上，是给宝宝适宜治疗还是最佳的治疗，很大程度上取决于父母的心理。一旦宝宝生病，能不吃药尽量不要吃药，吃药就能治疗的，尽量不要输液或打抗生素。在这一点上，父母一定要听医生的，相信医生会给予你的宝宝最合理的治疗，而不要因为恢复缓慢而要求医生采取更快痊愈的治疗方法。

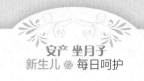
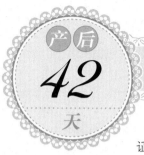

产后第6周食谱：健体修身

产后新妈妈需要通过膳食调理来净化机体，增加细胞活性，以起到既能保证营养充足，又可健体修身，恢复苗条身材的作用。

 产后第36天食谱

补益鸡

原料

老肥鸡（约1500克）1只，人参10克，小茴香15克，鲜生姜10克，生抽王适量。

做法

① 先将老肥鸡治净，洗净备用；再将人参、鲜生姜切片，与小茴香拌匀，酱油根据产妇的口味和鸡的大小增减用量，但不宜太咸。

② 然后将拌好的调料填入鸡肚内，放瓦钵中，隔水蒸熟；或放在沙锅中加水煮烂即可。

③ 空腹适量服食，以少吃多餐为宜。

功效

补气健脾，温中暖胃。适用于产妇气虚，脾胃不和，气短乏力、食欲缺乏、胃腹痛，或病后体弱，精力未复。

豆腐皮蛋汤

原料

豆腐皮2张，鹌鹑蛋8个，火腿肉25克，水发冬菇、熟猪油、盐、味精、料酒、葱、姜各适量。

做法

① 将豆腐皮撕碎，洒少许温水润湿；鹌鹑蛋磕入碗内，加少许盐搅打均匀。

② 火腿肉切末；冬菇切丝；姜洗净，切片；葱择洗干净，切成葱花。

③ 将锅置于火上，放入熟猪油烧热，下葱花、姜末炝炒，倒入蛋液翻炒至凝结，加水煮沸，放入冬菇丝、盐、味精、料酒，再煮15分钟，加入豆腐皮，撒上火腿肉末即成。

功效

此汤含有多种营养素，是产妇的滋补汤菜，有利于产妇早日恢复身体健康。

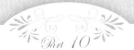
 产后第 37 天食谱

蘑菇排骨汤

原料

大排骨 500 克，鲜蘑菇 100 克，番茄 100 克，黄酒 10 毫升，盐 5 克，味精 1 克。

做法

① 将大排骨用刀背拍松，再敲断骨髓后加黄酒、盐腌 15 分钟。

② 往锅中加适量水，放炉火上煮，待水沸后放入大排骨，撇去浮沫，加黄酒，用小火煮 30 分钟。

③ 加入蘑菇片再煮 10 分钟，放入盐、味精、番茄片，煮沸即可食用。

功效

本品具有滋阴壮阳、益精补血的功效，可以促进产妇、婴儿的骨质生长发育及造血机能，还能起到健体强身、恢复体能的作用。

竹荪红枣茶

原料

竹荪 50 克，红枣 6 粒，莲子 10 克，冰糖适量。

做法

① 竹荪用清水浸泡 1 个小时，至完全泡发后，剪去两头，洗净泥沙，放在热水中煮 1 分钟，捞出，沥干水分，备用；莲子洗净去心；红枣洗净，去掉枣核，枣肉备用。

② 将竹荪、莲子、红枣肉一起放入锅中，加清水大火煮开后，转小火再煮 20 分钟，加入适量冰糖即可。

功效

具有减肥、降血压、降胆固醇功效，是产后新妈妈健体修身的佳肴。

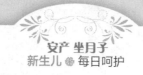

 产后第38天食谱 🖤

荠菜魔芋汤

原料

荠菜150克，魔芋100克，姜、盐各适量。

做法

① 荠菜择洗干净，切成大片；魔芋洗净，切成条，用热水煮2分钟，去味，沥干，备用。姜洗净切丝，备用。

② 将魔芋、荠菜、姜丝放入锅内，加清水用大火煮沸，转中火煮至荠菜熟软，加盐调味即可。

功效

魔芋属于低热量、低糖、多纤维食物，魔芋中特有的束水凝胶纤维可以使肠道保持一定的充盈度，促进肠道的生理蠕动，加快排便速度，减轻肠道压力，是天然的肠道清道夫，也是产后妈妈瘦身食谱中不可缺少的食物。

玉米虾仁汤

原料

玉米粒150克，油菜200克，虾仁50克，洋葱1/2个，盐1小匙，黄油2大匙，浓缩鸡汁1/2小匙，清汤适量。

做法

① 油菜洗净去根，从中间切开；洋葱去皮，洗净切末备用。

② 锅置火上，加黄油烧化，放入洋葱末，炒香后倒入适量清汤，将玉米粒、虾仁下入锅中，加盐、鸡汁煮片刻，汤汁滚沸时下入油菜煮至翠绿，出锅即可。

功效

玉米的粗纤维可以让人体有饱腹感，减少对其他食物的摄入，从而避免摄入过多的能量和脂肪，对新妈妈产后减肥瘦身很有帮助。且此汤富含胶原蛋白，对新妈妈保持产后肌肤弹性大有好处。

 产后第 39 天食谱 💛

奶汤锅子鱼

原料

鲤鱼 1 条（约 700 克），冬笋 50 克，水发香菇 5 朵，火腿 30 克，葱 3 段，老姜 4 片，香菜末 1 小匙。奶汤 1500 毫升，料酒 15 毫升，盐 2 小匙。

做法

① 将鲤鱼去鳞、鳃、白筋，剖腹后取出内脏，切去鱼头，用水冲洗干净，鱼可用斜刀切成块状；香菇洗净，沥干水分，切片；冬笋、火腿均切片。

② 油锅烧至七成热，放入鱼头和鱼肉块，煎至鱼肉表皮金黄，加入料酒、葱段、老姜片，翻炒均匀后加入奶汤，以大火煮沸。

③ 加入香菇片、火腿片和冬笋片，调入盐，以大火炖煮 10 分钟，食用前加入香菜末即可。

功效

具有健脾养胃、利水消肿、通乳等功效，很适合产后新妈妈强身健体、增强机体活力。

咸味墨鱼酸菜汤

原料

墨鱼 200 克，姜 40 克，咸酸菜 30 克，盐适量。

做法

① 将墨鱼洗干净，制成墨鱼胶，然后用手将其制成鱼丸。

② 把姜洗净，切薄片；咸酸菜浸洗干净，切丝备用。

③ 把墨鱼丸、姜片、咸酸菜丝放入锅内，加清水适量，用大火煮沸，煮至墨鱼丸熟透，放盐调味即成。

功效

此汤品高蛋白、低脂肪，新妈妈产后经常食用，对恢复体质、滋补强身非常有益。

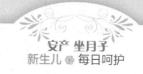

 产后第 40 天食谱 🤍

豆腐笋肉汤

原料

豆腐 50 克，鸡蛋 1 个，笋肉、水发香菇、虾仁、蟹棒、香菜叶、姜丝各适量，十三香、料酒、盐、水淀粉各少许。

做法

① 笋肉洗净；水发香菇洗净；豆腐切丝；鸡蛋取蛋清打匀。

② 油锅烧热，放入蟹棒、笋肉、香菇、豆腐、虾仁、料酒，加水烧沸，再放入盐、十三香调味推匀。

③ 最后淋入水淀粉勾芡，再将蛋清淋入，搅匀后撒上香菜叶即成。

功效

豆腐富含植物性蛋白质，是新妈妈产后恢复身材的理想食物，且笋肉、香菇、虾仁、蟹棒等多种食材，可以为新妈妈提供所需的多种无机盐和维生素，可经常食用。

苹果鲜蔬汤

原料

苹果、玉米粒、番茄、圆白菜、胡萝卜各50 克，水发香菇 3 朵，西芹少许，姜适量，橄榄油、盐各少许。

做法

① 将苹果去核，胡萝卜去皮，均切厚块；姜及番茄洗净，均切小块；圆白菜剥开叶片，洗净；西芹去老皮，与香菇均洗净，切小片，备用。

② 锅置火上，烧热，倒入橄榄油，下入胡萝卜块、香菇片炒香。

③ 再倒入 2 碗水煮开，加入苹果块、玉米粒、番茄块、圆白菜、西芹、香菇片煮至胡萝卜熟软，再加入盐煮至入味即可。

功效

这道菜中不仅苹果有消脂作用，玉米、圆白菜中也含有丰富的膳食纤维，可帮助排出体内的代谢垃圾。

 产后第 41~42 天食谱 ❤

红枣枸杞茶

原料

红枣 6 颗．枸杞子 1 茶匙。

做法

① 红枣略洗，表面均划数刀；枸杞子泡水洗净备用。

② 全部材料放入碗中，加水至八分满，放入蒸锅蒸 20 分钟取出，即可饮用。

功效

具有滋补气血、养颜排毒、健体强身的功效。

鲜果低脂酸奶

原料

火龙果 1/4，双色奇异果各 1/2，梨 1/8，葡萄柚 1/4（也可以加入西瓜适量），低脂酸奶 100 ～ 150 毫升。

做法

取出各种水果的果肉放入火龙果外壳中，再加入酸奶即可食用。

功效

有消除肌肤水肿及靓肤美白的功效。

丝瓜笋片汤

原料

鲜笋 150 克，丝瓜 200 克，葱花少许。

做法

笋切片；丝瓜切块，放 4 ～ 5 碗水烹煮、调味后即可。

功效

能清热化痰、利尿排毒，是新妈妈提高免疫力的天然美食。

牛蒡萝卜豆汤

原料

牛蒡 100 克，白萝卜 100 克，胡萝卜 100 克，毛豆 50 克。

做法

将牛蒡、白萝卜、胡萝卜切块，与毛豆加 4 ～ 5 碗水煮，可添加适量调味料或高汤。

功效

保持体内经脉畅通、气血畅通、调节人体功能，有利于产后体型的恢复。

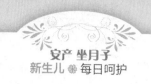
专家答疑 月子调养与新生儿呵护常见问题解答

Q 宝宝刚出生感觉哪个部位都是那么脆弱，根本不敢乱碰，玲珑小巧的鼻子，皮肤显得透明发光，也不敢轻易触碰，如果宝宝鼻腔里出现分泌物，我到底该不该清理，如何清理呢？

A. 宝宝鼻腔内一旦分泌秽物，新妈妈要尽可能地将其清理干净，以免结痂。其中最有效的方法是：将消过毒的纱布一角按一定方向揉成条状，轻轻地放入宝宝的鼻腔内，并按照相反方向一边转动一边往外拉，鼻腔内的分泌物也会随之被带出。若是没有纱布，也可以用消毒棉签，但动作一定要轻柔，以免伤及宝宝鼻黏膜。如果宝宝鼻腔内的分泌物过多，可以使用吸鼻器。

用纱布清除鼻腔分泌物，重复性比较强，还不易损伤宝宝的鼻黏膜，清理效果还比较显著，新妈妈不妨试试！

Q 1～2个月的宝宝，适合哪些玩具？

A. 可给宝宝选择一些用手捏可发声的橡胶玩具或较轻的小型玩具。还可选一些色彩娇艳、声音动听、造型优美、既能看又能听的吊挂玩具，如：彩色气球、吹气娃娃及小动物、彩条旗、小灯笼、色彩娇艳的充气玩具、拨浪鼓、摇铃等。

此时，应重视宝宝3米以内的视觉训练。因此，玩具应悬挂在宝宝的床头及四周，每隔4天轮番调换。当宝宝对四周环境表示出兴致时，可选一些色彩娇艳、图案丰盛、易于抓握、能发出不同响声的玩具，如：哗铃棒、小闹钟、八音盒、可捏响的塑料玩具、色彩娇艳的小袜子和小丝巾等。

Q 不少人建议我哺乳的时候手托住乳房，但是，我实在不知道应该如何控制双手，到底是托住宝宝还是托住乳房呢？

A. 哺乳时，妈妈的一只手需要托住乳房，以便更好地帮助宝宝含住乳头。如果妈妈的乳房太大，可使一只手的拇指在上、其余四指在下轻轻地托住乳房，拇指则可起到帮助宝宝含接乳头的作用，并有一定的按摩功效；如果妈妈的乳房不是很大，则可将除拇指以外的四指置于乳房下方紧紧地贴在胸壁上，然后用食指轻轻地托住乳房的底部。

Q 何时可以恢复正常的日常生活？

A. 完成了妊娠、分娩"重大工作"的母亲的身体，产后卧床休息是很重要的，在产后1个月左右慢慢地恢复到原状。产后3周，就可以叠起被褥，恢复到往常的生活，称之产后"起床"，做轻度的家务事。在适当范围内活动身体，可以促进产后恢复。

但是身体的恢复因人而异，如果觉着辛苦，就不可以过分活动。还有，即使身体状态好，也要绝对避免长时间的站立或持重物。

Q 如何培养宝宝按时睡觉的习惯？

A. 一旦给宝宝规定好上床睡觉的时间就不要改变。即使这时爸爸刚好进家门或者叔叔来作客也不允许宝宝多待会儿。睡觉时间越明确，宝宝就越容易按时睡觉。但不要把"天黑了"当作宝宝上床睡觉的标准，因为夏天白天很长，这种说法会引起麻烦。

在宝宝入睡前0.5～1小时，应让宝宝安静下来。晚上入睡前要洗脸、洗脚、洗屁股。睡前让宝宝排空小便。脱下的衣服应整齐地放在相应的地方，要养成按时睡觉的良好习惯。

Q. 哺乳期乳房有些大小不一，如何护理?

A. 很多哺乳期的新妈妈都会发现，经过一段时间哺乳后，两侧乳房会出现大小不一的状况，这主要是因为妈妈哺乳方法不对，或是宝宝吮吸力度的问题。当出现大小乳的情况，新妈妈就要注意调整自己的哺乳方法，一定要轮流用两边乳房哺乳，让两侧乳房被宝宝吮吸的机会均等，尽量让宝宝多吮吸小乳，几天后，就可以改善大小乳情况。另外，每次哺乳完后，宝宝如果无法将两个乳房的乳汁都吃完，新妈妈就要将两个乳房的乳汁都挤空，以保证两个乳房分泌乳汁量基本保持一致。再有，新妈妈可以采取直推乳房、侧推乳房、热敷按摩乳房的方式来改善乳房一大一小的问题。

Q. 如何避免新生儿呼吸道感染?

A. 春季是新生儿呼吸道传染病的高发季节，那么该如何预防呼吸道传染病呢? 父母要注意室内环境的温度、湿度、空气新鲜度。室内温度在18～20℃，湿度在50%～60%最为合适，每天应勤开窗，用湿布擦桌子的地面，使室内空气新鲜而湿润，锻炼宝宝的适应能力，这对提高抵抗力、增强体质很有帮助。

出了满月的宝宝，可以在上午10点到下午4点这段时间把他们带到户外晒晒太阳，以提高对周围环境冷热变化的适应力。要注意宝宝的衣着，穿衣要适当，随气温变化增减，衣着以脊背无汗为适度。